Fluor

Vorsicht Gift!

Thomas Klein

Fluor

Vorsicht Gift!

Die schwerwiegenden Folgen der Fluoridvergiftung

Hygeia-Verlag

Über den Verfasser

THOMAS KLEIN (Jahrgang 1964), Diplom-Ingenieur für Maschinenbau, ist seit 2004 als Autor und Verleger tätig. Er veröffentlichte bislang Sachbücher im Sinne der Natürlichen Gesundheitslehre (mehr darüber im Anhang sowie unter www.hygeia.de). Der Verfasser ist dankbar für Anregungen und Kritik. Er ist zu erreichen über www.hygeia.de.

Haftungsausschluß

Dieses Buch wurde sorgfältig erarbeitet. Dennoch übernehmen Autor und Verlag für die Richtigkeit von Angaben und Empfehlungen sowie für eventuelle Druckfehler keinerlei Haftung.

Bibliografische Informationen sind bei der Deutschen Bibliothek im Internet unter www.dnb.de abrufbar.

THOMAS KLEIN: *Fluor – Vorsicht Gift!*
Die schwerwiegenden Folgen der Fluoridvergiftung
Hygeia-Verlag Dresden 2012
2. korrigierte Auflage 2014

ISBN 978-3-939865-11-7

www.hygeia.de

Die Fluoridierung beruht auf dem größten wissenschaftlichen Betrug dieses Jahrhunderts.

ROBERT CARTON, 1992
EPA, Umweltbehörde der USA

Es ist schwieriger, eine vorgefaßte Meinung
zu zertrümmern als ein Atom.

ALBERT EINSTEIN

Inhaltsübersicht

Inhaltsverzeichnis

Vorwort

Die schockierende Wahrheit über Fluor

> Man muß das Wahre immer wiederholen, weil auch der Irrtum um uns immer wieder gepredigt wird. Und zwar nicht von einzelnen, sondern von der Masse, auf Schulen, auf Universitäten – behaglich im Gefühl der Majorität, die auf seiner Seite ist.
>
> GOETHE

Wir sind Zeuge ungeheuerlicher Ereignisse: Im Anschein der Wissenschaftlichkeit wird die Vergiftung ganzer Völker betrieben. – Fluorverbindungen werden Trinkwasser und Salz zugesetzt, Fluortabletten Kindern aufgedrängt und die Verwendung fluoridhaltiger Dentalpräparate ist allgegenwärtig.

Doch Fluor ist chemisch äußerst aggressiv und demnach äußerst giftig. Fluorverbindungen sind entsprechend ihrer Löslichkeit und chemischen Eigenschaften gleichfalls stark giftig. Obwohl das alles seit über hundert Jahren Lehrbuchwissen ist, wird Fluorid von interessierten Kreisen verharmlost und dessen Aufnahme zum Zwecke der vermeintlichen Kariesprophylaxe propagiert.

Doch Fluorvergiftung bewirkt keinen Schutz vor Karies. Ganz im Gegenteil: Bei Fluoridbelastung während der Kindheit und Jugend wird die Zahn- und Schmelzentwicklung gestört mit der Folge, daß sich ein poröser und damit kariesanfälliger Zahnschmelz bildet. Bei besonders starker Belastung sind diese bleibenden Schäden sichtbar und werden als Zahnfluorose diagnostiziert. Das erhöhte Kariesrisiko besteht bei den bleibenden Zähnen fürs weitere Leben.

Auch die lokale Fluoridanwendung führt zur Vergiftung, weil über die Mundschleimhäute und durch Verschlucken unvermeidlich gewisse Fluoridmengen aufgenommen werden. Auch werden die Schleimhäute von Mund, Zahnfleisch und Verdauungstrakt in dem Ausmaß geschädigt, wie sie mit diesem Kontaktgift belastet werden.

Fluor ist nicht essentiell, also nicht lebensnotwendig. Versuchstiere, die kein Fluor aufnehmen, auch nicht in geringsten Spuren, entwickeln keine Mangelsymptome. Es gibt auch keinen Anhaltspunkt dafür, daß Fluor für irgendwelche Enzymsysteme oder Stoffwechselprozesse notwendig wäre. Fluor ist also ein reines Gift, dessen Aufnahme unbedingt minimiert werden sollte. Denn eine unbedenkliche Dosis gibt es nicht. Schon in kleinsten Mengen verursacht Fluor Gewebe- und Organschäden, die in der Regel unheilbar sind, da sich Fluorverbindungen in den Geweben anreichern.

Obwohl diese Erkenntnisse seit langem Stand der Wissenschaft sind, wurde von interessierten Kreisen die Fluorvergiftung ganzer Völker betrieben. Ausgehend von den USA konnten Politiker dafür gewonnen und die Staatsgewalt zur Propaganda und Gehirnwäsche der Massen genutzt werden, damit diese sich bereitwillig durch fluoridhaltiges Trinkwasser vergiften lassen.

Weltweit wurden etwa 400 Millionen Menschen für eine längere Zeit ihres Lebens mit fluoridiertem Trinkwasser vergiftet (im Jahre 2010 wurde das Trinkwasser immer noch von etwa 200 Millionen Menschen mit hochgiftigen Fluorverbindungen versetzt). Dieses Buch zeigt, daß die stete Fluoridbelastung, sei es über Trinkwasser, Salz oder fluoridhaltige Präparate, die Alterung beschleunigt, degenerative Erkrankungen fördert und die Lebensdauer verkürzt. Je nach Schwere der Fluoridvergiftung wird also letztlich ein vorzeitiger Tod herbeigeführt. Die Trinkwasser-Fluoridierung bedeutet somit die Tötung von 400 Millionen Menschen, teils bereits geschehen, teils noch in Zukunft zu erwarten, unbemerkt von der Öffentlichkeit, weil nur wenige mit den Folgen chronischer Fluoridvergiftung vertraut sind und nur wenige die Konsequenzen erahnen. Dieses Verbrechen ist so ungeheuerlich und so schwer hinsichtlich Ursache und Wirkung zu fassen, daß man geneigt ist, es nicht wahrhaben zu wollen.

Natürlich erfolgt die Tötung nicht durch ein plötzliches Ereignis wie bei einem Unfall, wo Ursache und Wirkung klar vor Augen liegen. Auch kann man nicht die Fluoridvergiftung im Einzelfall als alleinige Todesursache gerichtsmedizinisch nachweisen (das ist nur bei akuter Vergiftung und Vergiftung über eine kurze Zeit möglich). Denn viele Faktoren beschleunigen die Alterung, führen zu degenerativen Krankheiten und verkürzen das Leben. Doch die lebenslange Fluoridvergiftung ist entsprechend der Lebenszeitdosis dafür eine wesentliche Ursache. Wir müssen also auf der Grundlage wissenschaftlicher Erkenntnisse in Wahrscheinlichkeiten und Durchschnittswerten denken, auch wenn diese schwer zu beziffern sind.

Fluorid wirkt als tödliches Gift, nicht nur langfristig bei täglicher Zufuhr, sondern bei entsprechender Dosis auch schon bei einmaliger Aufnahme: Wenn ein kleines Kind den Inhalt einer halben Tube Zahnpasta verschluckt, so kann es daran sterben (die minimale tödliche Dosis liegt bei etwa 5 mg Fluorid pro Kilogramm Körpergewicht und fluoridhaltige Zahnpasta enthält 1000 bis 1500 mg F/kg).

Doch akute Fluoridvergiftung mit Todesfolge kommt eher selten vor. Allgegenwärtig sind schleichende Vergiftungen, wobei über Jahre und Jahrzehnte täglich kleine Mengen aufgenommen werden. Ein Teil davon reichert sich in den Geweben und Organen an und führt mit zunehmender Konzentration zu Schäden, die nicht mehr rückgängig zu machen sind. Eine unbedenkliche Dosis gibt es nicht.

Fluor ist ein teuflisches Gift: Bei täglicher Aufnahme kleiner Mengen ist anfangs lange Zeit nichts zu spüren. Erst mit zunehmendem Alter machen sich degenerative Schäden durch Beschwerden und Erkrankungen bemerkbar, die meist dem Alter angelastet werden, ohne daß die tägliche Fluoridvergiftung über Jahrzehnte als wesentliche Ursache dafür erkannt würde. Kaum jemand erahnt, daß Arteriosklerose, Krebs und Immunschwäche, woran so viele Menschen leiden und sterben, typische Folgen chronischer Fluoridvergiftung sind. Geschädigt werden Nieren, Leber und Gehirn, aber auch Knochen, Gelenke und Schilddrüse, um nur einige besonders gefährdete Organe zu nennen.

Die Anreicherung von Fluorverbindungen in den Geweben ist nicht mehr rückgängig zu machen (nur bei hohen Konzentrationen ist eine gewisse Reduktion möglich, die allerdings Zeit und die Vermeidung weiterer Fluoraufnahme erfordert). Fluorbedingte Gewebe- und Organschäden sind weitgehend irreversibel und die dadurch entstandenen Krankheiten praktisch unheilbar. Wer einmal darunter leidet, wird nicht mehr gesund. Patienten mit starker chronischer Fluoridbelastung gehen elend daran zugrunde, meist ohne daß die entscheidende Ursache des Leidens erkannt wird.

Sprichwörtlich heißt es, Vorbeugen ist besser als Heilen. Wenn fluorbedingte Erkrankungen unheilbar sind, die Gesundheit also nicht wiederhergestellt werden kann, ist alle Anstrengung auf die Vermeidung dieser Erkrankungen zu richten. Das erfordert die möglichst geringe Fluoridaufnahme von Kindheit an. Ja, schon während der Schwangerschaft ist darauf zu achten, da die Embryonalentwicklung bei Fluoridbelastung leicht gestört wird und bleibende Schäden entstehen können. Auch Sperma- und Eizellen werden durch Fluorid geschädigt. Deshalb sollten Männer vor der Zeugung und Frauen vor der Empfängnis auf die Minimierung ihrer Fluoridbelastung achten, wenn sie sich später gesunder Nachkommen erfreuen wollen.

Unwissenheit und Achtlosigkeit gegenüber Fluor führen leicht zu irreversiblen Schäden und gesundheitlichem Verfall. Deshalb ist es unerläßlich, sich sachkundig zu machen. Denn wer ein hohes Alter bei guter Gesundheit erreichen, wer Wohlbefinden, Lebensfreude und Leistungskraft bewahren möchte, wird nur Erfolg haben, wenn er bei gesunder Lebens- und Ernährungsweise auch seine Fluoridaufnahme lebenslang minimiert.

> Bleibe der Natur nahe,
> und die ewigen Gesetze werden dich beschützen.
>
> Max Gerson

Toxische Fluoride

> Niemand wird Krankheiten heilen können,
> der nicht die wirklichen Ursachen kennt.
>
> Aurelius Cornelius Celsius

Im Jahre 1978 berichtete der *Stern* über das türkische Dorf Kizilcaoern, „das Dorf der jungen Greise", wie es von Einheimischen genannt wird, wo bereits junge Menschen alt aussehen und sich alt fühlen. Die Bewohner dieser Gegend zwischen Ankara und Eskisehir leiden seit Generationen an einer mysteriösen Krankheit: Jugendliche haben braune Zähne, Frauen bringen oft tote Kinder zur Welt, Dreißigjährige gehen am Stock und Vierzigjährige sehen greisenhaft aus. Die meisten Erwachsenen haben überhaupt keine Zähne mehr. Alarmiert vom schlechten Gesundheitszustand haben Mediziner der Universität Eskisehir gründliche Untersuchungen angestellt und mußten feststellen, daß alle Einwohner verdickte Knöchel, versteifte Gelenke und Knochenwucherungen hatten. Knochenbrüche waren häufig. Der Arzt Yusuf Cemal Özkan sagte: „Ihre Knochen zersplittern bei einem Sturz wie Glas."

Alle Bewohner dieser Gegend litten unter vorzeitiger Vergreisung. Bereits im Alter von zwanzig bis dreißig Jahren verrunzelte die Gesichtshaut, die Muskeln wurden schwach und das Gehen bereitete zunehmend Mühe. Die Lebenserwartung war gering.

Die Ärzte führten die schnelle Alterung und die vielen degenerativen Erkrankungen auf die ständige Fluoridvergiftung über das Trinkwasser zurück. Das Brunnenwasser hatte aufgrund des fluoridhaltigen Vulkangesteins eine Fluoridkonzentration von 5,4 mg/l. Da dieses Wasser auch zur Bewässerung genutzt wurde, waren die Böden ebenfalls belastet, so daß über die Nahrung zusätzlich Fluor aufgenommen wurde und sich die Vergiftung verschlimmerte.[1]

Auch an anderen Orten, wo Trinkwasser aus Vulkangestein gewonnen wird, ist es oft mehr oder weniger mit Fluoriden belastet. Die dort lebenden Menschen leiden entsprechend ihrer lebenslangen Fluoridaufnahme unter Fluorose, unter den typischen Erkrankungen aufgrund chronischer Fluoridvergiftung: Versprödung der Knochen, Erhöhung der Frakturhäufigkeit, Knochenwucherungen, Arthrose und Arthritis, Versteifung und Verriegelung der Gelenke bis hin zur Verkrüppelung. Die Arterien verkalken, auch im Gehirn, was wiederum zu vorzeitiger Senilität (vaskuläre Demenz) führt. Die mit fluoridhaltigem Wasser vergifteten Menschen vergreisen schnell und sterben früh.

So hat in einigen Gegenden Siziliens das Leitungswasser einen Fluoridgehalt von über 5 mg/l, ebenso in Kenia, im Westen der USA sowie in zahlreichen Gebieten Chinas und Indiens. Knochen- und Zahnfluorose kann mitunter bereits bei einer Fluoridkonzentration des Trinkwassers von 0,7 bis 2,5 mg/l festgestellt werden.

Im Jahre 1982 berichtet die indische Zeitung *The Hindu*: „In den Dörfern des Bezirkes Dharwar in Karnataka macht eine gefürchtete Krankheit viele Einwohner zu Krüppeln. Der von Natur aus hohe Fluoridgehalt des Trinkwassers hat zu dieser Plage und zu schweren Leiden geführt. Das ganze Elend enthüllt sich einem, wenn man das Gebiet besucht. Die Haltung und das Benehmen der Männer ist ungewöhnlich. Sie sind steif und unbeweglich. Die Zähne sind fleckig und verfärben sich schon bei Kindern. Mit zunehmendem Alter fallen die Zähne aus und lassen die Betroffenen älter erscheinen, als sie wirklich sind. Sie leiden unter Schmerzen in den Gelenken, in den Hüften und verlieren ihre Beweglichkeit. – ‚Können Sie mein Alter erraten'?, fragt Nagappa, von Beruf Friseur, der erst Mitte dreißig war, aber aussah, als sei er weit über fünfzig Jahre alt!"[2]

In Indien wurde früher Trinkwasser meist aus Bächen, Flüssen und kleinen Brunnen gewonnen sowie durch Regenwasser aus Zisternen. Die Belastung durch Fluoride war minimal, allerdings wies es oft viele Keime auf, daß Infektionserkrankungen durch unreines Trinkwasser häufig waren. Da die indischen Behörden vielerorts außerstande waren, hygienisch einwandfreies Trinkwasser bereitzustellen, nahmen sich Hilfsorganisationen und die UNO dieser Aufgabe an und finanzierten ab 1980 die Anlage von Tiefbrunnen, um den armen Landbewohnern flächendeckend keimfreies Trinkwasser zur Verfügung zu stellen. Dabei wurde jedoch nicht bedacht, daß in einigen Gebieten das Wasser durch fluorhaltige Gesteine gesickert und deshalb stark mit Fluoriden belastet ist. Millionen von Menschen wurden dadurch Tag für Tag übers Trinkwasser mit Fluoriden vergiftet. Auch zur Bewässerung wurde dieses Wasser verwendet, was zur

Belastung der Böden und der Erhöhung der Fluoridaufnahme über die Nahrung führte. So entwickelten sich bei Millionen von Indern die typischen fluoridbedingten Erkrankungen, die sich mit weiterer Fluoridzufuhr im Laufe der Zeit noch verschlimmerten.

Als endlich die Ursache für dieses Desaster erkannt wurde, war es bereits zu spät, denn fluoridbedingte degenerative Erkrankungen sind unheilbar. Besser wäre es gewesen, das fluoridarme Grund- und Oberflächenwasser weiterhin zu nutzen und es bei Verwendung als Trinkwasser zu reinigen. Das fluoridreiche Wasser aus der Tiefe des fluoridhaltigen Gesteins hingegen hätte niemals gefördert und genutzt werden dürfen, auch nicht zur Bewässerung der Ackerflächen.

Diese gut gemeinte, aber verfehlte Entwicklungshilfe hat einerseits die Steuerzahler in den Industrieländern viel gekostet, andererseits mußten Millionen Inder mit ihrer verlorenen Gesundheit und ihrem ruinierten Leben einen hohen Preis für die Irrtümer der Bürokraten in den Hilfsorganisationen bezahlen.[3]

„Das Böse in der Welt rührt fast immer von der Unwissenheit her“, so Albert Camus, „und der gute Wille kann so viel Schaden anrichten wie die Bosheit.“

Kapitel 1

Die Giftwirkung von Fluorverbindungen

Fluorid wirkt bereits in kleinsten Mengen giftig.

THEO COLBORN

Chemische Eigenschaften

Fluor ist ein blasses, gelbliches Gas mit stechendem Geruch. Die Siedetemperatur liegt bei -188 °C, die Schmelztemperatur bei -219 °C, die Dichte unter Normalbedingungen bei 1,58 kg/m^3 (etwas schwerer als Luft).

Fluor gehört zu den Halogenen. Es ist das stärkste Oxidationsmittel. Es zeigt von allen Elementen die höchste chemische Aktivität: Es ist äußerst reaktionsfreudig und aggressiv. Fluor kann sogar stabile Wassermoleküle aufspalten und sich an ein Wasserstoff-Ion binden. Dabei entsteht Fluorwasserstoff, dessen wäßrige Lösung als Flußsäure bekannt ist.

Fluor reagiert heftig mit allen Elementen außer den Edelgasen Helium und Neon. Es ist das einzige Element, das mit den Edelgasen Krypton, Xenon und Radon direkt reagiert, wenngleich die Verbindungen instabil bleiben. Fluor verbindet sich sogar mit den Edelmetallen Gold und Platin, allerdings nur bei höheren Temperaturen.

Fluor ist das Element mit der höchsten Elektronegativität; das heißt, das Fluoratom besitzt wie kein anderes die Fähigkeit, in einer chemischen Bindung Elektronenpaare an sich zu ziehen. Es übertrifft darin sogar das Sauerstoff- und das Chloratom.

Fluor ist äußerst reaktionsfreudig, so daß es in der Natur nicht elementar als freies Fluor (F_2), sondern nur als Fluorid in Verbindung mit anderen Elementen vorkommt, etwa als Kalzium-, Natrium- und Magnesiumfluorid. Werden fluoridhaltige Salze gelöst, geht das Fluorid-Ion F^- in Lösung.

Aufgrund seiner hohen Reaktivität muß Fluor in speziellen Behältnissen aufbewahrt werden. Diese müssen aus Materialien bestehen, die beim Kontakt mit Fluor eine Passivierungsschicht ausbilden, wodurch die weitere Reaktion verhindert wird (zum Beispiel Stahl, Aluminium, Nickel-Kupfer-Legierungen oder Polyethylen). Nicht geeignet sind Glasbehältnisse, die durch Fluorwasserstoff angeätzt werden.

Fluor selbst ist zwar nicht entflammbar, es wirkt jedoch brandfördernd. Gießt man verflüssigtes Fluorgas auf feuchtes grünes Gras, so brennt dieses wie Zunder. Brände bei Anwesenheit von Fluor können nicht mehr gelöscht werden. Es gibt kein Löschmittel dafür. Selbst Wasser verbrennt durch Fluor mit einer hellen Flamme unter Bildung von Sauerstoff (O_2), Sauerstoff-Difluorid (OF_2) und Fluorwasserstoff (HF).[1] Organische Substanzen dürfen nicht in Kontakt mit Fluorgas kommen, da diese unter heftiger Reaktion verbrennen. Fluor ist also ein starkes Gift, das schon in kleinsten Mengen wirkt. Eine unbedenkliche Dosis gibt es nicht.

Fluorverbindungen

Fluor ist ein seltenes Element und in der Erdkruste durchschnittlich zu 0,03 bis 0,09 Prozent enthalten. Viele Gesteine haben einen wesentlich höheren Fluorgehalt.

Zu den *anorganischen Fluorverbindungen* gehören die Flußsäure (HF, Fluorwasserstoffsäure) und ihre Salze:

- Kalziumfluorid (Fluorit, CaF_2), auch als Flußspat bezeichnet, ist nur schwer in Wasser löslich.
- Natriumfluorid (NaF), kommt in der Natur in Form des seltenen und giftigen Minerals Villiaumit vor. Es ist in Wasser leicht löslich. Natriumfluorid wird zur Fluoridierung von Trinkwasser, Speisesalz, Zahnpasta sowie für Fluoridtabletten verwendet. Natriumfluorid ist sehr giftig.
- Kaliumfluorid (KF), ebenfalls sehr giftig, wird auch dem Speisesalz zugesetzt.
- Magnesiumfluorid (MgF_2) ist kaum in Wasser löslich und existiert in der Natur im seltenen Mineral Sellait.
- Kryolith (Natriumhexafluoraluminat): $Na_3(AlF_6)$.
- Fluorapatit: $Ca_5(PO_4)_3F$.
- Chiolith: $Na_5Al_3F_{14}$.
- Topas: $Al_2SiO_4(F)_2$.

Zu den anorganischen Fluorverbindungen gehört auch die Silizium-Fluorwasserstoffsäure (Fluorkieselsäure, Kieselfluorwasserstoffsäure), $H_2(SiF_6)$ sowie ihre Salze, die Silicofluoride, besonders das Natrium-, Magnesium- und Ammoniumsalz. Natriumsilicofluorid entsteht als Nebenprodukt bei der Aufschließung von Phosphaten zur Herstellung von Superphosphat-Düngemitteln. Es wird als Insekten-, Ratten- und Mäusegift verwendet (Insektizid, Rodentizid) und ist sehr giftig.

Organische Fluorverbindungen wie Fluoracetat und Fluorcitrat sind gleichfalls äußerst giftig. Sie werden von Pflanzen gebildet, deren Böden mit Fluor belastet sind.

Fluor und Fluorid

Fluor ist die Bezeichnung des Elements, des elektrisch neutralen Atoms; Fluorid hingegen die Bezeichnung des Ions, des elektrisch geladenen Atoms.

Fluor als Element existiert nur Sekundenbruchteile, da es äußerst reaktiv ist, sofort Verbindungen eingeht und dann als gebundenes Fluorid vorliegt. Die Giftwirkung fluoridhaltiger Verbindungen ist wesentlich von dessen Löslichkeit abhängig.

Der Einfachheit halber wird oft von Eisen, Kalzium oder Magnesium gesprochen und nicht von Eisen-Ionen, Kalzium-Ionen oder Magnesium-Ionen. Ebenso wollen wir es beim Fluor handhaben, auch wenn Fluor-Ionen gemeint sind. Der Begriff *Fluorid* wird in diesem Buch verwendet, wenn es notwendig, und *Fluor*, wenn es der Kürze halber zulässig ist. Anstatt umständlich von fluoridhaltigen Verbindungen zu sprechen, verwenden wir lieber den Begriff Fluorverbindung.

Diese Klarstellung ist notwendig, da die Befürworter der Fluoridierung ihren Gegnern gern vorwerfen, sie verwechselten Fluor mit Fluorid, wobei sie oft behaupten, nur Fluor sei giftig, Fluoride jedoch nicht. – Doch das ist falsch. Die Giftwirkung von Fluorid ist von der Löslichkeit der Verbindung abhängig. Bereits gelöstes Fluorid ist sogar sehr giftig.

Fluorgas ist ein äußerst starkes Atemgift. Es wirkt tödlich, selbst wenn es in geringer Konzentration eine Weile eingeatmet wird. Die Schleimhäute in der Lunge werden verätzt, es kommt zu Atemnot und Lungenödem. Der Tod tritt unter Krämpfen ein.

Schon eine sehr geringe Konzentration genügt zum Verätzen der Schleimhäute von Lunge und Atemwegen, worauf der Körper mit Niesen und Husten reagiert. Um gesundheitliche Schäden bei kurzzeitiger Einwirkung zu vermeiden, wurde in Deutschland ein Grenzwert von 0,1 ppm am Arbeitsplatz festgelegt (0,16 mg/m^3 gleich 160 µg/m^3, MAK-Wert) .

Fluorgas verätzt auch die Haut. Sie stirbt bis in die Tiefe ab und es entstehen Geschwüre, die nur langsam wieder abheilen.

Auch die Hornhaut der Augen ist gefährdet. Äußerst geringe Konzentrationen genügen, um Tränenfluß auszulösen.

Bei der Reaktion von Fluorgas mit Haut und Schleimhäuten entsteht *Fluorwasserstoff*, was schmerzhafte Entzündungen und Geschwüre verursacht.[2] Außerdem bildet Fluorwasserstoff starke Wasserstoffbrückenbindungen und kann die Struktur von Proteinen verändern.[3] Mit Aluminium-Ionen bildet Fluorid Fluoridoaluminat-Komplexe, die eine phosphatanaloge Struktur haben und so zur Deregulierung von G-Proteinen beitragen.[4] Die rezeptorgekoppelte Signalübertragung und signalabhängige Phosphorylierung/Dephosphorylierung wird blockiert. Auch die Aktivität von Enzymsystemen wird verändert.

Wegen der langfristigen Schadwirkung auf Pflanzen liegen die Immissionsgrenzwerte für anorganische Fluorverbindungen bei 1 µg/m³. Fichten und Tannen können jedoch bei Langzeiteinwirkung bereits bei einer Konzentration von nur 0,3 µg/m³ geschädigt werden.[5]

Gasförmiger Fluorwasserstoff (HF), ein farbloses, stechend riechendes Gas, ist ebenfalls äußerst giftig. Der Hauptaufnahmeweg verläuft über Atemwege und Haut. Kontakt mit Fluorwasserstoff führt sofort zu starken Verätzungen der Haut und Schleimhäute, vor allem der Augen. Durch Aufnahme in den Organismus kommt es zu einer erheblichen Störung des Stoffwechsels.

Fluorwasserstoffsäure (Flußsäure), die wäßrige Lösung des Fluorwasserstoffs, ist eine farblose, stechend riechende Flüssigkeit. Sie greift sogar Glas an und wirkt stark ätzend auf Haut, Schleimhäute und Bindehaut der Augen. Flußsäure ist ein starkes Kontaktgift, das sofort von der Haut resorbiert wird, sich in tiefere Gewebeschichten einbrennt und sogar den Knochen erreichen kann, auch wenn die Haut zunächst noch intakt erscheint und kaum Schmerzen verspürt werden. Bereits eine handtellergroße Verätzung mit 40prozentiger Flußsäure wirkt durch resorptive Giftwirkung meist tödlich. Besonders gefährlich dabei ist, daß die warnende Schmerzwirkung oft erst mit Verzögerung von einigen Stunden auftritt, bis die Flußsäure Nervenfasern angegriffen hat. Selbst die stärksten Betäubungsmittel bleiben wirkungslos.

Die Giftigkeit von Fluorverbindungen wird durch ihre Löslichkeit bestimmt. Natriumfluorid hat in destilliertem Wasser eine Löslichkeit von 4 210 mg/100 ml (bei 25 °C), Kalziumfluorid hingegen von nur 1,7 mg. Deshalb gilt Natriumfluorid als sehr giftig und Kalziumfluorid als weniger giftig. In 100 ml kohlendioxidhaltigem Wasser werden immerhin 16 mg Kalziumfluorid gelöst.[6] Auch andere Substanzen in der Flüssigkeit können die Löslichkeit von Kalziumfluorid erhöhen.

Im sauren Milieu des Magens wird Kalziumfluorid recht gut gelöst. Deshalb ist Kalziumfluorid, das über Nahrung, Trinkwasser oder Getränke aufgenommen wird, ebenso wie Natriumfluorid als sehr giftig einzustufen.

Kalziumfluoridhaltiger Staub, wie er beim Abbau und der Verarbeitung von Flußspat anfällt, wirkt stark schädigend auf die Lungen und die Haut der Arbeiter.[7]

Im Trinkwasser *gelöstes Fluorid* ist gleichfalls sehr giftig. Fluorid wirkt weitaus giftiger als andere Halogenide.

Hochgiftig sind *organische Fluorverbindungen*, die meist leicht aufgenommen werden und Stoffwechselprozesse schwerwiegend stören. So werden Fluoracetate und Fluoracetamid nach der Aufnahme zu Fluorcitrat umgewandelt. Diese Verbindung führt zur Blockade des für den Citratzyklus wichtigen Enzyms Aconitase (Citratzyklus: oxidativer Abbau von Fett, Zucker und Aminosäuren bei der Energiegewinnung der Zelle). Diese Enzymblockade bewirkt eine Anreicherung von Citrat im Blut, wodurch die Körperzellen von der Energiezufuhr abgeschnitten werden.[8] Zell- und Gewebetod ist die Folge.

Akute Fluoridvergiftung

Bei akuter Vergiftung wird einmalig (oder wiederholt innerhalb von Minuten, Stunden oder Tagen) eine Giftmenge aufgenommen, die zu Unverträglichkeitsreaktionen, zu Schleimhaut-, Gewebe- oder Organschäden führt. Hingegen ergibt sich eine chronische Vergiftung bei steter Aufnahme über eine längere Zeit, meist über Monate und Jahre. Schadwirkungen zeigen sich oft verspätet, mitunter auch erst im Alter.

„Fluoride blockieren viele biochemische Systeme und stören die Lebensfunktionen schwerwiegend", so George Waldbott. Einige Personen verspüren bereits Beschwerden, wenn sie nur eine Tablette mit 1 mg Fluorid lutschen. Die einmalige Aufnahme von 5 bis 9 mg Fluorid kann zu Übelkeit, Erbrechen und heftigem Speichelfluß führen, zu Kopfschmerzen, Appetitlosigkeit und Verdauungsstörungen mit Verstopfung, Darmfäulnis, Blähung, Bauchschmerzen und Durchfall. Bei höherer Dosis verstärken sich die Symptome, teils mit heftigen Leibschmerzen und blutigem Durchfall. Es folgen je nach Belastung Muskelkrämpfe und Muskelschmerzen, Fehlempfindungen und Taubheitsgefühle, Blutgerinnungs- und Herzrhythmusstörungen. Bei gesunden Personen kann bereits bei der Aufnahme von 3 mg Fluorid die Magenschleimhaut geschädigt werden (Seite 101). Die akute Vergiftungsschwelle liegt also in manchen Fällen unter 0,1 mg Fluorid pro Kilogramm Körpergewicht und nicht bei 5 mg, wie hier und da zu lesen ist.

Die minimale tödliche Dosis liegt bei etwa 5 mg Fluorid pro Kilogramm Körpergewicht. Das heißt, bei Aufnahme einer solchen Menge kommt es zu schweren Vergiftungserscheinungen und bei einigen Personen zum Tode. Zur Einordnung: Eine Tube fluoridhaltige Zahnpasta enthält meist 100 bis 120 mg Fluorid. Das kann bei 20 bis 24 Kilogramm Körpergewicht tödlich sein. Für kleinere Kinder genügt dafür möglicherweise schon das Verschlucken von weniger als einer halben Tube Zahnpasta. Doch entsprechende Warnhinweise fehlen, etwa ein Totenkopf-Symbol mit der Bezeichnung „Vorsicht Gift!“ – „Nicht verschlucken!“.

Tödliche Vergiftungen durch Verschlucken größerer Mengen fluoridhaltiger Dentalprodukte sind belegt. Auch der Umgang mit Fluorchemikalien in Industrie und Wasserwerken bei der Trinkwasser-Fluoridierung ist riskant und kann bei Unfällen zu akuten Vergiftungen führen. Havarien bei der Dosierung im Wasserwerk haben schon zu zahlreichen und schweren Massenvergiftungen geführt (Seite 234).

Bei Fluoridvergiftung empfiehlt sich die sofortige Magenspülung. Ansonsten ist die Notfallbehandlung schwierig. Die oft empfohlene Anregung zum Erbrechen ist gefährlich, weil dabei leicht fluoridhaltige Partikel eingeatmet und Lungenschäden verursacht werden. Die intravenöse Gabe von Kalziumchlorid kann eine Störung des Elektrolytgleichgewichts zur Folge haben. Wird diese Behandlung dennoch angewendet, dann besser in Kombination mit physiologischer Kochsalzlösung (Natriumchlorid) sowie Magnesiumchlorid (Gegenspieler zu Kalzium). Eine Chloridüberlastung ist zu vermeiden. Die Empfehlung, viel reines Wasser zu trinken, führt zwar zur Verdünnung des Fluorids in Magen und Verdauungstrakt, wahrscheinlich jedoch zu einer erhöhten Aufnahme. Das gilt auch für das Trinken von Milch, die allerdings Kalzium enthält, das sich mit Fluorid verbindet und so die Ausscheidung über den Darm verbessert.

Chronische Fluoridvergiftung

Zu chronischer Vergiftung kommt es, wenn über längere Zeit, über Monate, Jahre oder Jahrzehnte ein Gift aufgenommen wird, was zu reversiblen oder irreversiblen Schäden und damit zu heilbaren oder unheilbaren Erkrankungen führt.

Fluoride wirken auf vielfältige Weise schädigend. Als Kontaktgift greifen sie alle Schleimhäute und Membranen an, mit denen sie in Berührung kommen. Die Schadwirkung ist abhängig von der Fluoridkonzentration und der Belastungsdauer. Das betrifft nicht nur die Schleimhäute von Mund und Zahnfleisch, sondern auch die von Speiseröhre, Magen und Darm sowie die Wände der Blutgefäße und der empfindlichen Nierenkörperchen.

Für die Wirkung als Speichergift ist hingegen die Lebenszeitdosis maßgebend oder vielmehr die übers gesamte Leben akkumulierte Fluoriddosis. Diese ist wesentlich von der Filterkapazität der Nieren abhängig: Gesunde Nieren junger Menschen können bis zu 99 Prozent des Fluorids über den Urin ausscheiden. Mit zunehmendem Alter läßt im allgemeinen die Filterkapazität nach, besonders, wenn die Nieren durch aggressive Fluoride geschädigt sind. Im fortgeschrittenen Alter wird deshalb oft nur die Hälfte des aufgenommenen Fluorids, bei Nierenschwäche sogar nur noch 10 bis 30 Prozent ausgeschieden (Seite 85). Entsprechend schnell reichert es sich in den Geweben an, vor allem in Knochen und Zähnen. Aber auch in weichen Geweben wird die Verkalkung gefördert. Die Gewebe aller Organe verhärten mit der Zeit und erleiden degenerative Schäden, die nicht mehr rückgängig zu machen sind. Das geht zu Lasten der Funktionstüchtigkeit der betroffenen Organe. Die Folgeerkrankungen sind vielfältig und meist unheilbar (Kapitel 4 bis 14). Die Fluoridaufnahme über viele Jahre, auch wenn die Tagesdosis gering erscheint, führt also über die allmähliche Abnahme der Nierenfunktion zur Schädigung vieler Organe. Eine unbedenkliche Dosis gibt es deshalb nicht.

Fluoridbelastung beschleunigt die Alterung der Gewebe und Organsysteme und führt ab einer kritischen Schwelle zu gesundheitlichem Verfall. Das bleibt anfangs unbemerkt und wird später meist aufs Alter geschoben. Die wahre Ursache, nämlich die lebenslange Fluoridbelastung, wird gewöhnlich nicht erkannt. Das ist auch schwierig, weil zwischen dem Beginn der Vergiftung und dem allmählichen Auftreten von Folgeerkrankungen meist Jahrzehnte vergehen, und diese Erkrankungen auch noch durch andere Faktoren verursacht und verstärkt werden. Aufgrund dieser Schwierigkeiten, Ursache und Wirkung richtig zuzuordnen, wurde die Gefährlichkeit chronischer Fluoridvergiftung lange Zeit selbst von den meisten Medizinern nicht einmal erahnt und die dadurch bedingten Erkrankungen konnten sich aufgrund der allgegenwärtigen Fluoridbelastung zu einem Gesundheitsproblem ersten Ranges entwickeln.

Da es für Fluorid als Speichergift keine unbedenkliche Dosis gibt, ist der Satz des PARACELSUS irreführend, erst die Dosis mache das Gift. – Giftigkeit ist eine Stoffeigenschaft und von der Dosis unabhängig. Lediglich die Giftwirkung wird durch die Dosis bestimmt. Hinsichtlich der chronischen Fluoridvergiftung ist die akkumulierte Lebenszeitdosis maßgebend und diese kann selbst bei harmlos gering erscheinenden Tagesdosen früher oder später im Leben kritisch werden.

Die Wirkung als Kontaktgift

Fluoride greifen die Wände der Blutgefäße an, die Blut-Hirn-Schranke, die Membranen der Zellen und ihrer Organellen, die Basalmembranen, die Kollagenfasern und elastischen Fasern des Bindegewebes, die extrazelluläre Matrix mit all ihren Komponenten.

Fluoride reagieren mit Enzymen, Botenstoffen und Rezeptoren aller Art. Fluoride verbinden sich mit Mineralstoffen und Spurenelementen. Aufgrund ihrer extremen chemischen Aktivität brechen sie sogar stabile Wassermoleküle auf und verbinden sich mit Wasserstoff-Ionen zu ebenfalls äußerst aggressiven Fluorwasserstoff-Molekülen, die gleichfalls das Gewebe zerstören. Alle organischen Makromoleküle sind gefährdet, auch die DNS (Desoxyribonukleinsäure), welche die Erbinformationen trägt. Fluoride schädigen das Erbgut.

Fluoride lösen vielfältige Kettenreaktionen aus, bei denen freie Radikale entstehen, die wiederum zu Zell- und Gewebeschäden führen, wenn es an Radikalfängern und Entgiftungsenzymen mangelt oder die lokale Fluoridbelastung hoch ist. Auf diese Weise können die Gewebe bei entsprechender Dosis auch in der Tiefe zerstört werden. Es gibt keine unbedenkliche Belastung, jedes Fluorid-Ion wirkt schädigend und beansprucht die Entgiftungskapazität des Organismus. Aber nur ein Teil der Fluoride wird wieder ausgeschieden, der Rest reichert sich in den Geweben an. Die Gewebe und Organe altern und erleiden zunehmend degenerative Schäden, wodurch vielfältige Erkrankungen gefördert werden und ein vorzeitiger Tod herbeigeführt wird.

In den Mitochondrien erfolgt die Zellatmung. Sie gelten als die Kraftwerke der Zellen und kommen besonders in den stark energieabhängigen Geweben vor, etwa in Leberzellen (bis zu 6000 Mitochondrien), in Nerven- oder Muskelzellen. Die Zellen des Herzmuskels bestehen zu über einem Drittel aus Mitochondrien. Durch regelmäßiges Kraft- und Ausdauertraining läßt sich die Zahl und Leistungsfähigkeit der Mitochondrien in den Muskelzellen steigern. Der Kraftzuwachs infolge des Trainings geht also nicht allein auf die Mehrung der Muskelmasse und die Zahl der aktiven Muskelfasern zurück.

Mitochondrien bestehen aus einem weitverzweigten Kanalsystem, das von einer inneren und äußeren Hüllmembran umschlossen ist. In diesen Kanälen (sie haben eine Weite von nur 1 bis 1,5 µm) wird durch Oxidationsprozesse Energie gewonnen. In Millionstel Sekunden entstehen große Mengen an freien Radikalen, die bei der Elektronenübertragung explosionsartig in alle Richtungen davonschießen. An den inneren Membranen werden die Elektronen und Radikale abgefangen. Doch das funktioniert nur, solange die Membranen intakt sind. Bereits winzige Leckstellen genügen, daß freie Radikale in Massen aus den Mitochondrien hinausschießen, ins Zellplasma gelangen und im Innern der Zelle Schäden anrichten, sofern sie nicht sofort von Radikalfängern gestoppt werden.

Fluoride greifen dieses empfindliche Membransystem der Mitochondrien an. Es entstehen mit der Zeit Membranschäden, gleichsam Löcher, aus denen freie Radikale schießen, besonders dann, wenn die Mitochondrien mit Höchstleistung arbeiten. Ab einer kritischen Schwelle entstehen Zellschäden, das Gewebe altert und verliert im Laufe der Zeit an Funktionstüchtigkeit. Neueren Forschungen zufolge entscheidet der Zustand dieses mitochondrialen Membransystems weit mehr über Gesundheit und Krankheit, als man bislang glaubte.

Bei größeren Leckstellen läßt auch die Leistungsfähigkeit der Mitochondrien nach. Obendrein wirken Fluoride als äußerst starke Enzymgifte: Sie blockieren auch die Enzyme der Atmungskette, welche die Oxidationsprozesse in Gang setzen und steuern. Wenn zum Beispiel die Mitochondrien in Muskelzellen nicht mehr voll leistungsfähig sind, so führt das zu Schwäche, Erschöpfung und Schlappheit. Mitochondriale Schäden in den Nervenzellen können wiederum zu vielfältigen neuropathologischen Erscheinungen führen.

Bei Schäden der Mitochondrien in Epithelzellen (Deck- und Drüsengewebe), bei Störung und Blockade der Atmungskette kann der Energiebedarf mittels Oxidation nicht mehr vollständig gedeckt werden und die Zellen sind genötigt, zunehmend auf den Gärungsstoffwechsel umzustellen. Infolge dieser Stoffwechselentgleisung entstehen Krebszellen und es bildet sich schließlich ein Tumor. Je höher der Anteil des Gärungsstoffwechsels, desto aggressiver verhält sich der Tumor und desto schneller wuchert er ins Nachbargewebe hinein.

In der mitochondrialen Matrix befindet sich eine eigene DNS, allerdings nur mit wenigen Genen. Der größte Teil der Gene ist im Laufe der Evolution in den Zellkern ausgelagert worden, wo sie gut geschützt sind. Denn das Elektronenfeuerwerk in den Mitochondrien wäre eine Gefahr für die Gene, zumal sich die Mitochondrien binnen einiger Tage und Wochen teilen und erneuern. Replikationsfehler wären wahrscheinlich und würden sich aufgrund der häufigen Teilung schnell potenzieren. Deshalb hat sich die weitgehende Auslagerung der mitochondrialen Erbsubstanz in den Zellkern im Laufe der Evolution bewährt. Kritisch ist jedoch die Abrufung der Erbinformationen, die mittels spezieller Proteine zwischen Mitochondrien und Zellkern erfolgt. Fluoride reagieren mit diesen Proteinen sowie den zugehörigen Rezeptoren und Kanalsystemen, sie blockieren und stören diese Informationsübertragung. Das kann zu mitochondrialen Erbschäden und Fehlfunktionen führen, welche die Kapazität der Zellen vermindern und eine beschleunigte Alterung zur Folge haben.

Membranschäden

Fluorid lagert sich an Phospholipide an, die wesentlicher Bestandteil von Membranen sind. Fluorid schädigt die Membranen, mit denen es in Kontakt kommt, Zellmembranen, die Membranen des Zellkerns, der Organellen und Mitochondrien wie auch die Basalmembranen, welche die Zellverbände zusammenhalten und stabilisieren, damit diese nicht auseinandergleiten. Diese Membranen haben Einfluß auf den Zellstoffwechsel, die Zelldifferenzierung und Zellpolarität zwecks richtiger Ausrichtung der Zellen. Sie begrenzen das Wachstum von Zellen, damit diese nicht ins benachbarte Gewebe hineinwachsen. Einem Tumor wird die Infiltration ins Nachbargewebe erleichtert, wenn die Basalmembran geschädigt ist.

Fluorid – ein Nervengift

Fluorid wirkt als Nervengift. Bei akuter Fluoridvergiftung kommt es zu einer Übererregung des Nervensystems, zu Zittern und Zucken von Muskeln und Muskelgruppen, zu Schüttelkrämpfen und Muskellähmung. Der Tod tritt durch Lähmung der Atemmuskulatur ein. Auch der Herzmuskel kann gelähmt werden. All das ist schon seit 1889 bekannt.[9]

Im ersten Weltkrieg wurde das erstickend wirkende Ammoniumfluorid als Kampfgas eingesetzt. Der Tod trat durch Atemlähmung ein. Die Überlebenden erlitten oft bleibende Schäden, zum Beispiel Erblindung. Moderne Kampfstoffe enthalten Fluorphosphorsäureester, die infolge ihrer Lipidlöslichkeit direkt das Nervensystem angreifen und an den Nerven durch hydrolytische Freisetzung von Fluorid ihre Giftwirkung entfalten.[10]

Selbst bei „leichter" akuter Fluoridvergiftung wird die Funktion des Nervensystems gestört, was bei entsprechender Dosis Schläfrigkeit, Benommenheit und Schwindelgefühle zur Folge hat sowie Erschöpfung, Apathie und ständige Müdigkeit, die auch durch viel Schlaf nicht zu überwinden ist. Es kann zu Mißempfindungen, Seh- und Bewegungsstörungen kommen. Der Scharfsinn, die Fähigkeit zur Konzentration und zum klaren Denken gehen verloren. Nervosität gehört gleichfalls zu den typischen Symptomen, ebenso Depressionen, Niedergeschlagenheit, Reizbarkeit und Persönlichkeitsveränderungen. Kennzeichnend ist ferner, daß diese Symptome oft vage sind und wechselhaft auftreten.

Chronische Fluoridbelastung über Jahrzehnte fördert Nervenschäden, die wiederum zu neurodegenerativen Erkrankungen führen können wie Alzheimer-Demenz, Parkinson oder Multipler Sklerose. Fluoridbelastung stört auch die Hirnentwicklung bei Embryos und Kindern, was sich später in geringer Intelligenz niederschlägt.

Fluorid als Enzymgift

Enzyme sind Proteine, die als Katalysatoren biochemische Reaktionen in Gang setzen und beschleunigen. Der gesamte Stoffwechsel und alle Lebensvorgänge sind von Enzymen abhängig. Enzyme sind lebensnotwendig: Ohne Enzyme gäbe es kein Leben.

Fluorid verbindet sich fest mit Mineralstoffen wie Zink, Magnesium, Kupfer und Selen, so daß diese nicht mehr als aktive Kofaktoren mineralstoffabhängiger Enzyme wirken. Diese Enzyme werden blockiert und verlieren ihre Funktion. Enzymatisch gesteuerte biochemische Reaktionen werden bei Fluorbelastung gehemmt. Das wirkt sich wie ein Mangel an verschiedenen Mineralstoffen und Spurenelementen aus und hat schwerwiegende Folgen. Die gesteigerte Zufuhr von Mineralstoffen über Präparate kann dagegen nur wenig ausrichten, da bei hohen Dosen Aufnahme und Verwertung gering sind. Auch können dadurch leicht Ungleichgewichte entstehen, die zusätzliche Störungen mit sich bringen. – Wenn Mineralstoffe als Schlüssel zur Gesundheit bezeichnet werden, nicht zuletzt wegen ihrer enzymaktivierenden Wirkung, so blockiert Fluorid all diese Schlösser und verhindert deren Öffnung. Und was nützt das schönste Haus, wenn Türen und Fenster nicht zu öffnen sind.

Auch die enzymatisch gesteuerte Aktivierung von Vitaminen und Hormonen wird entsprechend der Fluoridbelastung

Enzym	*Fluorid* [mg/l]	*Hemmung*
saure Phosphatase	3,8	55 %
anorg. Pyrophosphatase	0,38	52 %
Glutaminsynthetase	0,95	50 %
Leberlipase pH 8	95	50 %
Leberlipase pH 3	0,011	50 %
Cholinesterase, menschl. Plasma	0,95	61 %
Cholinesterase	0,095	12 %
Cholinesterase	0,038	7 %
Cholinesterase	0,0095	1 %

Hemmung ausgewählter Enzyme durch Fluorid. [11]

Die sogenannten Normalwerte für Fluor im menschlichen Blut liegen je nach Untersuchung zwischen 0,1 bis 1,4 mg/l (mehr zur Einordnung dieser Werte auf Seite 89). Der durchschnittliche Fluorspiegel befindet sich hinsichtlich der Enzymhemmung somit deutlich im toxischen Bereich. Das heißt, die meisten Menschen leiden dauernd unter chronischer Fluoridvergiftung, ohne es zu ahnen. Auch Ärzte und Therapeuten sind sich dieses Problems und der langfristigen Konsequenzen nur selten bewußt.

Die Aktivität von Enzymsystemen ist eine essentielle Voraussetzung für die Funktionstüchtigkeit aller Stoffwechselsysteme. Eine gute Enzymaktivität ist gleichsam der Schlüssel für eine gute Gesundheit und ein langes Leben ohne die Beschwerden des Alters. Die eingeschränkte Aktivität auch nur eines einzigen entscheidenden Enzymsystems hat schwerwiegende Folgen: Degenerative Erkrankungen und Hinfälligkeit werden gefördert. Um das zu vermeiden, ist die Fluoridaufnahme lebenslang zu minimieren und nur jene Belastung hinzunehmen, die unvermeidlich ist.

gehemmt, was gleichfalls vielfältige und gravierende Störungen zur Folge hat. Man schaue nur auf die vielen Wirkungen von Vitamin D, etwa für eine gute Zellgesundheit und die Verhütung von Krebs. Das erfordert einerseits genug gespeichertes Vitamin D in Blut und Zellen, andererseits die ungestörte Aktivierung von Vitamin D in den Zellen.

Fluoride greifen Enzyme auch direkt an, weil sich Fluorid mit Amiden verbindet, welche die Aminosäuren der Enzyme zusammenhalten und deren räumliche Struktur durch Wasserstoffbrückenbindung bestimmen. Wird die räumliche Anordnung der Aminosäuren durch Fluoride verändert, verliert das Enzym seine Funktion als Bio-Katalysator. Biochemische Reaktionen können nicht mehr in Gang gesetzt werden. Der Enzymschlüssel paßt nicht mehr ins biochemische Schloß, wenn ein Fluorid-Ion die schwache Wasserstoffbrückenbindung aufgelöst und damit die Gestalt des Enzymmoleküls verändert hat. Diese Wirkung macht Fluorid zu einem Breitband-Enzymgift, es hemmt und blokkiert somit alle Enzyme.

„Fluoride bilden die stärksten Breitspektren-Enzymgifte, die uns bekannt sind", schreibt der südafrikanische Pharmakologe und Toxikologe Professor Douw G. Steyn, ein Fachmann auf dem Gebiet der Fluoridforschung. „Sie hemmen noch in einer Konzentration von 1 : 15 Millionen die Aktivität des Enzyms Lipase, das für die Verdauung von Fett unbedingt notwendig ist. Viele Tausend von Enzymen spielen eine wesentliche Rolle bei den zahlreichen normalen Stoffwechselvorgängen, die für die Gewinnung und Erhaltung der Gesundheit bestimmend sind. Störungen der normalen Stoffwechselvorgänge in unserem Körper können die verschiedenartigsten Krankheiten verursachen, …

zum Beispiel Allergien, Kropf, Krebs, Erkrankungen des Herzens und der Blutgefäße, Arterienverkalkung, Bluthochdruck, Thrombose, Schlaganfall und Erkrankungen des Skelettsystems wie Arthritis, Osteoporose, Osteosklerose etc., Erkrankungen der Leber, der Nieren einschließlich Nierensteine, des zentralen und peripheren Nervensystems sowie rheumatische Erscheinungen, zum Beispiel Schmerzen der Muskeln, der Gelenke, des Rückens und der Beine, Fötus-Mißbildungen."[12] Diese Vielfalt von Erkrankungen ist kein Wunder. Denn, so Professor EMIL ABDERHALDEN, „die meisten Krankheiten sind Folgen von Störungen des Enzymsystems".[13]

In diesem Sinne äußerte sich auch Professor KARL-HEINZ WAGNER von der Akademie für Ernährungswissenschaften: „Wasserlösliche Fluoride werden kurzfristig resorbiert, teilen sich allen Geweben mit, reichern sich im Blut, in Frauenmilch, Organen und Knochen an und durchdringen die Plazentaschranke. Schon in geringen Konzentrationen blokkieren sie wichtige Enzymreaktionen, zum Beispiel Enolase, Phosphoglucomutase, alkalische Phosphatase. Die gesamte Mineralisation wird durch das Fluoridangebot ungünstig beeinflußt, wobei es aufgrund der Komplexbildung mit Kalzium zu Hemmwirkungen in der Verkalkung der Knochen und Hypokalzämie kommen kann. Die Aufnahme von Fluoriden kann somit zu Allergien, Herzmuskelschädigungen durch Enzymblockierungen, Knochenveränderungen und bei Kindern zu Schädigungen des Blutbildes führen."[14]

„Jeder weiß, daß Fluor und Fluoride sehr giftige Substanzen sind", resümiert Professor JAMES SUMNER, der für seine Enzymforschung den Nobelpreis erhielt und sich als Fluoridierungsgegner der ersten Stunde eingesetzt hat. „Wir nutzen Fluorverbindungen und Fluoride, um Enzyme, diese lebenswichtigen Substanzen, zu zerstören. Das ist der Grund, weshalb Tiere und Pflanzen sterben.“ [15]

Durch Enzymblockaden werden degenerative Erkrankungen verursacht und verschlimmert: Krebserkrankungen, Arteriosklerose und Verkalkung der Blutgefäße, Herz-Kreislauf-Erkrankungen (erhöhtes Risiko für Herzinfarkt und Schlaganfall), erhöhte Infektanfälligkeit und Immunschwäche, Allergien und Autoimmunerkrankungen, Leber- und Nierenerkrankungen. In Extremfällen kann eine sogenannte Fluorokachexie entstehen, die Auszehrung und Abmagerung im Alter infolge starker Fluorbelastung.

Diese Erkenntnisse sind nicht neu. Das *Journal of the American Medical Association* schreibt unter der Überschrift „Chronische Fluorvergiftung“ bereits 1943 vor Einführung der Trinkwasser-Fluoridierung: „Fluoride sind Zellgifte, vermutlich wegen ihrer Fähigkeit, den Zellstoffwechsel zu stören, indem sie die Durchlässigkeit der Zellmembranen durch Blockade von Enzymsystemen beeinträchtigen.“ Typische Symptome einer schwerwiegenden chronischen Fluoridvergiftung sind „Gewichtsverlust, Wachstumsstörungen bei Kindern und Jugendlichen, Appetitverlust, Anämie und Kachexie (Auszehrung, Schwäche).“ [16]

Fluoride blockieren Entgiftungsenzyme

Zur Entgiftung von Umweltgiften wie Schwermetallen, Herbiziden und Pestiziden sind spezielle Enzyme nötig. Fluoride blockieren auch diese Enzyme, wodurch die Entgiftung gehemmt wird und sich die Belastung des Organismus mit

Umweltgiften erhöht: Es werden eher kritische Konzentrationen erreicht und es werden degenerative Erkrankungen verursacht, die sonst hätten vermieden werden können.

Bildung freier Radikale

Fluoride schwächen und schädigen das antioxidative Schutzsystem des Körpers. Antioxidativ wirkende Enzyme werden zerstört, wodurch weniger freie Radikale neutralisiert werden. Auch nichtenzymatische Radikalfänger werden durch Fluorid verbraucht, die schließlich fehlen, um freie Radikale unschädlich zu machen. Dadurch erhöht sich der oxidative Streß durch Bildung von Peroxiden, was zu Lipidperoxidation, zur Schädigung der Zellmembranen und Mitochondrien führt, zu Proteinoxidation und Schädigung der Desoxyribonukleinsäure (DNS), welche die Erbinformationen trägt. Chronische Entzündungen und degenerative Veränderungen der Gewebe werden gefördert, bis hin zu Krebserkrankungen. Die Alterung wird beschleunigt und die Lebenserwartung verringert sich.[17]

Die Bildung komplexer Ionen

Fluoride sind negativ geladene Ionen, die sich mit positiven Ionen (meist Metall-Ionen) verbinden. Dadurch können Kalzium-, Magnesium-, Eisen-, Kupfer- und Zink-Ionen nicht mehr ihre biologischen Aufgaben erfüllen. Sie fehlen dann als Kofaktor bei Enzymen oder um Moleküle räumlich auszurichten und in die richtige Position zu bringen.

Fluoride verbinden sich auch zu komplexen Ionen, etwa zu Siliziumhexafluorid (SiF_6^{2-}) oder Aluminiumtetrafluorid (AlF_4^-), die an sich schon hochtoxisch sind. Verschiedene Fluorosilikate und Fluoroaluminate können sich an bestimmte Proteine binden und dadurch die Entgiftung von Schwermetallen verhindern. Die Gewebeentgiftung wird erschwert. Das betrifft zum Beispiel Arsen, Blei, Kadmium, Quecksilber und Uran. So wurde bei Kindern, die fluoridhaltiges Wasser trinken, festgestellt, daß bei ihnen die Bleikonzentration im Blut erhöht war. Blei ist ein starkes Gift, das bereits in geringer Konzentration das Gehirn schädigt.

Diese Erkenntnisse wurden im Tierversuch bestätigt: Ratten, die Blei *und* Fluoriden ausgesetzt waren, hatten im Blut eine dreimal höhere Bleikonzentration als die Ratten der Kontrollgruppe, die nur mit Blei *ohne* Fluoride belastet wurden. Die Bleikonzentration an der Oberfläche des Zahnschmelzes war 2,5mal höher, im Dentin 1,7mal, an der Knochenoberfläche 3mal und im gesamten Knochen 2mal höher als bei der Kontrollgruppe.[18]

Die Belastung des Körpers wird obendrein dadurch verschlimmert, daß bei der Trinkwasser-Fluoridierung heutzutage kaum noch pharmazeutisch reines Natriumfluorid zugesetzt wird, sondern aus Kostengründen meist fluoridhaltige Abfälle der Phosphatindustrie, die außerdem mit Blei, Arsen, Kadmium, Uran und anderen giftigen Stoffen verunreinigt sind. Auch fluorhaltige Chemieabfälle aus China in den USA vielerorts dem Leitungswasser zugesetzt, sind gleichfalls mit Schwermetallen und anderen Chemikalien belastet.[19] Mit fluoridiertem Trinkwasser werden dem Körper also nicht nur Fluorid, sondern ein Gemisch vieler anderer Gifte zugeführt, die sich in ihrer Wirkung gegenseitig verstärken.

Die kombinierte Aufnahme von Aluminium und Fluorid ist ebenfalls stark gesundheitsgefährdend, etwa wenn fluoridhaltiges Wasser in Aluminiumgeschirr gekocht wird, Aluminiumbesteck verwendet oder fluoridhaltige Getränke in Aluminiumdosen abgefüllt werden. Es bildet sich Aluminiumtetrafluorid (AlF_4^-), das die gleiche Größe und eine ähnliche Gestalt hat wie das lebenswichtige Phosphat-Ion (PO_4^{3-}). Es täuscht Phosphat-Ionen vor und stört damit Prozesse, die von Phosphat abhängig sind (z. B. die Signalübertragung an Zellmembranen).

Wird Phosphat durch Aluminiumtetrafluorid ersetzt, wird die Bildung von Ribonukleinsäuren (RNS) und Desoxyribonukleinsäuren (DNS) blockiert, welche die Erbinformationen tragen. Fluorid kann also auch auf diesem Wege Erbschäden verursachen.

Für den Energiestoffwechsel der Zellen sind Phosphate gleichfalls notwendig. Durch Umwandlung von Adenosin-Diphosphat (mit zwei Phosphat-Ionen im Molekül) in Adenosin-Triphosphat (mit drei Phosphat-Ionen) wird Energie gebunden und durch Umkehrung dieses Prozesses Energie freigesetzt. Aluminiumtetrafluorid blockiert diese Prozesse und stört damit den Energiestoffwechsel der Zellen, was bis zum Zelltod führen kann. Dadurch erhöht sich zum Beispiel die Anfälligkeit gegenüber Excitotoxinen, wobei durch Reizüberflutung Nervenzellen absterben, was bei häufiger Wiederholung mit der Zeit zur Schädigung größerer Hirnbereiche führen kann.

Einige biochemische Schalter funktionieren dadurch, daß Guanosin-Triphosphat (GTP) zu Guanosin-Diphosphat (GDP) umgewandelt wird. Aluminiumtetrafluorid kann auch diese Schalter stillegen und dadurch biochemische Prozesse schwerwiegend stören, indem es eine Phosphatgruppe vortäuscht.

Aluminiumtetrafluorid verfälscht auch das G-Protein-Signalsystem. G-Proteine sind als Rezeptoren in den Zellmembranen verankert, nehmen Hormone, Wachstumsfaktoren und andere wasserlösliche Botenstoffe auf und leiten deren Signale an die Zelle via GTP/GDP weiter. Denn wasserlösliche Substanzen können die aus Fettsäuren bestehende Zellmembran nicht durchdringen. Aluminiumtetrafluorid bindet sich wie ein phosphathaltiger Botenstoff an ein G-Protein und löst ein Signal an die Zelle aus, als ob ein Hormon angedockt hätte. Dadurch werden hormonelle Botschaften verfälscht.[20] Je höher die Konzentration von Fluorid und Aluminiumtetrafluorid, desto gravierender die Störung der G-Signalübertragung und des Stoffwechsels.

Störung des Kalziumhaushalts

Fluorid hat eine hohe Affinität zu Kalzium. In den verkalkten Geweben der Knochen und Zähne reichert sich entsprechend der Fluoridbelastung mit zunehmender Lebenszeit immer mehr Kalziumfluorid an, ein Prozeß, der praktisch unumkehrbar ist.

Auch im Blut, in Lymph- und Gewebeflüssigkeiten sowie in der Zellflüssigkeit verbinden sich Kalzium und Fluorid miteinander. Anders als in reinem Wasser, wo Kalziumfluorid nur schwach löslich ist, wirken in den Körperflüssigkeiten viele Substanzen ein und es besteht eine gewisse Löslichkeit. Deshalb wirkt Kalziumfluorid zytotoxisch, also giftig auf Zellen und Gewebe.

Bei Fluoridbelastung sind die weichen Gewebe durch Verkalkung gefährdet. Das liegt einerseits an der Förderung des Kalziumeinstroms in die Zellen und Gewebe (Störung des G-Protein-Signalsystems, Interaktion mit Enzymen wie Phospholipase C, Störung der Inosittriphosphat-Signalkette) und der vermehrten Kalziumfreisetzung aus internen Speichern.

Andererseits wird die nötige Gegenbewegung zur Rückbeförderung des Kalziums aus Zellen und Geweben gehemmt, weil Fluorid die daran beteiligten Enzyme blokkiert. Dadurch wird tendenziell die Verkalkung der weichen Gewebe gefördert, die Blutgefäße eingeschlossen. Die Folgen einer fluorbedingten Arterienverkalkung sind vielfältig und alle Organe können dadurch degenerative Schäden erleiden: Es erhöht sich das Risiko für Herzinfarkt, Schlaganfall und Nierenschäden, für Makula-Degeneration, Netzhautschäden, Impotenz und vaskuläre Demenz (infolge der Verkalkung der Gehirnarterien), um nur einige Folgen zu benennen. Sind Schwangere einer erhöhten chronischen Fluoridbelastung ausgesetzt, steigt das Risiko, daß die Blutgefäße des Embryos verkalken, was wiederum auch zu Fehlgeburten führen kann.

Die fluorbedingte Verkalkung der weichen Gewebe geht zu Lasten ihrer Funktionsfähigkeit und stört zunehmend die Funktion der betroffenen Organe, was ebenfalls degenerative Erkrankungen zur Folge hat. Tierversuche haben gezeigt, daß neben den Arterien auch Nieren, Leber und Zirbeldrüse, mitunter sogar die Lunge verkalkt. Derartige Schäden sind kaum noch rückgängig zu machen. Sie müssen deshalb vorbeugend vermieden werden, indem die Fluoridbelastung lebenslang minimiert wird.

Die Verkalkung und damit der Verschleiß der Gelenkknorpel wird ebenfalls gefördert. Das führt zu Arthrose und Arthritis, damit zu Gelenkschmerzen, Beschwerden und Behinderung. Durch die Einlagerung von Kalziumfluorid läßt die Elastizität und Spannkraft der Bandscheiben nach, was Bandscheibenschäden, Rückenschmerzen und vielleicht sogar einen Bandscheibenvorfall zur Folge hat.

Bänder und Sehnen verkalken gleichfalls, wodurch deren Elastizität und Spannkraft nachläßt, ein Grund, weshalb Patienten mit Fluorbelastung mit zunehmendem Alter starr und steif werden. Es besteht dann auch ein erhöhtes Risiko für Bänder- und Sehnenrisse.

Unklar ist, inwieweit Fluorid die Konzentration an biologisch aktiven Kalzium-Ionen vermindert und dadurch andere wichtige Aufgaben von Kalzium stört: Die Erregung der Muskeln und Nervenzellen, die Mitwirkung beim Glykogen-Stoffwechsel, bei der Zellteilung sowie der Aktivierung vieler Enzyme und Hormone. Kalzium fungiert als Botenstoff bei der Kommunikation von Nervenzellen und auch anderer Zellen untereinander. Kalzium ist ferner zur Steuerung des Zellstoffwechsels notwendig.[21]

Störung des Magnesiumhaushalts

Magnesium erfüllt viele Aufgaben im Stoffwechsel. So aktiviert Magnesium über 350 Enzyme. Diese Enzyme werden durch Fluorid gehemmt, so daß Fluoridbelastung Beschwerden und Erkrankungen fördert, die denen von Magnesiummangel ähneln: Zum Beispiel die beschleunigte Alterung und Schädigung des Bindegewebes, die Verhärtung und Versprödung der Knochen mit der Folge eines erhöhten Frakturrisikos, die Schädigung der Gelenkknorpel und Bandscheiben, Erschöpfung, Energieverlust und Muskelschwäche, Fehlfunktion des Nervensystems, Verhärtung und Verkalkung der Blutgefäße und Gewebe. All dies ist besonders problematisch, weil Magnesiummangel ohnehin weit verbreitet ist und dieser Mangel angesichts der schwierigen Diagnostik nur selten korrekt festgestellt wird.

Magnesium ist der Gegenspieler zu Kalzium und hemmt als natürlicher Kalziumkanalblocker den übermäßigen Kalziumeinstrom in die Zellen. Mittels magnesiumabhängiger Enzyme wird zudem das Kalzium, das in die Zellen eingeströmt ist, wieder hinausgepumpt, so daß der große Konzentrationsunterschied zwischen dem Äußeren und Inneren der Zelle aufrechterhalten wird. Doch Fluorid hemmt diesen enzymatisch angetriebenen Rücktransport, was zu Lasten der kalziumbedingten Zellfunktionen geht. Besonders Nerven- und Muskelzellen sind betroffen.

Magnesium verhindert also maßgeblich die Verkalkung der weichen Gewebe und der Blutgefäße. Mangelt es an Magnesium, verbindet sich das knappe Magnesium mit Fluorid und kann nicht mehr seine Aufgaben erfüllen. Zudem werden magnesiumabhängige Enzyme durch Fluorid blockiert, was zu Stoffwechselstörungen führt.

Die mitochondriale Energiegewinnung in den Zellen ist gleichfalls magnesiumabhängig. Auch dieser Prozeß wird durch Fluorid gehemmt. Die Energieversorgung der Zellen verschlechtert sich, was auf Kosten aller energieabhängigen Zellfunktionen geht. Dadurch verringert sich das Entgiftungsvermögen der Zellen und Gewebe gegenüber Stoffwechsel- und Umweltgiften aller Art.

Magnesium ist auch zur Regulierung des Kaliumgehalts in der Zelle erforderlich. Mangelt es an Magnesium, kann sich der Kaliumgehalt in den Muskelzellen verringern. Ist das Herz betroffen, so können dadurch Herzschwäche und Herzrhythmusstörungen folgen. Auch kann das Säure-Basen-Gleichgewicht in den Zellen gestört werden, wenn sich zu wenig Kalium in den Zellen befindet und statt dessen vermehrt Wasserstoff-Ionen in die Zellen einströmen. Die Übersäuerung der Zellflüssigkeit ist heimtückisch, weil der pH-Wert des Blutes unverändert bleibt und die Regulation der Säureausscheidung über die Nieren nicht greift. Die Übersäuerung der Zellen fördert auf Dauer degenerative Veränderungen, die schließlich auch Krebs fördern können.

Fluoridbelastung kann somit über die Störung des Magnesiumhaushaltes vielfältige Folgeschäden verursachen.

Schlechtere Verfügbarkeit von Selen

Fluor und Selen wirken antagonistisch, wodurch bei Fluorbelastung mit einer schlechteren Verfügbarkeit von Selen zu rechnen ist. Selen wird zur Wirkung von Glutathion-Peroxidase gebraucht, ein Enzym, das Peroxide (radikale Sauerstoffverbindungen) unschädlich macht, die beim Fettstoffwechsel anfallen und die die Zellmembranen schädigen, wenn sie nicht sofort unschädlich gemacht werden. Mangelt es an selenabhängigem Glutathion und nimmt der oxidative Streß überhand, drohen beschleunigte Alterung der Gewebe und degenerative Schäden.

Selen hilft darüber hinaus bei der Neutralisierung von Giften aller Art, von Drogen, Arznei- und Umweltgiften.

Es wird zur Bildung von Jodthyronin-Deiodase benötigt, einem Enzym, welches das Schilddrüsenhormon Thyroxin aktiviert. Es gibt weitere selenabhängige Enzyme, die den Stoffwechsel steuern. Aufgrund dessen führt chronischer Selenmangel leicht zu Leistungsschwäche und Erschöpfung, Infektanfälligkeit, Immunschwäche und Autoimmunreaktionen, Schilddrüsenfunktionsstörungen, chronischen Entzündungen und Zeugungsschwäche (bis zur Impotenz). Es erhöht sich das Risiko für Arteriosklerose (damit auch für Herz-Kreislauf-Erkrankungen, für Herz-, Hirn- oder Niereninfarkt), wie auch für Demenz und Krebserkrankungen.

Selen muß ausreichend über die Nahrung zugeführt und die Belastung mit Selenantagonisten wie Fluorid gering gehalten werden. Die Einnahme von Selenpräparaten löst das Problem nicht und erweist sich oft als schädlich.

Schlechtere Versorgung mit Spurenelementen

Fluorid verbindet sich mit Spurenelementen wie Kupfer, Mangan, Chrom, Zink, Kobalt und Eisen, die alle in geringen Mengen notwendig sind. Fehlt es an einem einzigen dieser Elemente, entwickeln sich Mangelerkrankungen, zum Teil mit schwerwiegenden Folgen.

Viele Menschen leiden an der Unterversorgung an einem oder mehreren Spurenelementen, meist ohne daß sie sich dessen bewußt sind. Diese Probleme werden durch Fluoridbelastung verschlimmert.

Anämie

Bei erhöhter Fluoridbelastung verringert sich die Zahl der roten Blutkörperchen und im Knochenmark werden vermehrt abnormale rote Blutkörperchen gebildet. Dies führt zu Anämie (Blutarmut) und zur Verminderung der Sauerstofftransportkapazität des Blutes. Dies hat wiederum Blässe, Kraftlosigkeit oder Leistungsschwäche zur Folge, in schlimmeren Fällen Pulserhöhung, Kopfschmerzen und Schwindel. Wenn sich Anämie allmählich entwickelt, werden von den Betroffenen kaum Beschwerden empfunden, auch wenn Kraft und Ausdauer erheblich eingeschränkt sind.

Fluoride vermindern ferner die Aktivität der Folsäure. Sie schädigen die Magen- und Darmschleimhäute, so daß die Aufnahme von Vitaminen und Mineralstoffen gestört ist, die zur Bildung der Blutzellen gebraucht werden (zum Beispiel Vitamin B_{12} und Folsäure).

Schwächung des Immunsystems, Autoimmunreaktionen und Autoimmunerkrankungen

Fluorbelastung führt zu Immunschwäche und Infektanfälligkeit. Das Immunsystem altert schneller. Auch das Risiko von Autoimmunreaktionen und -erkrankungen erhöht sich bei Fluorbelastung mit zunehmendem Lebensalter (mehr dazu in Kapitel 14).

Die Desoxyribonukleinsäure (DNS) trägt die Erbinformationen. Der DNS-Doppelstrang wird durch Wasserstoffbrücken stabilisiert und in Form gehalten. Fluoride lösen diese Wasserstoffbrücken auf und können damit Schäden an Genen und Chromosomen verursachen. Diese Gendefekte pflanzen sich danach mit jeder weiteren Zellteilung fort.

Je früher der Mensch höheren Fluoridbelastungen ausgesetzt ist, desto größer ist das Gefährdungspotential. Am höchsten ist die Gefahr bei fluoridbedingter Schädigung der Spermien und Eizellen sowie der Föten. Der japanische Wissenschaftler TAKAMORI stellt fest: „Fluor besitzt eine ausgesprochene Tendenz, sich im Körper anzusammeln, nicht nur in den Knochen und Zähnen, sondern auch in den weichen Geweben wie Arterienwänden und Schilddrüse. Fluor dringt in die Gebärmutterwand ein und sammelt sich im Fötus an; das kann zu fetalen Mißbildungen führen.“[22] Nach HELMUT SCHÖHL können Chromosomenbrüche entstehen, was Mongolismus und Mißbildungen, geistige Behinderung und Verringerung der Intelligenz zur Folge hat.[23]

„Es ist durch Versuche nachgewiesen“, ergänzt Professor AN DER LAN, Zoologe an der Universität Innsbruck, „daß kleinste Mengen, weit unter dem sogenannten toxischen Grenzwert, ein einziges Mal von einem trächtigen Tier aufgenommen, genügen, um bei der Nachkommenschaft schwerste Schäden zu induzieren. Dies kann mit Mengen erreicht werden, die man nach bisherigen Ansichten vernachlässigen konnte.“[24]

So äußert sich auch Professor GOTTSCHEWSKI, Max-Planck-Institut für Immunbiologie in Freiburg und WHO-

Experte für Toxikologie: „In embryotoxischen Studien ergaben sich unter Fluorid-Behandlungen individuelle Nachwirkungen, die Schädigungen durch Fluorid mit einer Penetranz unter 10 Prozent nicht ausschließen. Im Vergleich dazu beträgt die Penetranz bei Contergan 3 bis 5 Prozent. Tierversuche ergaben unter bestimmten genetischen Situationen bei Fluorid-Behandlungen eine Erhöhung der Lippen-, Kiefer- und Gaumenspalten um 15 Prozent. Ich werde mich hüten zu sagen, eine Fluoridierung ist unschädlich.“[25]

Fluoride reichern sich, wie Versuche mit Ratten ergaben, dosis- und zeitabhängig in den Hoden an.[26] Mit zunehmender Fluoridbelastung erhöht sich demzufolge das Risiko von DNS-Schäden der Samenzellen und damit für Gendefekte der Nachkommen.

Dies kann dazu führen, daß bestimmte Stoffwechsel- und Entgiftungsenzyme nicht mehr in ausreichender Menge gebildet werden. Dadurch erhöht sich die Anfälligkeit für Erkrankungen, je nachdem, welche Enzymsysteme und welche Organe am stärksten geschwächt werden. Die Enzymbildungskapazität liegt bei gesunden Menschen mitunter beim Hundertfachen gegenüber krankheitsanfälligen Leuten. Fluoride verursachen also bei Samen- und Eizellen genetische Defekte, die bei den Nachkommen unbemerkt zu Enzymschwächen und dadurch zu erhöhter Krankheitsanfälligkeit führen. – Die dadurch bedingte Verschlechterung der Gesundheit kann sich als vernichtend für jene Völker erweisen, die systematisch mit Fluorid vergiftet werden, auch wenn Gendefekte erst nach Generationen voll durchschlagen.

Epigenetisch bedingte Schäden

Durch Fluorbelastung kann auch die Aktivität von Chromosomen verändert werden, wodurch Zellteilung und Zelldifferenzierung beeinflußt werden, ohne die Erbinformationen der DNS selbst zu verändern. Das kann zu epigenetisch bedingten Entwicklungsstörungen und Degenerationserscheinungen führen, die später im Leben nicht mehr zu korrigieren sind. Auch Enzymschwäche, die bleibende Schädigung bestimmter Enzymsysteme, kann die Folge sein. Dies wiederum kann Stoffwechselstörungen verursachen, eine herabgesetzte Entgiftungskapazität und höhere Krankheitsanfälligkeit zur Folge haben.

Diese epigenetische Prägung wird vererbt, also auch Kinder und Enkel haben an diesen Schäden zu tragen, selbst wenn die Fluorbelastung längst beseitigt ist. Fehlerhafte Prägungen können zwar auch wieder korrigiert werden, sofern die Störung nicht zu gravierend ist. Allerdings dauert das unter Umständen Generationen. Deshalb sollte Fluorbelastung besser vorbeugend vermieden werden.

Beschleunigte Alterung durch Schädigung der Telomere

Am Ende der Chromsomen befinden sich Telomere, die zwar keine Erbinformationen tragen, deren Länge jedoch darüber entscheidet, wie viele Zellteilungen noch möglich sind. Die Länge der Telomere zeigt somit an, wie viele Generationen von Tochterzellen noch hervorgebracht werden können, wie weit also die biologische Uhr von Zellverbänden und Organismen abgelaufen ist. Fluoride greifen neben der genetischen Substanz der Chromosomen auch die Telomere an, bewirken deren Schädigung, was mit beschleunigter Alterung einhergeht, die Krankheitsanfälligkeit und Sterblichkeit erhöht.

Mit Hilfe des Enzyms Telomerase können geschädigte Telomere zwar auch wiederhergestellt werden, doch Fluorid wirkt als Breitband-Enzymgift und blockiert die Telomerase ebenso wie andere Enzyme und behindert dadurch die Reparaturprozesse.

Störung der Kollagensynthese und Schädigung des Bindegewebes

Fluoride wirken als Enzymgifte und stören die Bildung von Kollagen, ein Strukturprotein, das im menschlichen Körper ein Drittel der gesamten Proteinmasse ausmacht. Kollagen ist wesentlicher Bestandteil der Haut, des Bindegewebes, der Knorpel, Sehnen und Bänder sowie der organischen Matrix in Knochen und Zähnen. Es umhüllt Muskelfasern, periphere Nervenfasern und Zellverbände. Das Bindegewebe gibt den Organen Halt und Struktur. Es verhindert, daß die Zellverbände in sich zusammenfallen. Kollagenfasern haben eine enorme Zugfestigkeit und sind kaum dehnbar. Sie können Gewichte bis zum Zehntausendfachen ihres Eigengewichtes tragen, ohne zu reißen.

Die Störung der Kollagensynthese konnte bei Versuchstieren schon bei 1 mg Fluorid pro Liter Trinkwasser nachgewiesen werden, also bei einer Konzentration, die bei der Trinkwasser-Fluoridierung angestrebt wird.[27]

Fluoride bewirken auch die vermehrte Bildung minderwertigen Kollagens, was bei entsprechender Belastung zur Fibrose, zur krankhaften Vermehrung des Bindegewebes führt. Zudem werden die Kollagenfasern durch Fluoride direkt geschädigt, sie werden zersetzt, verknäuelt und miteinander vernetzt. In der Folge verdickt sich und verhärtet das Bindegewebe narbenartig, was zu Lasten der Funktionstüchtigkeit der betroffenen Organe geht und bis zum Organversagen führen kann. Auf diese Weise wird Arteriosklerose gefördert (Seite 108), Sklerodermie (Verhärtung des Bindegewebes der Haut, Seite 113, Schädigung der Schleimhäute von Darm, Lungen oder Nieren, Seite 101), Lungenfibrose (besonders infolge des Einatmens fluorhaltigen Staubs), Nierensklerose (mit Niereninsuffizienz) oder Knochensklerose (Verdickung und Wucherung der Knochen, zum Beispiel die Bildung scharfer Kanten und Zacken an den Wirbelkörpern, Seite 120).

Verschlimmert wird die Verhärtung des Bindegewebes durch dessen Verkalkung infolge der Einlagerung von Kalziumfluorid. Diese fluorbedingte Schädigung des Bindegewebes ist nicht mehr rückgängig zu machen und kann nur vorbeugend vermieden werden.

Die Verhärtung und Verkalkung des Bindegewebes im Knorpel führt zu starker Abnutzung und schließlich zu Arthrose und Arthritis. Auch die Bandscheiben werden geschädigt. Die fluorbedingte Verhärtung und Verkalkung der Sehnen und Bänder geht mit dem Verlust der jugendlichen Elastizität und Beweglichkeit einher.

Fluoride beschleunigen die Hautalterung. Das kollagenhaltige Bindegewebe unter der Haut wird geschädigt, es bricht ein, die Spannung der Haut läßt nach und sie wird faltig. Minderwertiges Kollagen läßt auch Haare und Fingernägel brüchig werden. Die Haare werden dünn und flattrig.

Der Verlust an kollagenen Fasern schwächt das Bindegewebe, wodurch sich die Gewebespannung verringert. Bindegewebsschwäche in den Venenwänden führt zu Krampfadern, Organe verlieren ihren Halt und senken sich.

Das kollagenhaltige Bindegewebe gibt den Zellverbänden und Organen nicht nur Halt und Struktur, es ist auch Durchgangsmedium für Nährstoffe und Stoffwechselgifte, Speicher für Wasser und Nährstoffe, Zwischendepot für Stoffwechsel- und Umweltgifte sowie Aufenthaltsort für Abwehrzellen. Wenn die extrazelluläre Matrix, ein enges Maschenwerk von Kollagenfasern und elastischen Fasern, geschädigt wird, sich verdichtet und verhärtet aufgrund der fluoridbedingten Verknäuelung und Kreuzvernetzung der Fasern, werden diese Funktionen immer weniger erfüllt. Das Bindegewebe verschlackt gleichsam, die Zellverbände der Organe leiden zunehmend unter Nährstoffmangel und der Überlastung mit Stoffwechselgiften. Dies fördert Erkrankungen wie Krebs.

Störung des Allgemeinbefindens bei akuter Fluoridvergiftung

- Unbehagen, Übelkeit, innere Unruhe
- Energieverlust, ständige Erschöpfung, Mattigkeit
- Hohes Schlaf- und Ruhebedürfnis, anhaltende Müdigkeit, die auch durch viel Schlaf nicht zu überwinden ist

Schädigung der Magen- und Darmschleimhäute

- Übelkeit, Erbrechen, Kopfschmerzen, Appetitlosigkeit, Verdauungsstörungen, Verstopfung, Darmfäulnis, Blähung, Bauchschmerzen, Durchfall
- Mangel an Vitamin B_{12} und anderen Vitaminen, an Mineralstoffen, Spurenelementen und Antioxidantien

Entzündung der Mundschleimhäute, des Zahnfleisches und Zahnhalteapparates bei akuter Fluoridvergiftung

Schädigung der Blutgefäße

- Arteriosklerose mit allen Folgen: Durchblutungsstörung, Herzschwäche, Angina pectoris, Niereninsuffizienz, Netzhaut-, Darm- und Leberschäden, Hirnverkalkung, Herzinfarkt, Schlaganfall, Makula-Degeneration
- Schädigung der Blut-Hirn-Schranke: Demenz, Parkinson
- Venenschäden, Krampfadern, Aneurysmen, Gewebeschwellung

Beschleunigte Alterung der Haut

- Faltige und runzlige Haut
- Abnahme der Elastizität und Spannkraft der Haut
- Verhärtung der Haut
- Hautausschläge, Juckreiz, Hautverfärbungen

Störung der Nagel- und Haarbildung

- Unschöne Haare, Schädigung der Finger- und Fußnägel

Typische Beschwerden und Folgeerkrankungen bei akuter und chronischer Fluoridvergiftung.

Schädigung der Muskulatur, Knorpel, Sehnen und Bänder

- Störung der Muskelfunktion
- Muskelschwäche, Herzschwäche
- Krämpfe, Zuckungen, Zittern
- Störung der neuromuskulären Koordination
- Verhärtung und Verkalkung der Gewebe
- Muskelschmerzen (vor allem in Rücken, Nacken, Schultern, Armen, Beinen, Kiefer)
- Gelenkschäden und -schmerzen, Arthritis, Arthrose
- Bandscheibenschäden

Knochen- und Skelettfluorose

- Osteosklerose (Verhärtung, Versprödung der Knochen)
- Anfangs Zunahme der Knochenmasse, später Osteoporose
- Osteomalazie, Knochendeformation
- Erhöhte Frakturanfälligkeit
- Spondylose, Hyperostose (Knochenwucherung)
- Steifheit, Einschränkung der Gelenkbeweglichkeit

Zahnfluorose, Gebißschäden

- Schmelz- und Dentinschäden
- Erhöhte Kariesanfälligkeit
- Zahnfleischentzündung, Parodontitis
- Gebißdegeneration

Schädigung der endokrinen Organe

- Schädigung von Zirbeldrüse, Schilddrüse, Nebennieren, Hoden und Eierstöcken
- Vielfältige Störung des Hormonhaushalts
- Schädigung der Rezeptoren

Genschäden, epigenetisch bedingte Defekte

Krebserkrankungen

Leberschäden

Nierenschäden

Schädigung von Gehirn und Nervensystem

- Störung der Hirnentwicklung, Intelligenzminderung
- Hirnschäden, Demenz, Alzheimer, Parkinson
- Schädigung des peripheren Nervensystems
- Neuromuskuläre Störungen, Mißempfindungen, Lähmung, Schüttelkrämpfe
- Nervosität, Schwindelgefühl, Benommenheit
- Gleichgewichtsstörung, Sehstörungen
- Abnahme des Konzentrations- und Denkvermögens
- Depressionen, seelische Störungen, Mißstimmung
- Reizbarkeit, Aggressivität, Verhaltensstörungen

Schädigung des Immunsystems

- Abwehrschwäche, Infektanfälligkeit
- Allergische Reaktionen
- Autoimmunerkrankungen

Geschlechtsorgane

- Schädigung von Hoden und Eierstöcken, Entzündung der Vagina
- Unfruchtbarkeit bei Mann und Frau
- Erhöhtes Risiko für Fehl- und Totgeburten
- Schädigung der Erbsubstanz

Blockade von Enzymsystemen

- Hemmung von Entgiftungssystemen
- Anreicherung von Stoffwechsel- und Umweltgiften, auch dadurch degenerative Schädigung der Gewebe und Organe

Typische Beschwerden und Folgeerkrankungen bei akuter und chronischer Fluoridvergiftung (Fortsetzung).

Kapitel 2

Aufnahme, Ausscheidung und Anreicherung von Fluor im Körper

Das Studium der Naturwissenschaften
lehrt uns zu zweifeln und alles in Frage zu stellen.
RICHARD FEYNMAN

Fluorbelastung über die Luft

Für den größten Teil der Bevölkerung ist die Fluorbelastung über die Atemluft vernachlässigbar gering. In der Nähe von fluoremittierenden Chemiefabriken, von Hütten- und Stahlwerken kann die Belastung allerdings erheblich sein, aber auch die Anwohner atmen eher selten mehr als ein Milligramm an Fluorverbindungen täglich ein.

Arbeiter, die beim Abbau von Flußspat und anderen fluorhaltigen Gesteinen, in Hütten- und Stahlwerken ungeschützt Fluorverbindungen und fluorhaltigen Staub einatmen, sind starken Belastungen ausgesetzt. Sie erleiden binnen weniger Jahre unheilbare und schwere degenerative Erkrankungen, sind bald darauf arbeitsunfähig, werden hinfällig und sterben vorzeitig.[1]

Der durchschnittliche Fluorgehalt des Meerwassers liegt bei etwa 1,2 mg/l. Fluor ist im Wasser überwiegend als Fluorid (F^-) gelöst, kommt jedoch auch als HF, HF_2^- sowie als MgF^+-Ion vor.

Regenwasser ist verdampftes Wasser und damit frei von Fluor, außer wenn der Regen die Abgase von Hüttenwerken aus der Atmosphäre wäscht.

Da Flüsse überwiegend durch Niederschläge sowie fluoridarmes Grundwasser gespeist werden, enthält Flußwasser meist weniger als 0,1 mg/l, sofern nicht fluoridhaltiges Abwasser von Fabriken eingeleitet wird.

Bei Brunnenwasser hängt der Fluoridgehalt vom Fluorgehalt und der Fluorlöslichkeit des wasserführenden Gesteins sowie der Bodenbeschaffenheit ab. Da in Deutschland fluorreiche Gesteine selten sind, liegt die Fluoridkonzentration von Grund- und Leitungswasser oft bei etwa 0,1 mg/l. In Gebieten mit fluorhaltigem Gestein kann der Gehalt deutlich höher ausfallen. Bei Vulkangestein werden oft Werte von 1 bis 5 mg/l erreicht, in Einzelfällen sogar bis zu 40 mg/l.

Bei der Trinkwasser-Fluoridierung wurde anfangs eine Fluoridkonzentration von 1,0 bis 1,5 mg/l angestrebt. Aufgrund der Häufung von Schäden durch Zahnfluorose mußte der Richtwert ab 1962 auf 0,8 bis 1,2 mg/l herabgesetzt werden. Das ist allerdings immer noch viel zu viel. Denn der kritische Schwellwert für Zahnfluorose liegt bei einem Fluoridgehalt von 0,4 bis 0,8 mg/l. Und selbst bei geringeren Belastungen kann die Zahnentwicklung gestört werden, so daß der Zahnschmelz ein erhöhtes Porenvolumen aufweist, ein Schaden, der nicht mit bloßem Auge sichtbar ist.

Durch Fehldosierung und Havarie im Wasserwerk kann es zu stark erhöhter Fluoridkonzentration im Leitungswasser kommen. Mitunter wurden die Bewohner ganzer Städte tagelang mit 50 mg/l und mehr vergiftet, bis die Öffentlichkeit endlich informiert wurde. Massenvergiftungen waren die Folge, zum Teil mit Todesfällen und schweren Schäden (ausführlich darüber ab Seite 234).[2]

Die Trinkwasser-Verordnung schreibt in Deutschland einen Fluorid-Grenzwert von 1,5 mg/l vor. EU-Behörden und Weltgesundheitsorganisation haben sich auf den gleichen Grenzwert geeinigt. Mehr Fluorid darf im Leitungswasser nicht enthalten sein.

Dieser Grenzwert liegt aber deutlich über der langfristig kritischen Schwelle für Zahnfluorose (0,4 bis 0,8 mg/l). Hirnschädigung bei Embryos und Kleinkindern ist bei weitaus niedrigeren Belastungen möglich. Für Nierenkranke gibt es keine unbedenkliche Dosis. Die Trinkwasser-Verordnung erlaubt also die Fluorid-Vergiftung. Dabei sollte der Grenzwert unter der (bekannten) toxischen Schwelle einschließlich eines Sicherheitsfaktors für unbekannte Risiken festgesetzt werden.

Die effektive Belastung ist nicht nur von der Fluoridkonzentration des Trinkwassers abhängig, sondern auch vom Kalzium- und Magnesiumgehalt. Kalzium- und Magnesium-Ionen verbinden sich relativ fest mit Fluorid, wodurch weniger freie Fluorid-Ionen verfügbar sind und aufgenommen werden.

Leitungswasser, das mit äußerst giftigen Silicofluoriden versetzt wird, das zudem noch Arsen, Blei, Kadmium, Quecksilber und Uran als Verunreinigung enthält, gilt als tausendfach giftiger als Mineralwasser mit gleichem Fluorgehalt (Seite 237). Es ist auch wesentlich giftiger als Wasser, dem pharmazeutisch reines Natriumfluorid zugefügt wurde. Die Giftigkeit fluoridhaltigen Wassers wird also neben dem Fluoridgehalt durch viele weitere Faktoren bestimmt.

Anzustreben ist die Minimierung der Fluoridbelastung. Der Fluoridgehalt des Trinkwassers sollte unter 0,1 mg/l liegen. Bei über 0,2 mg/l sollte die Bevölkerung auf die Fluoridbelastung hingewiesen und über die damit verbundenen Risiken aufgeklärt werden.

Säuglinge und Kleinkinder sollten niemals fluoridhaltiges Wasser trinken. Über Babynahrung, angerührt mit fluoridiertem Wasser, werden auf diesem Wege durchschnittlich 0,086 mg Fluorid pro Tag und Kilogramm Körpergewicht zugeführt, während es bei Erwachsenen meist nur ein Drittel davon ist (0,03 mg F/kg).[3] Obendrein sind Säuglinge und Kleinkinder besonders gefährdet. Man denke nur an die Intelligenzminderung aufgrund fluorbedingter Störung der Hirnentwicklung.

Leitungswasser kann mit Hilfe von Dampfdestillation und Umkehr-Osmose wirksam gereinigt werden, was auch im Hinblick auf andere Schadstoffe im Trinkwasser zu empfehlen ist. Umkehr-Osmose-Geräte entfernen 87 bis 93 Prozent der Fluoride, so daß die Fluoridkonzentration um etwa eine Zehnerpotenz gesenkt wird. Bei hoher Fluoridkonzentration von über 1 mg/l schädigt allerdings das reaktive Fluorid die Umkehr-Osmose-Membran, so daß diese öfter zu wechseln ist als vom Hersteller empfohlen (also nicht erst nach drei bis fünf Jahren, sondern bereits nach sechs bis zwölf Monaten).

Mineralarmes Wasser in Flaschen enthält meist 0,01 bis 0,2 mg Fluorid pro Liter, Mineralwasser aber oft 0,5 bis

4,0 mg/l. Schon allein aus diesem Grunde sollte Mineralwasser gemieden werden. Einige „Heilwässer“ bringen es sogar auf bis zu 19 mg/l – eine Konzentration, die bei Trinkwasser langfristig tödlich wirkt.

Der Fluoridgehalt von Mineralwasser muß auf Flaschenetiketten nicht aufgeführt werden, wenn er unter 1,5 mg/l liegt. Bei höheren Werten ist der Fluoridgehalt anzugeben und mit dem Warnhinweis zu versehen: „Enthält mehr als 1,5 mg/l Fluorid: Für Säuglinge und Kinder unter 7 Jahren nicht zum regelmäßigen Verzehr geeignet.“ – Erwachsene sollten solches Wasser aber auch nicht trinken.

Seit 2008 darf Mineralwasser nicht mehr als 5,0 mg/l enthalten. Mineralwasser mit mehr als 1,0 mg/l darf als fluoridhaltig gekennzeichnet werden. Diese gesetzliche Regelung ist dem Irrtum geschuldet, in Fluorid ein für die Kariesverhütung notwendiges Element zu sehen und diese Bezeichnung als Verkaufsargument zu erlauben. Doch das Gegenteil ist richtig: Fluoride sind nicht essentiell, sondern hochgiftig. Deshalb sollte der Fluoridgehalt im Trinkwasser so gering wie möglich sein. Da der Fluoridgehalt bei Flaschenwasser in den meisten Fällen nicht ausgewiesen werden muß, sollte man sich darüber informieren und ein Wasser mit geringer Fluorbelastung wählen.

Am günstigsten ist jedoch die Wasseraufbereitung mittels Umkehr-Osmose. Bei geringem Trinkwasserkonsum im Einpersonenhaushalt kann auch die Dampfdestillation trotz der hohen Stromkosten vorteilhaft sein.

Der Fluorgehalt der Nahrung

Der Fluorgehalt der Nahrung ist abhängig vom Fluorgehalt des Bodens, auf dem die Pflanzen angebaut werden und die Tiere weiden. Normale lufttrockene Böden enthalten 10 bis 1000 Milligramm Fluor pro Kilogramm, wovon der größte Teil an Silikat- und Phosphatmineralien gebunden und somit wasserunlöslich ist. Der wasserlösliche und damit pflanzenverfügbare Anteil beträgt nur etwa 0,3 bis 0,5 mg/kg. Die lösliche Fluormenge im Boden kann sich durch Fluoreintrag aus der Luft erheblich erhöhen, ebenso durch Bewässerung mit fluoridhaltigem Wasser sowie durch Phosphatdünger.

Die jährliche Fluorbelastung der Böden über die Luft beträgt durchschnittlich 0,3 bis 1,5 Kilogramm pro Hektar, mitunter auch 3 kg/ha. In der Nähe von fluoremittierenden Stahl- und Aluminiumhütten können 20 kg/ha und mehr erreicht werden.[4] Das führt im Laufe der Jahre dazu, daß in der Umgebung von Hüttenwerken die Konzentration an pflanzenverfügbarem Fluor im Boden auf bis zu 100 mg/kg ansteigt, also auf das Zwei- bis Dreihundertfache des Normalwertes. Ein niedriger Boden-pH-Wert infolge sauren Regens erhöht die pflanzenverfügbare Fluormenge.

Der Fluorgehalt von Phosphatdünger ist bei Verwendung von Rohphosphat hoch und beträgt meist 15 bis 25 Gramm pro Kilogramm Dünger, mitunter sogar 40 Gramm. Bei Ausbringung von 100 Kilogramm Phosphatdünger pro Hektar gelangen damit weitere 1,5 bis 2,5 Kilogramm an pflanzenverfügbarem Fluor pro Jahr zusätzlich in den Boden, bei stärkerer Düngung entsprechend mehr. Die Hochertragslandwirtschaft trägt damit mehr zur flächendeckenden Fluorbelastung der Böden bei als die gesamte Industrie.

Abhilfe verspricht die Verwendung fluorarmer Phosphatdünger. Am besten ist kontrolliert biologischer Anbau, bei dem die Verwendung von Phosphatdünger verboten ist.

Fluorhaltige Pestizide und Herbizide können die Belastung der Böden und der Nahrung ebenfalls erhöhen. In den USA sind für dreißig verschiedene Gemüse und Früchte Pestizidrückstände mit bis zu 7 ppm Fluor zulässig (700 µg/100 g, also das Zehn- bis Hundertfache des natürlichen Fluorgehalts), für Kartoffeln immerhin bis zu 2 ppm. Die Interessengruppen üben Druck auf die Zulassungsbehörden in den USA aus, um diese ohnehin hohen Grenzwerte noch weiter zu erhöhen, damit der Verkauf von Pestiziden ungehemmt erfolgen kann.

Beträchtlich ist auch die Belastung der Böden bei Bewässerung mit fluoridhaltigem Leitungs- oder Brunnenwasser, besonders in heißen und trockenen Regionen mit hohem Bewässerungsbedarf. In Deutschland besteht dieses Problem allerdings nicht, weil das Wasser meist fluoridarm ist und nur selten bewässert werden muß. – In trocken-heißen Gebieten ist ein Bewässerungsbedarf von 5 000 m^3/ha üblich. Bei einer Fluoridkonzentration des Wassers von 1 mg/l werden dadurch jährlich immerhin 5 Kilogramm zusätzliches Fluor ausgebracht.

Die Auswaschung des Fluors aus den Böden ins Grundwasser hängt von der Bodenbeschaffenheit sowie der Niederschlagsmenge ab. In der Literatur wird die jährliche Auswaschung mit 0,02 bis 0,4 kg/ha angegeben, nur ein Fünfzigstel oder Hundertstel dessen, was allein über Phosphatdünger eingetragen wird. Demzufolge reichert sich Fluor im Boden immer weiter an und der Fluorgehalt der Nahrungs- und Futterpflanzen nimmt zu.

Bei hohem Fluorgehalt werden außerdem die Bodenorganismen in ihrer Aktivität gehemmt: Der Abbau der organischen Substanz, die Stickstoffbindung im Boden, die Auflösung des Gesteins und die Mineralstoffanreicherung des Bodens verlangsamen sich.[5] Dies geht zu Lasten der Bodenfruchtbarkeit.

Für Pflanzen ist Fluor ebenfalls toxisch und die Belastung kann in der Landwirtschaft zu beträchtlichen Ernteeinbußen führen. Während bei Ozon und Schwefeldioxid die toxische Schwelle für Pflanzen 0,05 mg/kg beträgt, liegt sie bei Fluorwasserstoff wesentlich tiefer, nämlich bei 0,001 mg/kg.[6]

Pflanzen nehmen gasförmigen Fluorwasserstoff auch direkt über die Blätter auf. Dies führt zur Verringerung der Photosyntheserate, zu Wachstumsstörung, Verfärbung und zum Absterben der Blätter.

Löslichkeit und Pflanzenverfügbarkeit von Fluor werden wesentlich durch die Bodenbeschaffenheit bestimmt, sie sind bei sandigen Böden hoch, bei Tonböden niedrig.

Fluoride bilden in tonigen und lehmigen Böden mit Aluminium und Schwermetallen lösliche Komplexe. Dadurch werden Schwermetalle in fluorbelasteten Böden vermehrt mobilisiert und die Belastung der Nahrungspflanzen nimmt zu. Fluorverbindungen und Schwermetalle verstärken sich in ihrer Giftwirkung.[7]

Der Fluorgehalt der Nahrung ist somit vor allem vom Boden abhängig. Vorteilhaft ist es, seine Nahrungsmittel aus kontrolliert biologischem Anbau zu beziehen (kein Fluoreintrag durch Phosphatdünger, Herbizide und Pestizide, allerdings können Altlasten infolge früherer Phosphatdüngung bestehen). Vorsichtig sollte man in Trockenregionen sein, wo fluoridhaltiges Wasser zur Bewässerung genutzt wird. Auch die Bestellung eines Obst- und Gemüsegartens in der Nähe von fluoremittierenden Chemiefabriken, Hütten- oder Stahlwerken ist nicht zu empfehlen.

Hoch ist der Fluorgehalt in Meeresfisch (Filet im Durchschnitt 4 bis 14 mg pro Kilogramm Frischgewicht), wobei mit erhöhten Werten bei großen Raubfischen an der Spitze der Nahrungspyramide zu rechnen ist. In der Fischhaut sind 15 bis 150 mg F/kg zu verzeichnen, in Schuppen 250 bis 750 mg/kg, in Knochen und Gräten 500 bis 1400 mg/kg, da Fluor besonders in den kalziumreichen Geweben angereichert wird. Getrocknetes Fischmehl bringt es auf 250 bis 1370 mg/kg und trockner Krill (garnelenartige Krebstiere) auf 970 bis 1500 mg/kg.[8]

Bei Fleisch ist der Fluorgehalt von dem des Bodens abhängig, auf dem die Tiere weiden oder die Futterkulturen angebaut werden. Bei erhöhter Belastung des Futters reichert sich Fluor auch im Fleisch der Tiere an. Durch Verfütterung von Fischmehl und phosphathaltigen Mineralstoffpräparaten, die in der Regel mit recht viel Fluor verunreinigt sind, erhöht sich gleichfalls die Belastung von Fleisch und Eiern.

Bei Verwendung fluoridhaltiger Salze können beträchtliche Mengen an Fluor aufgenommen werden, wie auf den folgenden Seiten gezeigt wird. Das gilt für Brot und Backwaren (besonders für Salzgebäck), für Käse und Wurst, Würzsoßen, Senf, Ketchup und dergleichen, für Konservennahrung und Speisen in Kantinen, Imbißstuben und Restaurants.

In Ländern mit Trinkwasser-Fluoridierung erhöht sich die Fluorbelastung erheblich, weil fluoridhaltiges Wasser zum Kochen verwendet wird, was besonders bei Suppen entsprechend der verwendeten Wassermenge zu Buche schlägt.

Aber auch die Teigzubereitung für Brot, Pizza und Kuchen erfordert Wasser. Ebenso wird vielen Konserven Wasser zugesetzt.

Außerdem reagiert das im Wasser befindliche Fluorid beim Kochen und reichert sich in der Nahrung an. Durch Verdampfen steigt die Fluoridkonzentration des verbleibenden Kochwassers. Auch können Fluoride mit der Metalloberfläche des Kochtopfes reagieren, so daß je nach Legierung Aluminium- und Eisen-Ionen herausgelöst werden, die das Kochwasser und die gekochte Nahrung zusätzlich belasten.

Dieses Problem besteht auch, wenn in Konservenfabriken fluoridhaltiges Wasser verwendet wird: Fluoride lösen Metall-Ionen aus der Konservendose. Eine besondere Gefahr geht von Aluminiumdosen aus, die mit fluoridhaltigem Bier, Cola oder Limonade abgefüllt wurden.

Der Fluoridgehalt von Kaffee, Tee, Cola, rückverdünnten Säften oder Bier richtet sich nach dem des verwendeten Wassers. In Ländern mit Trinkwasser-Fluoridierung werden also auch über Getränke beträchtliche Fluoridmengen aufgenommen. In Deutschland besteht diese Gefahr glücklicherweise nur in Ausnahmefällen. In den USA, wo die Trinkwasser-Fluoridierung immer noch verbreitet ist, enthält Bier je nach verwendetem Wasser meist 0 bis 0,5 mg Fluorid pro Liter, Limonade und Cola 0,15 bis 1,3 mg/l.

Der Fluoridgehalt in Säften richtet sich nach dem der ausgepreßten Gemüse und Früchte. Wird Fruchtsaftkonzentrat mit Wasser verdünnt, kommen die im Wasser enthaltenen Fluoride hinzu. Unverdünnter Fruchtsaft hat meist nur 0,1 bis 0,2 mg F/l, mit fluoridhaltigem Wasser verdünnte Säfte können jedoch 0,5 bis 2,5 mg/l erreichen (Durchschnitt in den USA etwa 0,8 mg/l, weil dort häufig fluoridiertes Wasser verwendet wird), in einigen Fällen wurden sogar bis zu 6,8 mg/l festgestellt, was bei regelmäßigem Konsum zur Fluoridvergiftung führt.[9] – In Locust (USA) erlitten einmal zweihundert Schulkinder eine schwere akute Fluoridvergiftung durch Orangensaft, der mit Wasser verdünnt war, das 275 mg Fluorid pro Liter enthielt![10]

Der Fluorgehalt von schwarzem und grünem Tee ist hoch, weil Teepflanzen Fluor in den Blättern anreichern: Je nach Dauer und Stärke des Aufgusses werden 1,0 bis 3,5 mg/l erreicht. Hinzu kommt das Fluorid im Wasser. Regelmäßiger Teekonsum erhöht also erheblich die Fluorbelastung.[11]

Auch die Teesorte hat Einfluß: Sie liegt bei getrocknetem schwarzen Tee zwischen 11 und 600 mg/kg (junge Blätter enthalten weniger Fluor). Der Mittelwert beträgt 400 mg/kg. Bei anderen Pflanzen, die kein Fluor akkumulieren, sind es nur 1 bis 5 Milligramm Fluor pro Kilogramm Trockenmasse. In China ist Fluorose (Erkrankung aufgrund hoher Fluorbelastung) vermehrt in Gebieten zu verzeichnen, wo viel Tee getrunken wird.

Phosphatsalze sind oft mit Fluor verunreinigt.[12] Sie werden als Stabilisatoren und Geschmacksverstärker Schmelzkäse, Wurst und Fleischwaren zugesetzt, ebenso Kondensmilch, Speiseeis, Fastfood- und Fertignahrungsmitteln. Auch Colagetränke enthalten oft viel Phosphorsäure.

Fluor in Wasser und Getränken wird in der Regel zu über 90 Prozent aufgenommen, das in der Nahrung zu etwa 60 bis 80 Prozent.

Die geringe Fluorbelastung der Muttermilch

In Muttermilch ist nur sehr wenig Fluorid enthalten, meist zwischen 0,004 bis 0,040 mg/l. Selbst wenn die stillende Mutter fluoridhaltiges Wasser trinkt und die Fluoridkonzentration im Blut ansteigt, verändert sich der Fluoridgehalt ihrer Milch kaum. Dadurch wird das gestillte Kind vor hohen Belastungen geschützt. Das ist besonders wichtig, weil das sich entwickelnde Gehirn des Kindes äußerst empfindlich ist. Schon geringe Fluoridbelastungen können die spätere Intelligenz irreversibel vermindern. Also allein aus diesem Grunde ist das Stillen ratsam. Natürlich sollte die Mutter ihre Fluoraufnahme minimieren.

Muß Fertignahrung fürs Baby zubereitet werden, sollte nur reines Wasser mit einer geringen Fluoridkonzentration von deutlich unter 0,1 mg/l verwendet werden. Der gesetzliche Grenzwert für Babywasser liegt zwar bei 0,7 mg/l, aber das ist viel zu viel: Es ist das Hundertfache der durchschnittlichen Fluoridkonzentration der Muttermilch.[13]

Der Fluorgehalt des Salzes

Die Fluorzufuhr über die Nahrung wird wesentlich durch Art und Menge des zugefügten Salzes bestimmt. Natrium- und Kaliumfluorid, die dem Kochsalz (Natriumchlorid) zugesetzt werden und auch in Kristall- und Meersalz enthalten sind, sind leicht löslich und werden nahezu vollständig über den Darm aufgenommen.

Bei fluoridiertem Salz liegt der Fluoridgehalt bei 0,25 mg/g (0,212 bis 0,288 mg/g), mitunter kann Fluorid

	Meersalz	*Kristallsalz*	*Fluorsalz*
Fluorgehalt:	0,035 mg/g	0,23 mg/g	0,25 mg/g
tägl. Salzkonsum	Fluorzufuhr pro Tag [in mg]		
6 g	0,21	1,38	1,50
10 g	0,35	2,30	2,50
12 g	0,42	2,76	3,00
15 g	0,53	3,45	3,75
20 g	0,70	4,60	5,00

Tägliche Fluorzufuhr [in mg] über Meersalz, Kristallsalz oder fluoridiertes Salz in Abhängigkeit vom Salzkonsum.

auch überdosiert sein.[14] Der Fluoridgehalt des Meersalzes beträgt etwa 0,035 bis 0,037 mg/g. Kristallsalz aus dem Himalaja enthält 0,23 mg/g, wobei das Fluorid ebenfalls überwiegend an Natrium gebunden ist.[15] Das vermeintlich gesunde Kristallsalz ist damit ebenso stark belastet wie fluoridiertes Salz.

Mit gutbürgerlicher Kost werden im Durchschnitt 10 bis 15 Gramm Salz täglich konsumiert. Empfohlen wird, den Salzkonsum auf höchstens 6 Gramm zu beschränken. Die Tabelle zeigt, in welch hohem Maße der Salzkonsum die Fluoridzufuhr erhöht. Die Verwendung fluoridierten Salzes oder Kristallsalzes führt bei durchschnittlichem Salzkonsum zu einer ähnlich hohen Zufuhr wie das Trinken fluoridierten Leitungswassers, nämlich von 2 bis 4 Milligramm Fluorid täglich.

Selbst bei Verwendung des relativ fluoridarmen Meersalzes summiert sich die alltägliche Belastung über die Jahre.

Bei durchschnittlichem Salzkonsum und einer Fluoridausscheidung über die Nieren von 50 Prozent wären das bei Meersalz immerhin 60 bis 100 mg Fluor pro Jahr, die zusätzlich in den Geweben und Organen angereichert werden, eine unnötige Belastung, die mit zunehmendem Lebensalter zu Schäden führt und besser vermieden werden sollte.

Der Verzehr gesalzener Speisen erzeugt außerdem Durst. Wird dieser mit fluoridhaltigem Wasser gelöscht, erhöht sich die Fluorbelastung zusätzlich.

Auch der Konsum von Kristallsalz trägt in ebenso hohem Maße wie fluoridiertes Kochsalz zur Fluorbelastung bei.

Es wird sogar empfohlen, Kristallsalz in einer Sole aufzulösen, davon einen Löffel zu nehmen, in einem Glas Wasser zu verdünnen und zu trinken, womit zusätzlich immerhin 0,3 bis 0,4 Milligramm Fluorid (1,5 bis 2,0 mg/l) aufgenommen werden.[16]

Angereicherte Nahrungsmittel

Ergänzend zur Fluoridierung von Trinkwasser und Salz wurde mitunter auch die Anreicherung von Nahrungsmitteln betrieben, so zum Beispiel einige Zeit in England, wo Milch mit Natriumfluorid versetzt und Schulkindern davon täglich ein Glas (ca. 0,2 Liter bei einem Fluoridgehalt von 5 mg/l) zu trinken gegeben wurde.

Gelatine im Rohzustand kann ebenfalls Fluor enthalten. Zur Herstellung werden bindegewebshaltige Schlachtabfälle verwendet (meist Schweineschwarten, aber auch Knochen und Häute), wo sich Fluorverbindungen im Laufe des Tierlebens angereichert haben. Zum Teil werden auch Fischhäute und Fischgräten zur Gelatineherstellung verwendet, die meist reich an Fluor sind.

Wird bei der Herstellung der Gelatine die Hydrolyse zur Aufspaltung der Kollagenketten mittels Fluorchemikalien betrieben, so kommen deren Rückstände noch hinzu. Die Rohgelatine wird jedoch üblicherweise noch gereinigt und mittels Ionenaustauscher von Mineralstoffen und damit auch von Fluor befreit.

Da Begasungsmittel für die Nahrungsindustrie zum Teil Fluorchemikalien enthalten, kann daraus ebenfalls eine Belastung erwachsen.

Bei einigen indischen Gewürzmischungen wird Gesteinsmehl von fluorhaltigen Mineralien verwendet, was in Indien mitunter zu erheblichen Belastungen führt. In China wird zum Räuchern in einigen Regionen fluorhaltige Kohle verwendet, so daß die Räucherware stark belastet ist.

Fluorchemikalien werden in hoher Konzentration Zahnpasta, Mundspüllösungen und anderen Dentalpräparaten zugesetzt. Die Belastung bei Verwendung solcher Produkte kann erheblich sein, auch wenn sie größtenteils wieder ausgespuckt werden (Kapitel 15, ab Seite 218).

Bei Verschlucken größerer Mengen fluoridhaltiger Mundspüllösung sind schon akute Vergiftungen mit Todesfolge vorgekommen.

Wie Teesträucher akkumulieren auch Tabakpflanzen viel Fluor, dessen Konzentration im Trockenzustand bei 35 bis 640 mg/kg liegt.[17] Das sind immerhin etwa 1 bis 5 mg pro Schachtel Zigaretten. Davon wird ein beträchtlicher Teil als ionisiertes Fluorid und Fluorwasserstoff (HF und HF^-) eingeatmet – äußerst aggressive und gesundheitsschädliche Verbindungen, welche die Schleimhäute der Atmungsorgane bei jeder Inhalation angreifen und zum Teil auch ins Blut gelangen. Beim Rauchen einer Zigarette soll das Brennen im Hals maßgeblich vom Fluorgehalt des Tabaks abhängig sein. Zudem enthält Tabakrauch viele weitere giftige Verbindungen und schwächt die Entgiftungssysteme des Körpers, was schließlich auch zu Lasten der Fluorausscheidung geht.

Noch unerforscht ist, inwieweit Fluoride beim Baden in fluoridhaltigem Wasser über die Haut aufgenommen werden.[18]

Fluorverbindungen werden manchen Arzneimitteln zugesetzt und sollen die Wirkstoffe verstärken. Sie werden in über sechzig Psychopharmaka zur Behandlung von Angstzuständen, Depressionen und Psychosen verwendet, obwohl Fluorvergiftung zu derartigen Störungen führt. Auch in manchen Antibiotika, Beruhigungsmitteln, Antiepileptika und Anästhetika sind Fluorverbindungen enthalten. Gegen Osteoporose wird mitunter immer noch Natriumfluorid verschrieben. In einigen homöopathischen Arzneimitteln wurden schon Fluoride in hoher Konzentration als Verunreinigung entdeckt. Die Synthese der Cholesterinsenker Atorvastatin und Fluvastatin erfordert Fluorverbindungen. Es gibt also viele weitere verborgene Fluorquellen.[19]

Die tägliche Fluoridaufnahme

Die tägliche Fluorbelastung setzt sich aus folgenden Quellen zusammen:

- *Trinkwasser* (in Deutschland meist 0,1 mg/l, selten über 0,2 mg/l). Wasser wird nicht nur getrunken, sondern auch zur Zubereitung von Speisen verwendet. Die Fluoridaufnahme über das Trinkwasser beläuft sich hierzulande meist auf 0,2 bis 1,0 mg, bei fluoridiertem Wasser auf 3 bis 5 mg täglich, bei höherem Wasserverbrauch oder Verwendung fluoridreichen Mineralwassers auch mehr. Bei Verwendung von Trinkwasser, das mittels Umkehr-Osmose oder Dampfdestillation gereinigt wurde, ist die Fluoridbelastung vernachlässigbar gering (sie liegt dann meist unter 0,01 mg/l).
  Bei Teekonsum erhöht sich die Fluoridbelastung um 0,2 bis 0,7 mg pro Tasse! Teetrinker kommen also schnell auf einige zusätzliche Milligramm am Tag.
- *Nahrung.* Da Fluor in geringer Konzentration allgegenwärtig ist und auch in den Böden vorkommt, werden mit der Nahrung (ohne Fisch und Salz) unvermeidlich 0,5 bis 2,0 mg Fluor pro Tag zugeführt. Durch Phosphatdüngung erhöht sich die Belastung, ebenso durch Phosphatzusätze in der Nahrungsmittelindustrie.
  Mit einer Fischmahlzeit (4 bis 14 mg/kg Fisch) kommt man schnell zusätzlich auf 0,5 bis 1,5 mg Fluor.
- *Salz.* Je nach Art und Menge des verwendeten Salzes werden auf diesem Wege etwa 1 bis 5 mg Fluorid pro Tag zugeführt. Bei Salzverzicht oder Verwendung reinen Natriumchlorids entfällt diese Komponente der Fluorbelastung.

- *Luft.* Die Aufnahme von Fluorverbindungen über die Atemluft ist gering und meist ohne Einfluß auf die Gesamtbelastung.[20] Der Fluorgehalt der Luft liegt in ländlichen Gebieten bei 0,01 bis 0,5 µg/m³, in Stadtgebieten bei 0,8 bis 5 µg/m³ und in Industriegebieten bei bis zu 15 µg/m³. In der Nähe von fluoremittierenden Werken werden 10 bis 100 µg/m³ erreicht.[21] Auch Raucher atmen vermehrt Fluorverbindungen ein.
- *Zahnpasta* enthält meist 1 mg Fluorid pro Gramm. Im Durchschnitt werden täglich 0,25 bis 0,75 mg Fluorid durch Verschlucken und über die Mundschleimhäute aufgenommen (in Einzelfällen auch mehr als 2 mg).[22] Kinder verschlucken oft recht viel Zahnpasta (im Schnitt etwa ein Viertel).[23] Deswegen ist der Fluoridgehalt in Kinderzahnpasta reduziert. Dennoch nehmen Kinder allein über die Zahnpasta mitunter mehr Fluoride auf als über alle anderen Quellen zusammen.
- *Fluoridspülung des Mundes:* 2,5 bis 10 mg Fluorid je Anwendung. Der größte Teil davon wird wieder ausgespuckt.
- *Gel.* Anwendung einmal wöchentlich: 40 bis 60 mg pro Anwendung. Ein Großteil wird wieder ausgespuckt.
- *Fluoridtabletten.* 0,25 bis 1,0 mg je Tablette.

Bei Vermeidung aller unnötigen Fluoridquellen verbleibt jene Menge, die in der Nahrung unvermeidlich enthalten ist, also täglich etwa 0,5 bis 2,0 mg. Davon werden 60 bis 80 Prozent aufgenommen. Bei Nahrungsmitteln aus kontrolliert biologischem Anbau ist die Belastung geringer (keine fluorhaltigen Phosphatdünger, Pestizide und Herbizide). Eine Vitamin-C- und mineralstoffreiche Obst- und Gemüsekost hilft dabei, weniger Fluorid aufzunehmen und besser über die Nieren auszuscheiden.

Bei der üblichen Belastung werden allein über Nahrung, Salz und fluoridhaltige Dentalprodukte leicht 5 mg Fluorid und mehr pro Tag aufgenommen. Hinzu kommt das Fluorid im Trinkwasser (auch Mineralwasser enthält oft beachtliche Mengen), durch Tee und Tabakrauch. Wenn auf diese Weise 5 bis 10 mg Fluorid täglich zugeführt werden, so ist die allmähliche Entstehung fluorbedingter degenerativer Erkrankungen nur eine Frage der Zeit.

Die Ausscheidung von Fluorid

Die Schadwirkung von Fluorid wird dadurch bestimmt, wie viel ausgeschieden wird und wie viel sich im Organismus anreichert. Mit zunehmender Fluorkonzentration in den Geweben kommt es zu degenerativen Veränderungen und Erkrankungen.

Je schlechter die Filterkapazität der Nieren, desto weniger Fluorid wird ausgeschieden und desto schneller erfolgt dessen Anreicherung in den Geweben. Auch im Nierengewebe selbst sammeln sich Fluoride an und senken die Filterleistung. Dadurch geht die Fluoridausscheidung zurück und die Anreicherung erfolgt noch schneller. Die Gewebe werden noch stärker belastet und kritische Konzentrationen, die zu Gewebeschäden führen, werden früher erreicht. So entwickelt sich ein Teufelskreis: Eine hohe Fluoridbelastung schädigt die Nieren, so daß immer weniger ausgeschieden wird und daraufhin läßt die Filterleistung der Nieren noch mehr nach. – Um die Nieren auch im Alter funktionstüchtig zu erhalten, muß die Fluoridaufnahme von Kindheit an minimiert werden.

Bilanzuntersuchungen zufolge akkumulieren Säuglinge und Kleinkinder 50 bis 90 Prozent des aufgenommenen löslichen Fluorids, Erwachsene nur etwa 10 Prozent.[24] Säuglinge und Kleinkinder sind also besonders gefährdet.

Erwachsene mit gesunden Nieren können bei mineralstoff- und vitaminreicher Ernährung mit viel Obst und Gemüse sogar bis zu 99 Prozent der aufgenommenen Fluoride über den Urin ausscheiden.

Doch gewöhnlich läßt mit zunehmendem Alter die Nierenfunktion nach, so daß weniger Fluorid ausgeschieden wird, mit Eintritt ins Rentenalter oftmals nur noch die Hälfte. Bei Nierenschäden ist die Fluoridausscheidung stark beeinträchtigt und beträgt in manchen Fällen nur 10 bis 20 Prozent (in Extremfällen lediglich 3,6 Prozent). Dann wird fast das gesamte aufgenommene Fluorid im Organismus akkumuliert.[25] Deshalb sind Patienten mit Nierenschäden besonders gefährdet.

Wie ist die Fluoridausscheidung zu verbessern? Zunächst durch ausreichende Flüssigkeitsaufnahme, weil dadurch die Nierenfunktion verbessert wird. Dies gilt jedoch nur, wenn Trinkwasser und Getränke kein Fluorid enthalten (möglichst weniger als 0,1 mg/l). Über Früchte und Gemüse erfolgt ebenfalls eine reichliche Wasserzufuhr. Auch Vitamin C, über Obst und Gemüse zugeführt, verbessert die Fluoridausscheidung über die Nieren.

Die Fluoranreicherung im Organismus

Fluor ist ein Speichergift, das sich im Körper anreichert und für das es keine sichere Dosis gibt. Selbst kleinste Mengen, über Jahre und Jahrzehnte aufgenommen, können schaden.

Die Fluorkonzentration in weichen Geweben liegt bei unbelasteten Kleinkindern bei etwa 6 mg/kg, bei älteren Menschen, die ihr ganzes Leben lang Fluoride akkumuliert haben, bei einem Vielfachen davon. Die Anreicherung von Fluorid geschieht vor allem in den verkalkten Geweben von Knochen und Zähnen. Der Schwellwert für ein erhöhtes Frakturrisiko liegt bei einer Konzentration von 2 500 mg Fluor pro Kilogramm Knochen. Bei 7 000 bis 8 000 mg/kg leidet der Patient unter Skelettfluorose. Bei 10 000 mg/kg ist die Skelettfluorose mit schweren Schäden und Verkrüppelung verbunden. In Extremfällen werden in den Knochen Fluorwerte von über 20 000 mg/kg festgestellt.[26]

Bei hoher Fluoraufnahme über Jahre, zum Beispiel bei Arbeitern, die ungeschützt Aluminium schmelzen, kann die hohe Fluorkonzentration in den Knochen nach Wegfall der beruflichen Belastung auch wieder sinken. Allerdings geschieht das nur langsam über viele Jahre, da die Stoffwechselrate der Knochen gering ist. Die Halbwertszeit in den Knochen wird bei hoher Fluorbelastung mit zwanzig Jahren angegeben.[27]

In weichen Geweben wird Fluor zwar leichter mobilisiert, doch Erkrankungen infolge von Fluorvergiftung bleiben dennoch unheilbar. Die Betroffenen können bei weitgehender Reduzierung der Alltagsbelastung allenfalls leichte Besserungen erwarten. Oft ist jedoch die Alltagsbelastung zu hoch, als daß der Fluorspiegel des Blutes unter die toxi-

Organ	*Fluor* [mg/kg]	*Organ*	*Fluor* [mg/kg]
Aorta	8400	Leber	61
Augenlinse	77	Lunge	17
Fettgewebe	145	Milz	17
Gehirn	6	Niere	181
Haare	171	Nägel	186
Harnblase	185	Pankreas	8
Haut	290	Prostata	86
Herz	8	Schilddrüse	23

Fluorgehalt in Weichgeweben (bisher berichtete Höchstwerte).[28]

In der verkalkten Aorta (Hauptschlagader), wesentlich auch durch die fluorbedingte Störung des Kalziumstoffwechsels verursacht, wird vermehrt Fluor eingelagert. Das erklärt jene äußerst hohe Fluorkonzentration, die ansonsten nur in den verkalkten Geweben von Knochen und Zähnen zu erwarten ist.

Um die Werte der Tabelle einordnen zu können, sei daran erinnert, daß viele Enzyme bereits bei einer Fluorkonzentration von 0,1 mg/kg deutlich gehemmt werden. Bei Belastungen, die um Faktor 100 oder 3000 höher liegen, ist die Blockade von Enzymen und Lebensfunktionen die Folge. Die Gewebe degenerieren und die Organe verlieren ihre Funktionstüchtigkeit. Derartig hohe Belastungen sind mit dem Leben unvereinbar. Sie stammen von Toten, die an Fluorvergiftung zugrunde gegangen sind.

sche Schwelle fällt. Zudem ist bei Personen mit hoher Fluorbelastung in der Vergangenheit auch die Filterkapazität der Nieren eingeschränkt, so daß wenig Fluorid ausgeschieden wird und sich demzufolge Fluor in den Geweben anreichert.

Der Fluorgehalt des Blutes

Im Blut ist Fluor zu etwa 10 Prozent als freies Fluorid-Ion vorhanden, ansonsten bildet es mit Eisen, Kalzium, Magnesium oder Silikaten Fluorokomplex-Ionen. Da auch diese giftig wirken, sollte der Gesamtfluorgehalt des Blutes bestimmt werden und nicht nur die Fluoridkonzentration, wie es oft geschieht.[29] Um Mißverständnisse und Fehleinschätzungen zu vermeiden, ist zwischen beiden Parametern (Fluorid- und Gesamtfluorgehalt des Blutes) zu unterscheiden. Immerhin geht es dabei um eine Zehnerpotenz.

Fluorid im Blut verteilt sich zu drei Viertel auf das Plasma und zu einem Viertel auf die Erythrozyten (rote Blutkörperchen). Die übliche Plasma-Fluoridkonzentration liegt je nach Aufnahme bei 0,05 bis 0,2 mg/l, bei hoher Aufnahme über fluoridhaltiges Trinkwasser, Zahnpasta oder Mundspüllösung werden auch 0,4 mg/l und mehr erreicht (bei Erwachsenen ist dafür die Aufnahme von etwa 10 mg Fluorid pro Tag nötig).[30]

Bei Minimierung der Fluoridaufnahme liegt der Plasmaspiegel bei 0,01 bis 0,04 mg/l. Werte in dieser Größenordnung sind hinzunehmen, weil eine geringe Fluoridaufnahme über die Nahrung unvermeidlich ist. Der Verband freier Laborärzte gibt einen Zielwert von unter 0,03 mg/l an.[31]

Der Gesamtfluorspiegel im Blut liegt jedoch im Durchschnitt um Faktor 10 höher. Fluorose-Patienten (schwere chronische Fluorvergiftung) erreichen Werte um 5 mg/l (nicht zu verwechseln mit den zuvor genannten Konzentrationen freier Fluorid-Ionen im Blutplasma). Bei schwerer akuter Vergiftung liegt der Gesamtfluorspiegel meist bei über 9 mg/l, die Fluoridkonzentration bei etwa 1 mg/l.[32]

Bereits leicht erhöhte Fluoridspiegel sind gefährlich. Die Fähigkeit des Immunsystems, krankheitserregende Mikroorganismen abzutöten und mit Giftstoffen fertig zu werden, läßt mit dem Alter nach. Diese Einbuße der Abwehrkraft beträgt etwa 10 bis 20 Prozent gegenüber den besten Werten in der Jugend.[33] Ein Anstieg der Fluoridkonzentration von 0 auf 0,1 mg/l bewirkt bei weißen Blutkörperchen die Abnahme der Bewegungsgeschwindigkeit auf 79 Prozent. Also schon solch eine vermeintlich geringe Belastung vermindert die Kapazität des Immunsystem in einem Maße, wie es für ältere Menschen typisch ist (Seite 193).

Der Fluorspiegel im Blut wird nicht reguliert, sondern durch die Aufnahme in den vergangenen Stunden bestimmt. Bei Aufnahme von 2 mg gelöstem Fluorid steigt der Plasmafluoridspiegel binnen einer Stunde um ca. 0,08 mg/l und fällt im Laufe von 8 bis 10 Stunden wieder auf den Ausgangswert zurück, sofern kein weiteres Fluorid zugeführt wird.[34]

Morgens nach dem Aufstehen ist der Fluorspiegel am niedrigsten. Nach dem Zähneputzen mit fluoridhaltiger Zahnpasta steigt er an. Erhöhte Werte werden auch erreicht, wenn fluoridhaltiges Wasser, grüner oder schwarzer Tee getrunken wird, wenn Fisch oder Speisen mit fluoridhaltigem Salz gegessen werden. Ein hoher Fluorspiegel ist nach Verwendung fluoridhaltiger Dentalpräparate zu verzeichnen.

Der Bluttest ist nur eine Momentaufnahme und lediglich geeignet, die akute Belastung in den vergangenen Stunden abzuschätzen. Dabei genügt es nicht, nur die Fluoridkonzentration im Blutplasma zu bestimmen, vielmehr muß der Gesamtfluorspiegel ermittelt werden.

Chronische Vergiftungen lassen sich nur schwer rekonstruieren, weil das Belastungsprofil in der Vergangenheit unbekannt ist. Bei gleichmäßig wiederkehrenden Belastungen, etwa am Arbeitsplatz, können Blutproben an verschiedenen Tagen und zu unterschiedlichen Zeiten erhoben werden. Dadurch sind Rückschlüsse auf frühere Belastungen möglich. Ungewöhnlich hohe Belastungsspitzen in der Vergangenheit bleiben allerdings unerkannt.

Eine weitere Schwierigkeit besteht darin, daß Menschen mit schlechter Nierenfunktion einen erhöhten Fluorspiegel im Blut aufweisen, weil weniger ausgeschieden wird. Das bedeutet, daß schon leicht erhöhte Werte eine wesentlich höhere, also stark überproportionale Fluoranreicherung in den Geweben und Organen zur Folge haben.

Da bereits ein Gesamtfluorspiegel im Blut von 0,1 mg/l als kritisch zu werten ist, liegen die „Normalwerte" bei üblichen Alltagsbelastungen deutlich im chronisch-toxischen Bereich (Seite 43). Je nach Untersuchung liegen diese Werte zwischen 0,1 und 1,4 mg/l.[35] Fluorbedingte Schäden und Erkrankungen sind demnach selbst bei unterdurchschnittlichen Belastungen spätestens im Alter zu erwarten, besonders wenn die Nierenfunktion nachläßt und sich vermehrt Fluor in den Geweben anreichert.

Der Fluorgehalt des Urins

Die Erfassung des Fluorgehaltes im Blut ist nur bedingt aussagekräftig. Deshalb empfiehlt es sich, ergänzend den Urin über 24 Stunden zu sammeln und die Fluoridmenge zu bestimmen. Die Fluoridausscheidung über den Urin ist abhängig vom Plasmaspiegel, der Wassermenge, dem pH-Wert des Urins und von der Filterkapazität der Nieren. Bei Personen mit schlechter Fluoridausscheidung ist der Urintest allerdings irreführend: Es werden niedrige Werte ausgewiesen, obwohl die Fluoranreicherung im Organismus hoch ist.

Üblicherweise werden hierzulande täglich 0,3 bis 0,9 mg Fluorid mit dem Urin ausgeschieden.[36] Konsumenten von fluoridhaltigem Mineralwasser oder Tee bringen es meist auf mehr als 1 mg/24 h.

In einem Gebiet im Iran mit hoher Fluoridbelastung des Wassers und häufiger Zahnfluorose wurden Durchschnittswerte von 7,2 mg pro Liter Urin ermittelt.[37] Arbeiter in einer chinesischen Aluminiumhütte kamen auf 1,9 mg/l (Spitzenwerte 2,9 mg/l).

Die Bestimmung der Fluoridkonzentration im Urin ist jedoch besser auf Kreatinin zu beziehen, weil sonst die individuell unterschiedliche Wasserausscheidung die Ergebnisse verfälscht (pro Tag werden etwa 1 bis 1,5 Gramm Kreatinin über die Nieren eliminiert). – Dennoch bringt auch diese Bezugsgröße Ungenauigkeit. Denn Kreatinin entsteht beim Abbau des Muskelproteins Kreatin, also besonders dann, wenn Muskelzellen nach starker Anstrengung vermehrt abgebaut und durch neue Zellen ersetzt werden. Die Menge des ausgeschiedenen Kreatinins hängt somit von der

Muskelmasse der Person ab, der vollbrachten Muskelarbeit, aber auch vom Fleischverzehr. Die Kreatininausscheidung ist somit nicht konstant, sondern verändert sich mitunter beträchtlich im Laufe von Stunden und Tagen. Die Unterschiede zwischen einzelnen Menschen können gleichfalls erheblich sein.

Die Urin-Grenzwerte am Arbeitsplatz betragen 7,0 mg Fluorid pro Gramm Kreatinin nach der Exposition beziehungsweise zum Schichtende sowie 4,0 mg F/g K zu Beginn der folgenden Schicht.[38] Diese relativ hohen Grenzwerte sind zur Vermeidung akuter Vergiftungen festgesetzt. Halten derart hohe Belastungen an, entwickeln sich allmählich degenerative Schäden infolge der Fluoranreicherung in den Geweben und Organen.

Haarmineralanalyse

Der Gehalt des Haares an toxischen Elementen wie Arsen, Quecksilber und Kadmium, an Rückständen von Drogen, Tabakrauch, Pestiziden und Arzneimitteln erlaubt Rückschlüsse auf die Belastung des Blutes während der vergangenen Wochen und Monate. Vor allem akute Vergiftungen können auf diese Weise identifiziert werden. Deshalb hat sich in der Gerichtsmedizin die Haarmineralanalyse bewährt. Erhöhte chronische Belastungen sind jedoch nur schlecht auszumachen. Ein Urteil über die mengenmäßige Fluoridbelastung ist nicht möglich, nur Indizien für eine erhöhte Belastung während der letzten Wochen und Monate können über eine Haarmineralanalyse gewonnen werden.

Vor einer Untersuchung ist sicherzustellen, daß die Haare

nicht von außen durch fluorhaltige Haarfestiger, Haarfärbe- und -waschmittel belastet wurden. Sonst wird womöglich von den Haaren auf eine Fluorvergiftung des Körpers geschlossen, die nicht besteht.

Aufschlußreich ist der relative Gehalt von Molybdän und Fluor zueinander, da beide Elemente antagonistisch wirken: Bei chronischer Fluorbelastung ist der Molybdängehalt des Haares reduziert.[39]

Dennoch ist die Haarmineralanalyse unsicher und bei der Interpretation der Ergebnisse Zurückhaltung geboten. Die Analyse der Haare sollte deshalb nur ergänzend zu Blut- und Urinuntersuchungen durchgeführt werden. Da Blut- und Urintest nur Momentaufnahmen sind, hat die Haarmineralanalyse trotz ihrer Ungenauigkeit den Vorteil, daß man bei kurzen Haaren einige Wochen und bei langen Haaren einige Monate in die Vergangenheit blicken kann.

Analyse der Fluoraufnahme

Eine weitere Möglichkeit, die Fluorbelastung im Einzelfall abzuschätzen, besteht in der Abschätzung der Aufnahme über Nahrung, Getränke, Trinkwasser, Luft, Tabakrauch, Dentalprodukte und dergleichen. Diese Methode ist zeitaufwendig und erfordert viel Hintergrundwissen. Auch können leicht entscheidende Quellen übersehen werden. Allerdings werden mögliche Ursachen der Belastung erkannt und können künftig abgestellt werden. Notfalls sind Messungen zu veranlassen, zum Beispiel am Arbeitsplatz. Auf diese Weise können die Ursachen mitunter hoher Belastungen identifiziert werden.

Früherkennung erhöhter Belastungen

Mit Hilfe von Haarmineralanalyse, Blut- und Urintest können frühzeitig jene Menschen identifiziert werden, die gegenwärtig einer erhöhten Belastung ausgesetzt sind. Durch Beseitigung der Ursachen läßt sich Schlimmeres verhüten, denn fluorbedingte Erkrankungen sind unheilbar.

Chronische Fluorvergiftung ist in vielen Ländern weit verbreitet, besonders über Trinkwasser, Salz, Tee und Dentalprodukte. Weltweit sind einige Hundert Millionen Menschen in hohem Maße betroffen.

Trotz der hohen Häufigkeit wird die Vergiftung nur selten richtig diagnostiziert, weil den meisten Ärzten das Bewußtsein für die Vielfalt der Symptome und Folgeerkrankungen fehlt. Nach Professor SUSHEELA, Neu Delhi, sind selbst Fachärzte verblüfft, wenn sie auf die Zusammenhänge hingewiesen werden. Demzufolge erfahren Patienten mit beginnender Fluorose selten die richtige Betreuung, nämlich die Belastung fortan zu minimieren und die Fluoridausscheidung zu verbessern. Fehldiagnosen sind die Regel, die Ursachen bleiben unerkannt bestehen, die Fluorbelastung der Gewebe nimmt zu und die Folgeerkrankungen verschlimmern sich.

Fehldiagnosen verleiten obendrein zu Fehlbehandlungen mit schädlichen Arzneimitteln, wodurch sich der Gesundheitszustand der Betroffenen weiter verschlechtert.

- Unbehagen, Übelkeit (wie bei Grippe)
- unregelmäßiger Herzschlag, innere Unruhe
- anhaltende Müdigkeit (auch bei ausgiebigem Schlaf)
- Apathie, Erschöpfung, Mattigkeit
- hohes Schlaf- und Ruhebedürfnis
- Kopfschmerzen
- trockene Rachenschleimhäute, hoher Wasserbedarf
- häufiges Wasserlassen, Reizung des Harntraktes
- Muskelschmerzen (besonders in Rücken, Nacken, Schultern, Armen, Beinen und Kiefer)
- Gelenkschmerzen und Steifheit (wie bei Arthritis)
- Muskelschwäche
- Muskelzucken, Zittern, Krämpfe
- Mißempfindungen in Fingern und Füßen (Prickeln)
- Magen-Darm-Beschwerden (Bauchschmerzen, Durchfall, Verstopfung, Blähung, Blut im Stuhl, Druckempfindlichkeit in der Magengegend)
- Hautausschlag und Juckreiz
- punktuelle Hautverfärbungen (rosarot bis bläulich-rot), die nach 7 bis 10 Tagen langsam verschwinden
- wunde Stellen und Entzündungen der Mundschleimhäute (z. B. bei Verwendung fluoridhaltiger Mundspüllösung)
- Schüttelkrämpfe infolge einer Störung des zentralen Nervensystems
- Verlust des Scharfsinns, Konzentrationsschwäche
- Depression, Schwermut
- starke Nervosität
- Schwindelgefühl, Benommenheit
- Gleichgewichtsstörung, Neigung zum Taumeln
- Sehstörung (blinde Flecken im Sehfeld), verschwommene Bilder (möglicherweise aufgrund von Netzhautschäden)

Typische Beschwerden und Störungen bei akuter Fluoridvergiftung (nach ROHOLM sowie WALDBOTT, BURGSTAHLER, MCKINNEY).

Kapitel 3

Fluoride sind nicht lebensnotwendig

> Bislang gibt es keinen Beweis dafür,
> daß Fluor lebensnotwendig sei.
> Menschen mit Fluormangel gibt es nicht. –
> Fluor ist ein Gift!
>
> JOHN YIAMOUYIANNIS

Die Behauptung ist falsch, Fluor sei lebensnotwendig und nur in Überdosis giftig. Es konnte bislang kein Beweis erbracht werden, daß Fluoride für irgendeine Lebensfunktion erforderlich seien, weder für den Menschen, noch für Tiere oder Pflanzen. Durch Fluoridaufnahme läßt sich auch das Kariesrisiko nicht verringern. Fluor ist vielmehr hochgiftig.

Bisher wurden einige Tierversuche angestellt, um bei fluoridfreiem Futter nach Mangelerscheinungen zu suchen. Es konnten keine gefunden werden. Die Experimente waren meist so konzipiert wie die Untersuchung von RICHARD MAURER und HARRY DAY: Den Versuchstieren wurde ein extrem fluoridarmes Futter gegeben (weniger als 7 µg/kg, die Spuren an Fluorid im Futter wurden weitgehend extrahiert), wobei die eine Gruppe fluoridhaltiges Wasser erhielt

(2 mg/l), die Kontrollgruppe hingegen doppelt destilliertes, also fluoridfreies Wasser. Die Autoren zogen die Schlußfolgerung: „Unter den extrem strengen Bedingungen bei dieser Untersuchung wurde keinerlei Einfluß von Fluor auf das Wachstum und das Wohlbefinden der Ratten gefunden. Es gab noch nicht einmal irgendwelche feststellbaren größeren Schäden an den Zähnen. Deshalb ist die Schlußfolgerung gerechtfertigt, daß Fluor keinerlei Wert für die Ernährung oder die Erhaltung gesunder Zähne hat.“[1]

Ähnlich konzipierte Studien kamen zum gleichen Ergebnis, selbst wenn die Versuchstiere weniger als 5 µg Fluor pro Kilogramm Futter erhielten. Bei einer Untersuchung wurden Mäuse sogar über sechs Generationen beobachtet, ohne daß irgend ein Fluormangel hätte beobachtet werden können.[2]

Bei einigen Untersuchungen kamen Wissenschaftler zu dem Resultat, daß Fluoride essentiell seien. Doch diese Studien erwiesen sich als fehlerhaft. So wurden bei der Extraktion der Fluoride aus dem Futter auch andere Mineralstoffe und Spurenelemente entfernt. Die Mangelerscheinungen der Tiere waren nicht auf fehlendes Fluor, sondern auf fehlende essentielle Mineralstoffe und Spurenelemente zurückzuführen. Kontrolluntersuchungen mit ausreichender Zufuhr aller essentiellen Mineralstoffe haben ergeben, daß keinerlei Mangelzustände mehr festzustellen waren, wenn lediglich Fluoride fehlten.[3]

Die Akademie der Wissenschaften der USA hat demzufolge unmißverständlich festgestellt: „Es wurde im Tierversuch eindeutig bewiesen, daß Fluoride für keinerlei Lebensfunktion notwendig sind.“ *(Committee of the National Academy of Sciences, Medical Sciences National Research Council)* Es ist somit amtlich, daß Fluoride nicht als essentiell einzustufen sind, auch wenn dies hier und da immer noch behauptet wird. Weiterhin heißt es: „Die Karieshäufigkeit hängt von vielen Faktoren ab, und es gibt viele Menschen mit einem perfekten Gebiß (ohne Karies), die nur minimale Fluoridmengen aufgenommen haben.“[4]

In diesem Sinne auch eine Erklärung des *National Research Council*: „Obwohl Fluoride nicht mehr als lebensnotwendig betrachtet werden, glauben viele, daß eine erhöhte Fluoridzufuhr Schutz vor Karies verspräche.“[5]

Zusammenfassend heißt es im *U. S. Public Health Service Report* in der Publikation *Review of Fluoride Benefits and Risks* aus dem Jahre 1991: „Obwohl Fluoride in der Natur und im Körper vorkommen, gibt es keine überzeugenden Beweise dafür, daß Fluoride oder Fluorverbindungen für die menschliche Gesundheit und das Wachstum notwendig seien.“[6] Die Weltgesundheitsorganisation (WHO) hat es folgerichtig abgelehnt, Empfehlungen für den täglichen Fluoridbedarf zu geben.

Unbegründete Empfehlungen zur Fluoraufnahme

Trotz dieser eindeutigen Aussagen werden in Deutschland weiterhin Empfehlungen zur Mindestzufuhr von Fluoriden ausgesprochen. Der Stand der Wissenschaft wird ignoriert, und das seit Jahrzehnten. So heißt es im *Lexikon der Ernährung* ohne Begründung und Quellenangabe: „Die empfohlene Zufuhr beträgt bei Erwachsenen, Schwangeren, Stillenden und Kindern ab zehn Jahren 1 mg pro Tag.“[7]

Andere vertreten die Meinung, man brauche mindestens 1,5 mg Fluor täglich. Das Bundesinstitut für gesundheitlichen Verbraucherschutz und Veterinärmedizin empfiehlt für die Kariesprophylaxe sogar die Zufuhr von 3,1 mg bis 3,8 mg pro Tag für Personen zwischen 19 und 65 Jahren, ebenfalls ohne Begründung.[8]

Diese Empfehlungen zeugen davon, wie unbedacht und leichtfertig Zahlen veröffentlicht werden, wie einer vom anderen abschreibt, ohne die Angaben zu überprüfen. Schon allein die unterschiedlichen Empfehlungen hätten Anlaß geben sollen, der Sache auf den Grund zu gehen.

Eine Tagesdosis von 1 oder 1,5 mg Fluor ist übrigens kaum zu vermeiden und wird, wie im vorigen Kapitel gezeigt, meist schon allein mit der Nahrung aufgenommen. Eine Tagesdosis von 3,1 bis 3,8 mg hingegen, über gelöstes Fluorid oder leicht lösliches Natriumfluorid zugeführt, kann im Laufe des Lebens zu schweren degenerativen Erkrankungen führen.

Kapitel 4

Schädigung der Magen- und Darmschleimhäute

> Fluoride schädigen die Magen- und Darmschleimhäute.
> Erkrankungen der Verdauungsorgane sind oft
> die ersten Anzeichen einer Fluoridvergiftung.
>
> A. K. SUSHEELA

Fluoride sind Kontaktgifte. Sie greifen alles an, mit dem sie in Berührung kommen, das Zahnfleisch, die Mundschleimhäute und die Speiseröhre, die Magen- und die empfindlichen Darmschleimhäute.

Bereits die Aufnahme geringer Fluoridmengen kann zu Übelkeit, Erbrechen und Kopfschmerzen führen, zu Appetitlosigkeit und Verdauungsstörungen mit Verstopfung, Darmfäulnis, Blähung, Bauchschmerzen und Durchfall. Einige Personen spüren schon Beschwerden, wenn sie eine Tablette mit nur einem Milligramm Fluorid schlucken, weil es in wenig Speichel gelöst und dadurch eine hohe Fluoridkonzentration erreicht wird. Bei Aufnahme eines Milligramms über das Trinkwasser (mit einer Konzentration von 1 mg/l) ist die kritische Fluoridmenge in einem Liter Wasser verdünnt und eine merkliche Schleimhautreizung bleibt aus.

Der Arzt GEORGE WALDBOTT beschreibt den Fall eines schwerkranken mageren achtjährigen Mädchens. Er gab dem Kind im Blindversuch als Placebo 300 ml destilliertes Wasser und es erfolgte keine Reaktion. Einen Tag später erhielt es 6,8 mg Fluorid mit Wasser, was zwanzig Minuten später schweres Erbrechen auslöste.[1]

Empfindliche Personen können bei einmaliger Aufnahme von 5 bis 9 mg Fluorid erbrechen.[2] Untersuchungen an gesunden Personen ergaben, daß schon die winzige Menge von nur 3 mg Fluorid Schäden an der Magenschleimhaut verursacht. Diese Belastung entspricht etwa jener, die bei Verwendung von Dentalprodukten mit hohem Fluoridgehalt auftritt.[3] Untersuchungen mit geringeren Mengen und wiederholter Anwendung über Jahre stehen noch aus.

Die seit Jahrzehnten in manchen Büchern ungeprüft verbreitete Behauptung ist falsch, mit einer akuten Vergiftung sei erst ab 5 mg Fluorid pro Kilogramm Körpergewicht zu rechnen (das wären 400 mg bei 80 Kilogramm Körpergewicht). Die kritische Dosis für den Verdauungstrakt liegt bei weniger als einem Hundertstel dessen.

Schwedische Wissenschaftler gaben Versuchspersonen mit gesunder Magenschleimhaut 20 mg Fluorid in einer Lösung und stellten bei zehn von elf Probanden Magenblutungen fest.[4] – Dentalprodukte mit hohem Fluoridgehalt müssen demzufolge „sehr vorsichtig" verwendet werden.

Viele Untersuchungen an Osteoporosepatienten zeigen, daß die Einnahme von Fluoridpräparaten öfter zu Magen-Darm-Erkrankungen und Verdauungsstörungen führt als das bei Patienten der Kontrollgruppen der Fall ist. Bei vielen Patienten muß die Behandlung wegen schwerer Fluoridvergiftung abgebrochen werden.[5]

Patienten mit Skelettfluorose leiden ebenfalls häufig unter Magen-Darm-Erkrankungen. Wird die Fluoridzufuhr verringert, regenerieren sich die Magen- und Darmschleimhäute wieder.[6] Die Knochen- und Gelenkschäden lassen sich jedoch nicht mehr rückgängig machen.

In Indien wurde bei Patienten mit Verdauungsstörungen (Appetitlosigkeit, Blähungen, Aufstoßen, Übelkeit, Erbrechen, Durchfall) in vielen Fällen eine hohe Fluoridbelastung übers Trinkwasser als wesentliche Ursache ermittelt.[7]

Auch die Mundschleimhäute werden bei der Verwendung stark fluoridhaltiger Dentalprodukte gereizt. Es entstehen Entzündungen, mitunter sogar Geschwüre sowie offene und wunde Stellen.[8] Der Zahnarzt THOMAS DOUGLAS ließ Versuchsteilnehmer fluoridhaltige Zahnpasta benutzen und stellte nach Abschluß des Experiments bei 133 Personen Schäden der Mundschleimhäute fest. Er beschrieb diese als „oberflächlich leichte Geschwüre, die zur Absonderung eines weißlichen Exsudats neigen. Geschädigt waren vor allem die Schleimhäute des Zahnfleisches, ebenfalls die der Zunge, des Gaumens, Mundbodens und Rachens." Von den 133 Patienten mit Schleimhautschäden litten 94 unter erhöhter Neigung zu Zahnfleischbluten. 99 Patienten klagten über wunde Stellen im Mund.[9] Dadurch erhöht sich das Risiko für chronische Entzündung des Zahnfleisches (Gingivitis) und Zahnhalteapparats (Parodontitis). Die erhöhte Fluoridbelastung fördert damit langfristig den Gebißverfall durch Zerstörung des Zahnhalteapparats.

Vitamin-B_{12}-Mangel

Die Schädigung der Magenschleimhaut durch Fluoride führt zu mangelhafter Ausschüttung des Intrinsischen Faktors (*Intrinsic Factor*, IF). Dieses Glykoprotein bindet Cobalamin (Vitamin B_{12}) aus der Nahrung, schützt es vor der Zersetzung durch die Verdauungsenzyme Pepsin und Trypsin und gibt es erst im Krummdarm (Ileum) wieder frei, dem dritten und letzten Teil des Dünndarms, wo das Cobalamin schließlich aufgenommen wird und ins Blut gelangt.

Wenn der Bedarf an Vitamin B_{12} nicht mehr gedeckt wird, muß der Organismus auf seine Reserven zurückgreifen, um das Defizit auszugleichen. Diese gehen nach Jahren der Unterversorgung allmählich zur Neige und es sinkt der Transcobalaminspiegel im Blut.

Vitamin-B_{12}-Mangel ist weit verbreitet, wird jedoch nur selten rechtzeitig erkannt, weil sich zunächst keine Mangelerscheinungen bemerkbar machen. Auch werden immer noch Tests mit hoher Fehlerwahrscheinlichkeit genutzt, obwohl inzwischen verläßliche, aber teure Testmethoden Stand der Labormedizin sind.

Ein Mangel kann langfristig zu vielfältigen Schäden und schwerwiegenden Erkrankungen führen: Antriebsschwäche, Apathie und Lustlosigkeit, Anämie, Depression, frühzeitiges Ergrauen der Haare, beschleunigte Alterung, allgemeiner gesundheitlicher Verfall, psychische Störungen, Vergeßlichkeit, Abnahme des geistigen und körperlichen Leistungsvermögens bis hin zu Senilität und Demenz. Nervenschäden können unerklärliche Schmerzen verursachen, Mißempfindungen, Taubheitsgefühle, Muskelzucken und Zittern, Hör- und Sehstörungen, Inkontinenz, Multiple Sklerose und

Parkinson-Krankheit (mehr darüber in meinem Buch *Volkskrankheit Vitamin-B_{12}-Mangel*).

Die Schädigung der Magen- und Darmschleimhaut durch Fluoride erfolgt unabhängig von der Ernährung. Vegetarier und Fleischesser können gleichermaßen betroffen sein. Mit Fleischverzehr, wie oft empfohlen, läßt sich der Mangel nicht überwinden, auch nicht mit cobalaminhaltigen Präparaten, da aufgrund des IF-Mangels Vitamin B_{12} zerstört wird, bevor es im Darm aufgenommen werden kann.

Die Vermeidung eines Vitamin-B_{12}-Mangels erfordert somit die Erhaltung gesunder Magen- und Darmschleimhäute. Das ist nur möglich, wenn diese nicht durch Fluoride geschädigt werden. Doch bereits geringe Fluoridmengen aus Dentalprodukten können bei regelmäßiger Verwendung zu Schleimhautschäden führen.

Die Folgen einer geschädigten Darmschleimhaut

Wirkliche Gesundheit ist nur bei guter Versorgung mit allen lebensnotwendigen Mineralstoffen, Spurenelementen, Vitaminen und Radikalfängern (Antioxidantien) zu bewahren. Das gilt besonders im Alter. Je schlechter die Versorgung, desto schlechter ist im allgemeinen der Gesundheitszustand. Schon der Mangel eines einzigen Mikronährstoffs kann vielfältige und schwerwiegende Folgen haben, wie am Beispiel eines Vitamin-B_{12}-Mangels angedeutet wurde.

Defizite an Mikronährstoffen sind auf unzureichende Zufuhr mit der Nahrung zurückzuführen, auf Ungleichgewichte infolge übermäßiger Zufuhr von Antagonisten, die die Aufnahme und Verwertung hemmen, aber auch auf erhöhte Verluste oder gestörte Aufnahme bei geschädigten Darmschleimhäuten. Da hilft selbst eine gute Ernährung nur bedingt zu einer besseren Versorgung. Bei einem kranken Darm leidet der gesamte Organismus darunter.

Mangelzustände werden oft übersehen. Bleiben diese bestehen, geht es gesundheitlich abwärts. Mit der Zeit entwickeln sich degenerative Schäden und Erkrankungen, die oft nicht mehr rückgängig zu machen sind. Man denke nur daran, wie schwer Krebs zu heilen ist. Deshalb ist es so wichtig, sich auf die Verhütung zu konzentrieren und gesunde Darmschleimhäute zu erhalten. Und das erfordert die Vermeidung jeglicher Fluoridbelastung des Magen-Darm-Traktes.

Sind die Darmschleimhäute geschädigt, werden weniger Verdauungsenzyme ausgeschüttet, was zu Lasten der Verdauungskraft geht. Die Aufspaltung von Stärke und Mehrfachzucker, von Fett und Eiweiß erfolgt nur noch unvollständig, so daß Bakterien im Dickdarm die unverdauten Nahrungsbestandteile verwerten. Gärung und Fäulnis mit Blähung und üblem Geruch sind die Folge. Diese Verwesungsprodukte sind hochgiftig, sie reizen und schädigen die Darmschleimhaut zusätzlich, wodurch sich die Verdauungskraft weiter vermindert. Auch das Blut wird durch Fäulnisgifte belastet. Dieser Teufelskreis muß durchbrochen, die Ursachen müssen rechtzeitig beseitigt werden, damit sich die Schleimhäute regenerieren können, bevor bleibende Schäden entstehen. Die Verdauungsorgane dürfen nicht durch Fluoride belastet werden. Hohe Konzentrationen bei Verwendung stark fluoridhaltiger Dentalprodukte sind dabei besonders schädlich.

Kapitel 5

Schädigung der Blutgefäße und der Blut-Hirn-Schranke

Fluoride zerstören die Blutgefäße.

A. K. Susheela

Fluorid-Ionen gelangen über die Darmschleimhaut ins Blut und greifen schließlich die Wände der Arterien und Venen an. Auch die Kapillargefäße und Lymphkapillaren werden geschädigt.

Die dünnen Wände der Kapillargefäße bestehen aus einer Schicht von Epithelzellen. Man unterscheidet drei Typen:

- *Kontinuierliche Kapillaren*, deren geschlossene Epithelschicht nur von kleinen Molekülen durchdrungen wird.
- *Gefensterte Kapillaren* mit winzigen Poren von 40 bis 80 nm Größe zwischen den Epithelzellen, die den Durchtritt größerer Moleküle und kleiner Proteine gestatten (Kapillargefäße in endokrinen Drüsen, Darmschleimhaut, Bauchspeicheldrüse und Nieren).
- *Sinosoide Kapillaren* mit Öffnungen von 30 bis 40 µm, die große Proteine und Blutkörperchen durchlassen (die Kapillaren in Leber, Milz, Knochenmark, Lymphknoten und Nebennierenmark).

Die Epithelschicht der Kapillargefäße wird außen von Perizyten zusammengehalten, Bindegewebszellen, die mit ihren Fortsätzen das Gefäß umspannen und stabilisieren. Die Schädigung der Perizyten durch Fluoride mindert die Festigkeit der Kapillargefäße und führt zu Aussackungen (Aneurysmen) und schließlich zu Gewebeschäden.

Schädigung der Blutgefäße durch Homocystein

Homocystein ist ein Stoffwechselprodukt, das beim Abbau der Aminosäure Methionin anfällt. Bei erhöhter Konzentration besteht das Risiko der Schädigung der Blutgefäße. Zu den wesentlichen Ursachen der Überlastung mit Homocystein gehört ein Mangel an Vitamin B_6, B_{12} und Folsäure.

Fluoride vermindern die Wirksamkeit der Folsäure. Sie schädigen außerdem die Magen- und Darmschleimhäute, wodurch die Aufnahme von Vitamin B_6 und Folsäure gestört wird. Dadurch kann auch ein schwerer Vitamin-B_{12}-Mangel entstehen (Seite 104). All dies kann zum Anstieg der Homocysteinwerte führen und zur Schädigung der Blutgefäße beitragen.

Arteriosklerose

Bei chronischer Fluoridbelastung werden die Arterien geschädigt, wenngleich daran viele Faktoren beteiligt sind. Vor allem Fehlernährung fördert Arteriosklerose.

Fluoride stören als Enzymgifte die Kollagenbildung, sie schädigen die Kollagenfasern, führen zur allmählichen Verknäuelung und Kreuzvernetzung der Fasern. Es kommt zur Fibrose, der krankhaften Vermehrung und Verhärtung des Bindegewebes. Dadurch verdicken sich die Wände der kleinen und großen Schlagadern und verhärten allmählich. Die Elastizität der Blutgefäße läßt nach und der Blutdruck steigt an.

Fluorid fördert die Verkalkung der Gewebe (Seite 51). Auch die Arterien sind betroffen und die Arteriosklerose verschlimmert sich.[1] Fluoridbelastung kann sogar schon bei Feten und Säuglingen zur Arterienverkalkung führen.

Da die verhärteten Arterien kaum nachgeben und die Druckspitzen nicht vermindert werden, besteht das Risiko der unmerklichen Schädigung der Gefäßwände, die jederzeit aufbrechen können. Das führt zu inneren Blutungen. Der Bruch größerer Arterien (hämorrhagischer Infarkt) ist oft tödlich.

Die sklerotische Verhärtung und Verkalkung der Arterien wird meist unterschätzt. Beschwerden zeigen sich oft erst im fortgeschrittenen Stadium mit Durchblutungsstörungen und Thrombosen (Blutgerinnsel). Typisch sind Herzschwäche, Angina pectoris (Brustenge, Herzschmerz), das Nachlassen der Nierenfunktion (bis zur Niereninsuffizienz) sowie Netzhaut-, Darm- oder Leberschäden. Es kann auch unerwartet zu einem Herz- oder Niereninfarkt kommen. Die Verkalkung der Hirnarterien erhöht das Risiko eines Schlaganfalls (Hirninfarkt) durch Gefäßverschluß (ischämischer Schlaganfall) oder Aufbrechen einer verhärteten Arterie (Hirnblutung, hämorrhagischer Infarkt). Im Gehirn kann bereits eine kleine Blutung zum Tode führen.

Die Verkalkung der Hirnarterien verschlechtert zudem die Sauerstoff- und Nährstoffversorgung der Nervenzellen sowie die Beseitigung ihrer Stoffwechselgifte. Ab einer kritischen Schwelle sterben Hirnzellen ab, zunächst ein unmerklicher Prozeß, bis nach Jahren ein Nachlassen der geistigen Fähigkeiten festzustellen ist, anfangs Vergeßlichkeit und Gedächtnisschwund, später Verschlechterung des Aufnahme- und Denkvermögens, schließlich Stumpfsinn und Geistesschwäche. Die fortgeschrittene Schädigung des Gehirns durch Verkalkung der Hirnarterien wird als vaskuläre Demenz bezeichnet. Chronische Fluoridbelastung fördert mit zunehmendem Alter Senilität und Hirninsuffizienz, mit tragischen Konsequenzen für die Betroffenen und ihre Angehörigen sowie hoher Belastung für die Gesellschaft.

Die degenerative Schädigung der Blutgefäße ist somit eine folgenschwere Angelegenheit, die plötzlich und unerwartet zu schweren Organschäden oder gar zum Tode (etwa infolge eines Herz- oder Hirninfarktes) führen kann. Da in der zweiten Lebenshälfte beinahe jeder unter Arteriosklerose leidet und dies hierzulande die häufigste Todesursache ist, empfiehlt sich schon allein aus diesem Grunde die lebenslange Minimierung der Fluoridaufnahme.

Schädigung der Venen

Die Schädigung des Bindegewebes in den Venenwänden führt zum Verlust ihrer Festigkeit und Elastizität. Aufgrund der Bindegewebsschwäche widerstehen die Gefäßwände nicht mehr dem Blutdruck und es bilden sich zunehmend Aussackungen. Wenn die Äderchen zart rötlich bis lila durch die Haut schimmern (Besenreiser), so ist die Schädigung der kleinsten Venen der obersten Hautschicht sichtbar.

Die Schädigung erfaßt auch die Venen in den inneren Organen. Größere Venen beulen aus und degenerieren zu Krampfadern. Vor allem die großen Beinvenen sind betroffen, bei denen der Blutdruck am höchsten ist, weil das Blut wieder bis zum Herzen hochgepumpt werden muß. Diese Beulen sehen unschön aus. Im fortgeschrittenen Stadium staut sich das Blut, der peripher-venöse Druck erhöht sich, so daß Flüssigkeit aus den Adern ins umliegende Gewebe gepreßt wird. Das Gewebe schwillt an, besonders an Knöcheln und Unterschenkeln. Aufgrund des Staus lagern sich Proteine und Blutpigmente im Gewebe ab, diese zerfallen und verfärben die Haut bräunlich. Mit der Zeit fühlt sich die Haut verhärtet an. Begleitet wird dieser Prozeß mitunter von Kribbelgefühlen und Schmerzen in den Beinen. Der Gewebeschädigung können schließlich Entzündungen, Blutgerinnsel, offene Stellen und Geschwüre folgen.

All diese krankhaften Veränderungen werden durch die alltägliche Fluoridbelastung wesentlich gefördert, da Fluorid auch das Bindegewebe der Venenwände schädigt (Seite 61).

Schädigung der Blut-Hirn-Schranke

Fluoride schädigen auch die Blut-Hirn-Schranke, eine geschlossene Zellschicht, mit der die Kapillargefäße im Gehirn ausgekleidet sind und welche die empfindlichen Nervenzellen vor Schadstoffen im Blut schützt. Mit Hilfe spezieller Mechanismen werden Nährstoffe durch diese Zellschicht ins Gehirn gelotst und Stoffwechselprodukte herausbefördert. Fluoride blockieren diese Transportprozesse, greifen die Rezeptoren an und binden sich fest an Moleküle. Dadurch werden Nährstoffversorgung der Hirnzellen und deren Entsorgung von Stoffwechselgiften gehemmt, was degenerative Veränderungen im Gehirn nach sich zieht.

Die ständige Fluorideinwirkung führt allmählich zur Durchlöcherung der Blut-Hirn-Schranke. Die empfindlichen Hirnzellen sind an den offenen Stellen den Giften im Blut schutzlos ausgesetzt: Arzneigifte, Alkohol und Excitotoxine wie Glutamat dringen ungehemmt ins Gehirn ein, stören dessen biochemisches Gleichgewicht und führen leicht zu psychischen Störungen, zu Depressionen, Verhaltens- oder Persönlichkeitsveränderungen. Die Fehlfunktion des Gehirns kann über das Nerven- oder Hormonsystem auch die Funktion anderer Organe stören.

Bei einer durchlöcherten Blut-Hirn-Schranke dringen vermehrt Fluoride, Schwermetalle und andere Umweltgifte ins Hirngewebe ein. Nach und nach werden immer weitere Bereiche des Gehirns geschädigt und sterben schließlich ab. Auch Fäulnisgifte von Zahn- und Kieferherden können dann das Gehirn leichter schädigen (mehr dazu in meinem Buch *Energieverlust und Krankheit durch Zahnherde*). In der Folge läßt die geistige Kapazität allmählich nach, anfangs unbemerkt, später immer deutlicher. In schweren Fällen entwickeln sich Demenz, Parkinson oder psychische Störungen.

Kapitel 6

Beschleunigte Alterung der Haut

Fluoride schädigen das Kollagen der Haut
und beschleunigen die Faltenbildung.

JOHN YIAMOUYIANNIS

Lebenslange Fluoridbelastung führt zu beschleunigter Hautalterung und vorzeitiger Vergreisung. Wo das Trinkwasser einige Milligramm Fluorid pro Liter enthält, sehen Dreißigjährige aus, als seien sie fünfzig, während Fünfzigjährige mit ihrer faltigen und runzligen Haut greisenhaft wirken.

Das Bindegewebe mit seiner kollagenhaltigen Matrix stützt die Haut und hält sie straff. Doch Fluoride blockieren die Enzyme in den Fibroblasten, den kollagenbildenden Zellen. Die Erneuerung der Gewebematrix wird gehemmt. Zugleich lösen Fluoride die Kollagensubstanz auf, die Kollagenmatrix wird mit der Zeit brüchig und fällt in sich zusammen. Aufgrund dieser Schädigung des Gewebes unter der Haut wird die Haut zunehmend runzlig und faltig.

Da unter Fluorideinwirkung auch die elastischen Fasern geschädigt, sie verknäuelt und quervernetzt werden, verliert die Haut allmählich ihre Elastizität und Spannkraft. Die Haut altert vorzeitig.

Fluoride verbinden sich mit Kalzium und lagern sich im Bindegewebe unter der Haut ab, das dadurch langsam verkalkt. Folglich verhärtet das Hautgewebe langsam, was als Sklerodermie bezeichnet wird. Das verstärkt den greisenhaften Gesichtsausdruck. Die Hautalterung ist nicht mehr rückgängig zu machen. Die tägliche Fluoridbelastung über Jahre und Jahrzehnte läßt einen vorzeitig alt und häßlich aussehen. Und da die Alterung nicht auf die Haut beschränkt bleibt, sondern das Bindegewebe im gesamten Organismus erfaßt, sieht man nicht nur alt aus, sondern ist es auch. Die fluoridgeschädigte Haut spiegelt nur die vorzeitige Alterung und Vergreisung des ganzen Menschen wider.

Neben dem kollagenen Bindegewebe der Haut wird auch die Kollagenbildung der Haare, Finger- und Fußnägel gestört. Die Pracht kräftigen und vollen Haares geht verloren, das Haar wird dünn und brüchig. Es kommt zu vermehrtem Haarausfall und der Schopf lichtet sich. Auch der ungesunde Zustand ihrer Haare läßt Fluorvergiftete kränklich und gealtert erscheinen. Die Nägel zeigen weiße Flecken und Längsrillen, werden brüchig und reißen leicht ein. Später kommt es zu braunen und dunkelgrauen bleibenden Verfärbungen. Auch unschöne Verformungen der Nägel können auftreten.[1]

Durch akute Fluoridvergiftung können Hautausschläge verursacht werden, teils mit Juckreiz, Hautbrennen und Bläschen, auch mit Hautveränderungen, die besonders zwischen den Zehen an Pilzinfektion erinnern, ohne daß Pilze nachweisbar sind.[2]

Die Alterung kann nicht aufgehalten werden, wie die *Anti-Aging*-Propaganda den Anschein erweckt. Vielmehr sollte die Alterung nicht beschleunigt werden. Und dazu gehört, die Fluoridaufnahme vorbeugend zu verringern.

Kapitel 7

Schädigung von Muskulatur, Sehnen und Bändern

Fluoride zerstören die Muskelstruktur, verschlechtern die Muskelfunktion und verursachen Muskelschwäche.

A. K. Susheela

Störung der Muskelfunktion

Die Muskelfunktion ist von Magnesium und Kalzium abhängig und kann bei Fluoridbelastung gestört werden, da Fluorid den Kalziumeinstrom in die Zellen fördert und die magnesiumabhängige Rückbeförderung des Kalziums aus den Zellen hemmt. Das kann zu Schwäche und Kraftlosigkeit führen, begleitet von Unbehagen und Neigung zu Verkrampfungen. Es werden somit die typischen Beschwerden gefördert, die Folge eines akuten Magnesium-, Kalzium- beziehungsweise Vitamin-D-Mangels sind.

Die Nervenfunktion kann gleichfalls gestört werden, also auch die jener Nerven, die die Muskelfasern ansteuern. Das führt zum Verlust an Muskelkraft, weil die Fasern und Stränge der verschiedenen Muskeln, die eine Bewegung ausüben, nicht mehr in optimaler Koordination angespannt werden. In schlimmen Fällen kann es zu Zuckungen, Krämpfen und Zittern der Muskeln kommen, in schlimmeren Fällen auch zu Muskelschmerzen, die mitunter als Fibromyalgie diagnostiziert werden (mehr über die Behebung solcher Beschwerden in dem Buch *Gesund in sieben Tagen, Erfolge mit der Vitamin-D-Therapie* von RAIMUND VON HELDEN).

Fluoride stören ferner die Bildung roter Blutkörperchen und vermindern dadurch die Kapazität des Blutes zum Sauerstofftransport, was wiederum die Leistungsfähigkeit der Muskulatur begrenzt (Seite 57).

Eine starke Fluoridvergiftung führt zu Unwohlsein und Schwächegefühl, so daß die Betroffenen keine Neigung zu Sport und Krafttraining verspüren. Somit bleibt die Kräftigung durch das Training aus.

Schädigung der Muskulatur

Fluoride blockieren auch die Enzyme zur Proteinsynthese, so daß der Aufbau von Muskelmasse gehemmt wird. Man betrachte nur Bilder von abgehärmten Patienten mit Skelettfluorose, die unter den Folgen jahrelanger Fluoridvergiftung leiden.

Bei Fluoridbelastung bilden die Fibroblasten in den Muskeln vermehrt minderwertiges Kollagen. Es kommt zur Fibrose, wobei Muskelgewebe zunehmend durch Bindegewebe verdrängt wird. Fluoride greifen auch die Muskelfasern selbst an, ebenso die Motorproteinketten Myosin, Kinesin und Dynein, was ebenfalls zu Lasten der Muskelkraft geht.

Fluoride schädigen ferner die Mitochondrien, die Kraftwerke der Zellen, die besonders in Muskelzellen in großer Zahl vorhanden sind (Seite 39). Das vermindert ebenfalls die Leistungsfähigkeit der Muskelfasern und führt schließlich zur Schwächung von Herzmuskel und Skelettmuskulatur.

Schädigung der Kollagenfasern in Muskeln, Sehnen und Bändern

Muskeln sind von Kollagenfasern durchzogen. Nur mit Hilfe dieser Fasern können Muskeln überhaupt angespannt werden und Kraft entwickeln. Ohne diese Fasern würde das Muskelgewebe bei der ersten Anspannung zerreißen. Beim Übergang vom Muskel zur Sehne nimmt der Kollagenanteil zu. Die Sehne besteht nur noch aus Kollagensträngen, die am Ende mit dem Kollagen des Knochens verschmelzen und hohe Kräfte aufnehmen können.

Bänder bestehen ebenfalls aus Kollagenfasern. Sie verbinden zwei Knochen über ein Gelenk und haben die Aufgabe, beide Knochen in jedem Winkel zusammenzuhalten, so daß der Gelenkkopf in der Gelenkpfanne verbleibt. Bänder schränken zugleich die Beweglichkeit des Gelenks ein, wodurch eine zu weite Winkelstellung verhindert wird, die das Gelenk zerstören könnte. Bänder halten auch die Wirbelsäule in ihrer Position und die Wirbel in der richtigen Lage zueinander, sie fixieren die Facettengelenke, so daß die Wirbel nicht verrutschen und das Rückenmark abquetschen.

Bänder bilden außerdem in der Bauchhöhle ein Netzwerk von Fasern und halten die inneren Organe an ihrem Platz.

Bindegewebe füllt die Hohlräume aus und gibt den Organen Form und Struktur, sonst würden sie in sich zusammenfallen.

Fluoride wirken als Enzymgift und hemmen die Fibroblasten bei der Kollagenbildung und der Regeneration des Bindegewebes (Seite 61). Die Alterung der Kollagenfasern in Muskeln, Sehnen und Bändern beschleunigt sich. Deren Zugfestigkeit läßt unter steter Fluoridbelastung langsam nach und es erhöht sich das Risiko von Faser-, Sehnen- und Bänderrissen. Bei einem Riß der degenerativ geschädigten Sehnen und Bänder ist die Heilung erschwert und die volle Wiederherstellung der ursprünglichen Zugfestigkeit ist kaum noch zu erwarten.

Hinzu kommt die fluorbedingte Verhärtung und Verkalkung des Bindegewebes, wodurch Muskeln, Sehnen und Bänder allmählich ihre Elastizität verlieren. Bei chronischer Fluoridbelastung büßen die Betroffenen nach und nach ihre Beweglichkeit ein, sie werden starr und steif. Daran läßt sich auch mit Dehnungsübungen nicht mehr viel ändern.

Kapitel 8

Knochen- und Skelettfluorose

Fluoride schädigen die Knochen.
A. K. SUSHEELA

Erhöhte Fluoridbelastung über längere Zeit führt zu vielfältigen Knochen-, Knorpel- und Gelenkschäden, doch zunächst merken die Betroffenen nichts davon. Allmählich beginnen die Gelenke zu schmerzen, anfangs sporadisch, später häufiger, und schließlich wird (rheumatoide) Arthritis diagnostiziert, meist ohne daß die Ursache erkannt wird. Die Fluorvergifteten werden im Laufe der Jahre starr und steif. Sie klagen über vage Schmerzen im ganzen Körper, später auch über anhaltende Rückenschmerzen und Schmerzen in der Wirbelsäule. Die Beschwerden verschlimmern sich in dem Maße, wie die Fluorbelastung des Knochen- und Knorpelgewebes zunimmt.

Hält die Fluoridbelastung an, entwickeln sich allmählich schwere Knochen- und Gelenkschäden mit Arthritis und Arthrose, Osteoarthritis (Entzündung, die vom Knochen auf das Gelenk übergeht), Osteosklerose (Verhärtung und Versprödung des Knochengewebes bei erhöhter Frakturanfälligkeit), Osteomalazie (Abnahme der Knochenhärte und

Deformation der Knochen), Osteoporose (Schwund der Knochenmasse mit Erhöhung des Frakturrisikos), sekundärer Hyperparathyreoidismus (vermehrte Bildung des Parathormons mit Knochenabbau und Folgeerkrankungen), Spondylose (degenerative Veränderung der Wirbelkörper durch Knochenwucherung) und Hyperostose (übermäßige Bildung von Knochengewebe).

Skelettfluorose ist im Anfangsstadium schwer zu diagnostizieren. Selbst im fortgeschrittenen Stadium bleibt die wahre Ursache meist unerkannt, weil bei der medizinischen Aus- und Fortbildung in den westlichen Industrieländern fluorbedingte Erkrankungen unberücksichtigt bleiben und die Ärzte keinen Sinn dafür entwickeln. Dabei sind diese recht häufig, wo über Nahrung und Trinkwasser, am Arbeitsplatz und über Dentalprodukte reichlich Fluorid und Fluorverbindungen aufgenommen werden.

Die Schädigung der Knochen

Knochenschäden infolge chronischer Fluorbelastung sind durch viele Tierversuche und auch durch Studien am Menschen dokumentiert:

Störung der Kollagenbildung. – Fluoride blockieren die Enzyme in den knochenaufbauenden Zellen (Osteoblasten), wodurch die Kollagenbildung gestört wird. In der Folge wird die kollagenhaltige Matrix minderwertig und die Zugfestigkeit des Knochengewebes verringert sich. Da die Röhrenknochen viel auf Biegung beansprucht werden (Druckspannung auf der einen Seite und Zugspannung auf der anderen), läßt die Bruchfestigkeit des Knochens nach.

Knochenwucherung und -verdickung, Bildung von Wülsten und Zacken. – Bei Fluorbelastung wird die Kollagenbildung auch dahingehend gestört, daß vermehrt minderwertiges Bindegewebe aufgebaut wird, das anschließend verkalkt (Seite 61). Dadurch entstehen allmählich Knochenwucherungen in Form von Wülsten, Höckern und Randzacken.

Wucherungen in der Nähe der Gelenke schränken deren Bewegungsspielraum zunehmend ein. Schließlich können die Gelenke geradezu verriegelt werden. Auch die Facettengelenke der Wirbelsäule büßen ihre Beweglichkeit ein. Die Betroffenen werden starr und steif, oft bei verkrümmter Wirbelsäule. Im Extremfall verwachsen die Wirbel miteinander (Ankylose).

Wülste und scharfkantige Randzacken an den Wirbeln können das Rückenmark reizen und verletzen. Besonders gefährdet sind die paarweise seitlich zwischen den Wirbeln austretenden Spinalnerven. Dies kann bis zum Funktionsverlust der geschädigten Nerven führen, was Lähmungen und Schwund jener Muskeln zur Folge hat, die von den geschädigten Nerven angesteuert werden.

Die vermehrte Kollagenbildung führt mit der Zeit zu einer Zunahme des Knochendurchmessers und damit zu einem größeren Knochenvolumen. Dieser Befund hat vor Jahrzehnten zu dem Trugschluß beigetragen, Fluoride seien ein Mittel gegen Osteoporose. Doch die Zunahme des Knochenvolumens wird von einer Verminderung der Knochenqualität begleitet: Die Knochen werden brüchig.

Verhärtung und Versprödung der Knochen. – Gesunde Knochen geben bei Schlägen und Stürzen elastisch nach, ohne gleich zu brechen. Ihre Schlagfestigkeit ist enorm. Bei Fluorbelastung verhärten und verspröden die Knochen zunehmend (Osteosklerose), da sich Kristallstruktur und Größenverteilung der Kristalle verändern.[1] In der Folge brechen die Knochen leicht bei schlagartigen Belastungen. Wenn eine Person mit fortgeschrittener Fluorose stürzt und mit den Knochen auf harten Stein aufprallt, zersplittern die Knochen beinahe wie Glas.

Begleitet wird die Verhärtung und Versprödung von einer Verdichtung des Knochengewebes durch vermehrte Einlagerung von Kalziumfluorid. Die Knochenmasse nimmt zu, allerdings bei erhöhter Brüchigkeit aufgrund von Mineralisationsdefekten. Diese Zunahme der Knochenmasse hat ebenfalls zu dem Trugschluß beigetragen, Fluoride seien ein Medikament gegen Osteoporose.

Bei anhaltender Fluorbelastung wird der Kalziumhaushalt gestört und es kommt zum Abbau von Knochenmasse. Dies wird meist als sekundärer Hyperparathyreoidismus oder renale Osteodystrophie diagnostiziert.

Die Versprödung der Knochen wird üblicherweise der Alterung zugeschrieben. Allerdings dürfte dies zu einem Großteil auf die Fluoranreicherung in den Knochen mit zunehmendem Alter zurückzuführen sein. Es ist somit weniger das Alter an sich, sondern vielmehr die Fluormenge, mit der die Knochen im Laufe des Lebens belastet werden.

Da bei der Fluoridierung des Trinkwassers selten reines Natriumfluorid zugesetzt wird, sondern meist billige Fluorchemikalien der Phosphatindustrie, die mit Blei, Kadmium und anderen Schwermetallen verunreinigt sind, werden die Knochen auch mit diesen Giften belastet, was ebenfalls zu einem höheren Frakturrisiko beiträgt.

Störung des Knochenstoffwechsels. – Fluoride verbinden sich mit Spurenelementen wie Mangan, das für den Aufbau von Binde- und Knochengewebe erforderlich ist. Fluoride hemmen auch auf diesem Wege den Knochenaufbau und die Regeneration der Knochen.[2]

Beschleunigte Alterung der Knochen. – Fluoride wirken als Enzymgifte und verschlechtern Stoffwechselparameter. So verringert sich bereits bei einer Fluoridkonzentration von 1 mg/l im Trinkwasser die Citratkonzentration in den Knochen um 10 bis 15 Prozent.[3] Der Knochenumbau wird gehemmt. Feine Risse und Ermüdungsschäden werden nicht mehr so schnell beseitigt wie im gesunden Knochen. Die Regeneration des Knochengewebes verlangsamt sich und kommt bei starker Fluorbelastung praktisch ganz zum Erliegen. Die Ermüdungsschäden summieren sich mit der Zeit und die Bruchfestigkeit nimmt ab, wie Untersuchungen an Knochen von Versuchstieren ergaben.

Solche Experimente werden gewöhnlich mit jungen und gesunden Tieren durchgeführt, deren fluorbedingte Knochenschäden zwar schon schlimm genug ausfallen. Doch bei alten Tieren ist die Abnahme der Bruchfestigkeit dramatisch, die Knochen werden geradezu morsch und bröcklig.

Da die Knochen alter Menschen durch Versprödung und Tendenz zur Osteoporose ohnehin bruchgefährdet sind, erhöht sich das Frakturrisiko entsprechend der lebenslangen Fluoranreicherung in den Knochen erheblich. Dies ist auch deshalb so gefährlich, weil Knochenbrüche im Alter oft Komplikationen nach sich ziehen, zur Bettlägerigkeit zwingen und dadurch zu gesundheitlichem Verfall führen.

Die fluorbedingte Alterung der Knochen, ihre extreme Versprödung und Brüchigkeit, ist nicht mehr rückgängig zu machen, weil die Fluoranreicherung im Knochengewebe irreversibel ist.

Schlechte Knochenheilung. – Die Störung des Knochenaufbaus bei Fluorbelastung (Mangel an Magnesium und Mangan, Störung der Kollagenbildung und Mineralisation) führt zur Hemmung bei der Heilung von Knochenbrüchen. Bei hoher Belastung heilen sie gar nicht mehr.

Knochendeformation. – Unter hohem Druck verhält sich Kalziumfluorid anders im Kristallgefüge als Kalziumphosphat, der vorherrschende Bestandteil des verkalkten Gewebes gesunder Knochen. Das Phosphat-Ion kehrt bei Entlastung sofort wieder in seine Ausgangsposition zurück, während das Fluorid-Ion in der neuen Position verbleibt. Die Verformung eines gesunden Knochens unter Belastung ist reversibel (die Fließgrenze liege nahe der Bruchgrenze), er kehrt also bei Entlastung in seinen Ausgangszustand zurück. Bei fluorbelastetem Knochen liegt dessen Fließgrenze hingegen recht weit unter der ohnehin verminderten Bruchgrenze. Wird ein solcher Knochen jenseits der Fließgrenze, aber unterhalb der Bruchgrenze beansprucht, so verformt er sich bleibend. Das erklärt die stark deformierten Knochen bei Patienten mit fortgeschrittener Skelettfluorose.

Unzureichende Knochenhärtung. – Bei hoher Fluorbelastung verschlechert sich zudem die Kalziumverfügbarkeit und die Kalziumreserven in den Knochen werden angegriffen. Dies führt zur Osteomalazie, so daß sich in schlimmen Fällen die Knochen schon allein unter der Körperlast verformen. Patienten mit Knochenfluorose sind für ihr weiteres Leben behindert. Auch bei Pferden, Rindern und Schafen, die in der Nähe von fluoremittierenden Hüttenwerken weideten, wurden deformierte Knochen festgestellt. Diese Tiere lahmten, brachen sich schließlich die Knochen unter ihrer Körperlast und verendeten.

Auflösung und Schwund der Knochenmasse. – Bei starker Fluoridbelastung besteht eine Tendenz zur Senkung der Konzentration an freien Kalzium-Ionen im Blut. Dies löst die vermehrte Bildung von Parathormon in den Nebenschilddrüsen aus, was zur Freisetzung von Kalzium aus den Knochen führt, damit das Defizit ausgeglichen wird. Dies wird als sekundärer Hyperparathyreoidismus bezeichnet, allerdings ohne daß damit die Ursache benannt wäre. Hält diese Störung an, wird nach und nach verkalkte Knochenmasse abgebaut und es bilden sich kleine Hohlräume, die mit Bindegewebe ausgefüllt werden (Fibroosteoklasie). Auch wenn die Statik der Knochen zunächst erhalten bleibt, nimmt die Bruchanfälligkeit dennoch zu.

Die Belastung durch Fluoride und Aluminium-Fluorid-Komplexe (Seite 48) schädigt die Nieren, was zur verminderten Aktivierung von Vitamin D in den Nieren führt. Dies geht zu Lasten der Kalziumversorgung und löst ebenfalls die vermehrte Ausschüttung von Parathormon aus. Auch auf diesem Wege wird ein Schwund der Knochenmasse bewirkt, werden die Knochen geschädigt und geht deren Bruchfestigkeit zurück. Diese Störung wird meist als renale Osteodystrophie diagnostiziert (degenerative Schädigung und Auflösung der Knochensubstanz aufgrund von Niereninsuffizienz).

Die Anreicherung von Fluorverbindungen im Knochen führt obendrein zur vermehrten Wassereinlagerung und damit zu einer Auflockerung und größeren Oberfläche des Kristallgefüges.[4] Dadurch wird bei gestörter Stoffwechsellage Knochenmasse schneller abgebaut, als es ohne Fluorbelastung der Fall wäre.

Die Schädigung der Nieren durch Fluoride und Aluminium-Fluorid-Komplexe führt auch zur Verschlechterung der Fluoridausscheidung. Die Belastung nimmt zu, die Nieren werden noch stärker geschädigt und es wird immer mehr Fluor in den Knochen angereichert – ein Teufelskreis, durch den die Patienten immer schneller in die Tiefe des Hexenkessels fluorbedingter Erkrankungen geraten.

Zusammenfassung: Knochenfluorose ist gekennzeichnet durch das gemeinsame Auftreten von Osteosklerose (Verhärtung und Versprödung), Osteomalazie (Abnahme der Fließgrenze und Deformation der Knochen) sowie Osteoporose (anfangs Verdichtung der Knochen, später Schwund der Knochenmasse bei hoher Frakturanfälligkeit).

Tierversuche und Untersuchungen am Menschen haben gezeigt, daß Fluoride die Knochenfestigkeit verringern, lange bevor Schäden durch Röntgen festgestellt werden können. Da die fluorbedingten Knochenschäden nicht mehr rückgängig zu machen sind, ist die Fluoridaufnahme lebenslang zu minimieren, wenn man sich auch im Alter fester und gesunder Knochen erfreuen möchte.

Die Behandlung von Osteoporose mit Fluorid, ein folgenschwerer Irrtum

Ab 1960 hieß es, Fluoride stärkten die Knochen, weil bei Fluorvergifteten verdichtete Knochen festgestellt wurden. So kamen einige Ärzte auf die Idee, Osteoporose-Patienten hochdosiert Fluoride zu verordnen. Doch sie übersahen, daß dabei die Knochen durch Mineralisationsdefekte brüchig werden. Das ist keineswegs eine neue Erkenntnis, sondern war schon damals bekannt. Man hätte nur die Literatur zu studieren brauchen, bevor ahnungslose Patienten vergiftet werden. Eigentlich hätte es auch genügt, sich des Chemieunterrichts zu erinnern, um zu wissen, welch ungeheuerliches Gift Fluor ist. Gifte, die schon in kleinsten Mengen kerngesunde und kräftige Männer für immer zugrunde richten, können Kranken niemals zur Gesundheit verhelfen. Es ist Wahnsinn, jemanden heilen zu wollen, indem man ihn vergiftet.

Doch genau das wurde fünfzig Jahre lang mit der vermeintlichen Fluoridtherapie versucht. Zur Erinnerung: Therapeutik (griechisch *therapeutikè*) bedeutet Heilkunde. Doch Osteoporose ist mit Fluorid nicht zu heilen, weil diese vielmehr Osteoporose verursachen, neben Osteosklerose, Osteomalazie und anderen Knochenschäden. Bei Osteoporose Fluoride zu verordnen ist, als wollte man Feuer mit Benzin löschen. – Und dies wurde im Anschein der Wissenschaftlichkeit von vermeintlichen Autoritäten über Jahrzehnte empfohlen!

Zur ärztlichen Kunst gehört der Grundsatz des HIPPOKRATES, vor allem nicht zu schaden. Im Zweifel ist es besser, nichts zu tun als etwas falsches. Doch dieser Grundsatz wurde ignoriert und so wurden Millionen von Osteoporose-Patienten mit Fluorid in hoher Dosis vergiftet, zum Teil mit über 30 mg pro Tag. Später wurde aufgrund der schweren Giftwirkung die Dosis nach und nach verringert und es wurden Präparate verwendet, bei denen das Fluorid im Darm langsam freigesetzt und aufgenommen wird, wodurch die extreme Belastung und Schädigung der Schleimhäute, oft mit Magen- und Darmblutungen, vermindert wurde. Aufgrund der schweren Schäden wurde diese unsinnige Praxis zwar inzwischen weitgehend aufgegeben, doch das Schicksal von Millionen wird zu schnell vergessen, denen mit der vermeintlichen Fluoridtherapie unbeschreibliches und unheilbares Leid zugefügt wurde. Da sich die Folgen einer Fluoridvergiftung, von akuten Schäden abgesehen, erst allmählich mit zunehmendem Alter zeigen, Ursache und Wirkung also zeitlich weit auseinander liegen, stellen die meisten Ärzte und Patienten keinen Zusammenhang her. Dann heißt es oft, das sei eben das Alter, mit diesen Krankheiten müssen sie leben. Auch die Frage wird nicht gestellt, inwieweit dadurch die Lebensdauer der Patienten verkürzt wurde und ob von der leichtfertigen Tötung in Millionen von Fällen auszugehen ist beziehungsweise von einer Anstiftung zu qualvollem Selbstmord auf Raten.

Der Gipfel der Peinlichkeit der vermeintlichen Fluoridtherapie besteht allerdings darin, daß dadurch nicht wie beabsichtigt das Frakturrisiko gesenkt, sondern daß es im Gegenteil erhöht wird. Das Studium der wissenschaftlichen Literatur hätte genügt, sich dessen klarzuwerden: Osteoporose-Patienten, die mit Fluorid behandelt werden, brechen sich häufiger die Knochen. Das ergab eine Vielzahl sorgfältig konzipierter Studien, bei denen eine Tagesdosis zwischen 18 und 34 mg Fluorid über ein bis vier Jahre verabreicht wurde. Schon während dieser kurzen Beobachtungszeit stieg die Frakturhäufigkeit an. Als besonders bruchanfällig hat sich der Oberschenkelhals erwiesen.[5]

Die wahren Schäden zeigen sich jedoch erst mit zunehmendem Alter und fortgeschrittener Fluoranreicherung in den Knochen. Kritisch wird es, wenn aufgrund der hohen Fluoridbelastung die Nieren geschädigt werden, deren Filterkapazität nachläßt und immer weniger Fluorid ausgeschieden wird, so daß sich die Fluoranreicherung in den Knochen progressiv beschleunigt, die Knochen brüchig werden und schließlich infolge renaler Osteodystrophie Knochenmasse abgebaut wird.

Andere Untersuchungen ergaben, daß der langfristige Konsum fluoridierten Trinkwassers (1 mg Fluorid pro Liter) bei älteren Menschen zu einer erhöhten Anzahl von Oberschenkelhalsfrakturen führt.[6] Dabei liegt die Belastung weit unter dem, was bei der vermeintlichen Fluoridtherapie verordnet wird.

Auch Kinder, die unter Dentalfluorose leiden, brechen sich öfter die Knochen als ihre Altersgenossen, bei denen keine derartigen fluorbedingten Zahnschäden zu erkennen sind. Dennoch können auch die Kinder der Vergleichsgruppen stark mit Fluor belastet sein.[7]

Ebenso belegen unzählige Tierversuche, daß die Knochen bei Fluorbelastung brüchig und morsch werden (Seite 120).

Wer Osteoporose vermeiden und heilen möchte, muß an die Ursachen gehen: Richtige Ernährung, regelmäßiges Sonnenbaden und intensive Belastung der Knochen (mehr darüber in meinem Buch *Osteoporose – die folgenschweren Irrtümer der Osteoporose-Medizin*).

Knorpelschäden

Fluoride schädigen das Knorpelgewebe in Gelenken und Bandscheiben. Sie wirken als Enzymgift und hemmen bereits in äußerst geringer Konzentration die Kollagenbildung. Dadurch werden die Chondroblasten beim Aufbau und der Regeneration des kollagenhaltigen Knorpelgewebes gestört.

Der Gelenkknorpel verliert an Festigkeit und wird verschleißanfällig. Infolge der Abnutzung des Knorpels entsteht Arthrose. Abriebpartikel in der Gelenkflüssigkeit reißen die glatte Gleitfläche der Knorpel auf, wodurch sich der Verschleiß beschleunigt. In der Folge entzündet sich die Gelenkhaut, die betroffenen Gelenke schwellen an und schmerzen. Die Diagnose lautet Arthritis.

Bei Fluoridbelastung verschlechtert sich die Verfügbarkeit von Magnesium und Spurenelementen wie Mangan. Viele Enzyme, welche die Knorpelregeneration in Gang setzen, sind von diesen Mineralstoffen abhängig. Mangelt es daran, so altert der Knorpel und wird schon bei relativ geringfügigen Belastungen geschädigt.

Obendrein wird die Verkalkung der Knorpel gefördert, sie verlieren ihre Elastizität und werden verschleißanfällig. Vor allem stoßartige Belastungen schädigen den Knorpel.

Auch die Bandscheiben werden geschädigt. Der kollagenhaltige Faserring altert, verliert an Festigkeit und Elastizität. Bei starker Beanspruchung kann er aufreißen, was einen Bandscheibenvorfall nach sich zieht: Der Gallertkern drückt gegen das Rückenmark und verursacht starke Schmerzen. Im schlimmsten Fall werden die Rückenmarksnerven abgequetscht und der Unterkörper gelähmt (mehr dazu in meinem Buch *Rückenschmerzen, Bandscheibenschäden und Gelenkerkrankungen*).

Knorpelschäden gehören zu den ersten Anzeichen einer Skelettfluorose, lange bevor sich Knochenschäden mittels Röntgen feststellen lassen. Doch selbst im fortgeschrittenen Stadium bleibt die Ursache meist unerkannt. So nehmen die Betroffenen weiterhin Fluorid auf und die Schäden verschlimmern sich.

Angesichts der weiten Verbreitung von Arthritis, Arthrose und Bandscheibenschäden, besonders bei älteren Menschen, wäre es dringend geboten, die Fluoridbelastung von Kindheit an zu minimieren, schließlich sind fluorbedingte Knorpelschäden kaum rückgängig zu machen.

Verkalkung der Sehnen, Bänder und Zwischenknochenmembranen

Auch Sehnen und Bänder verhärten und verkalken bei Fluoridbelastung. Dies fördert ebenfalls Versteifung und Einschränkung der Beweglichkeit. Hinzu kommen Knochenwucherungen in der Nähe der Gelenke, wodurch deren Bewegungsspielraum reduziert wird. Bei besonders schwerer Skelettfluorose können die Gelenke regelrecht verriegelt und verschweißt werden.

Bei hoher Fluorbelastung verkalken auch die Zwischenknochenmembranen, die Elle und Speiche des Unterarms sowie Schien- und Wadenbein miteinander verbinden. Dadurch wird ebenfalls die Beweglichkeit vermindert.

Die Häufigkeit der Skelettfluorose

Selbst im fortgeschrittenen Stadium ist es schwierig, Skelettfluorose korrekt zu diagnostizieren. Hinzu kommt, daß in westlichen Industrieländern chronische Fluoridbelastung bei Knochen- und Gelenkschäden nur selten als mögliche Ursache berücksichtigt wird.[8] Demzufolge gibt es hierzulande keine verläßliche Statistik über die Häufigkeit der

Skelettfluorose. Untersuchungen in China und Indien zeigen jedoch, daß Skelettfluorose in Gebieten häufig und mitunter sogar allgegenwärtig ist, wo Trinkwasser sowie Luft und Böden durch Industrie und Bergbau stark mit Fluor belastet sind.

Für die Knochen gibt es keine unbedenkliche Lebenszeitdosis. Fluor reichert sich mit zunehmendem Alter im Knochengewebe an. Tierversuche zeigen, daß die Knochenbrüchigkeit in Abhängigkeit vom Fluorgehalt der Knochen ansteigt, auch wenn im Röntgenbild noch keine pathogenen Veränderungen festzustellen sind.

Eine deutlich erhöhte Frakturanfälligkeit besteht ab einer Fluorkonzentration von 2 500 bis 4 000 mg pro Kilogramm Knochen. Bei über 10 000 mg/kg kommt es zu schweren Schäden, meist begleitet von Verkrüppelung, starker Versteifung mit erheblicher Einschränkung der Beweglichkeit, Verkrümmung und Versteifung der Wirbelsäule, Deformation der Knochen, Gelenkentzündung und -schwellung sowie Gelenk- und Knochenschmerzen.[9]

Um dies zu vermeiden, ist die Fluoraufnahme von Kindheit an zu minimieren. Entscheidend ist die akkumulierte Lebenszeitdosis. Auch kleine Tagesdosen können im Laufe der Jahrzehnte zu schweren Schäden führen. Bereits eine Tagesdosis von zehn Milligramm Fluor hat in der Regel nach zwanzig Jahren eine deutliche Skelettfluorose zur Folge.[10] Doch wir leben nicht bloß zwanzig Jahre, wir werden achtzig Jahre alt und älter. Und wir wollen nicht lediglich eine schwere Skelettfluorose, sondern alle fluorbedingten Schäden verhüten.

Kapitel 9

Zahnfluorose und Gebißschäden

Zahnfluorose ist nicht bloß ein kosmetisches Problem. Diese Zahnschäden zeugen von einer Fluorvergiftung.

JOHN YIAMOUYIANNIS

Erhöhte Fluoridbelastung während der Kindheit und Jugend führt zur bleibenden Schädigung der Zähne. Denn Fluoride stören als Enzymgifte die Adamanto- und Odontoblasten, die im Zahnschmelz (Enamelum) und Zahnbein (Dentin) Kollagen bilden. Die kollagenhaltige Matrix wird nur ungleichmäßig aufgebaut, wodurch Mineralisationsdefekte in Form kleiner und größerer Hohlräume in Zahnschmelz und Dentin entstehen.

Diese Schadwirkung wird durch einen weiteren Effekt verstärkt: Bei hoher Fluoridbelastung kann es zum Abfall der Konzentration freier Kalzium-Ionen im Blut kommen, dem ein Abfall des Phosphatspiegels folgt. Dabei wird diese Störung durch einen Anstieg der Parathormon-Konzentration kompensiert. Das geht allerdings mit dem Abbau von Knochenmasse einher, damit das Kalziumdefizit halbwegs gedeckt wird. Der infolge der Fluoridbelastung verminderte

Kalzium- und Phosphatspiegel stört die Schmelz- und Dentinmineralisierung. Je nach Dauer und Dosis der Belastung entstehen immer größere Bereiche unzureichend mineralisierter Schmelzpartien und poröse Defekte.

Am empfindlichsten sind die Zähne in der Zeit vorm Durchbruch, wenn die Bildung der kollagenhaltigen Matrix und die Mineralisierung auf Hochtouren läuft. Aber auch bei durchgebrochenen Zähnen wird die Mineralisation durch Fluorid behindert. – Kritisch für die Zahnentwicklung ist die gesamte Zeit von der Schwangerschaft (die Zähne beginnen sich schon im Mutterleib auszubilden), über Kindheit und Jugend bis ins frühe Erwachsenenalter. Während all dieser Jahre wird die Zahnentwicklung durch Fluorid gestört.

Bereits die tägliche Aufnahme von nur 2 mg Fluorid über eine längere Zeit kann bei schlechter Kalzium- und Magnesiumversorgung zu einer mit bloßem Auge erkennbaren Zahnfluorose führen.

Bei Dauereinwirkung kann sogar eine noch geringere Fluoridbelastung für Schmelzschäden genügen. Diese vermag der Zahnarzt zwar nicht als Verfärbung mit bloßem Auge zu erkennen, sie zeigt sich jedoch bei der mikroskopischen Untersuchung gezogener Zähne.

Auch wenn die Zähne bei der Gebißuntersuchung normal aussehen, können sie dennoch durch Fluoride geschädigt sein (subklinische Zahnfluorose). Aufgrund der porösen Defekte besteht ein erhöhtes Kariesrisiko, weil der Schmelz durch Säuren leichter und tiefer entkalkt wird.

Gesunder Schmelz hat ein Porenvolumen von 0,1 Prozent. Bei starker Zahnfluorose werden 10 bis 25 Prozent erreicht. Schon bei einem Porenvolumen von 1 Prozent besteht ein erhöhtes Kariesrisiko.

Die subklinische Zahnfluorose ist mit bloßem Auge unsichtbar. Die schwach ausgeprägte klinisch manifeste Zahnfluorose zeigt sich in weißen Punkten und feinen weißlichen Linien auf der Schmelzoberfläche. Bei stärkeren Schmelzschäden sind die Linien breiter und kräftiger weißgefärbt, sie fließen zu irregulär wolkig-getupften Arealen zusammen. Bei gravierender Zahnfluorose ist der Schmelz kreideweiß. Bei einem Porenvolumen von über 15 Prozent bricht die Zahnoberfläche ein, es entstehen Risse und lochartige Vertiefungen. Mit der Zeit bröckelt die spröde und brüchige Schmelzsubstanz immer weiter ab und sieht aus wie ein mikroskopischer Steinbruch.

Abhängig vom Schweregrad der Dentalfluorose ist die Schmelzoberfläche rauh, zeigt Risse und Porösitäten. Die Hohlräume erstrecken sich weit in die Tiefe, mitunter sogar über die gesamte Schmelzschicht bis ins Dentin hinein. Diese Porösitäten führen zur typisch weißlichen Verfärbung des Schmelzes. Nach dem Zahndurchbruch bildet sich an der Zahnoberfläche durch Mineralisierung der im Mundspeichel gelösten Kalzium- und Phosphat-Ionen eine dünne Schmelzschicht, doch die porösen Schäden in der Tiefe bleiben bestehen.[1]

Die Kariesanfälligkeit ist an derart geschädigten Zähnen erhöht, auch wenn keine Schäden mit bloßem Auge zu erkennen sind. Kommt es zur Entmineralisierung, so frißt sich die

Karies schnell in die Tiefe, sobald die dünne mineralisierte Oberfläche aufgelöst ist und die tiefreichenden Hohlräume erreicht sind. Durch die Trinkwasser-Fluoridierung, die zu diesen porösen Schmelzdefekten führt, wird also das Gegenteil dessen bewirkt, was mit ihr beabsichtigt ist: Statt Verhütung wird Karies gefördert.

Der Schmelz fluorgeschädigter Zähne ist nicht härter, wie oft behauptet. Selbst reines Kalziumfluorid ist weicher als der kalziumphosphathaltige Zahnschmelz: Kalziumfluorid kann mit einem Messer eingeritzt werden und hat eine Vikkershärte von 189 HV, Zahnschmelz ist hingegen mit einem Messer gerade noch leicht ritzbar (536 HV). Die Abrieb- und Verschleißfestigkeit der Kauflächen ist bei fluorgeschädigten Zähnen geringer als beim normalen Zahnschmelz.

In die poröse Schmelzoberfläche werden mit der Zeit Pigmente eingelagert und die geschädigten Schmelzpartien verfärben sich mit zunehmendem Alter gelblich und bräunlich, mitunter sogar schwärzlich.[2] Das sieht häßlich aus und ist keinesfalls nur ein kosmetisches Problem, wie es manche Befürworter der Trinkwasser-Fluoridierung verharmlosend abtun. Die verfärbten und geschädigten Zähne beeinträchtigen das Selbstwertgefühl der Betroffenen und können zu psychischen Störungen führen. Häßliche Zähne verschlechtern die Chancen im Beruf und bei der Partnerwahl.

Bräunlich-fleckige und geschädigte Zähne häuften sich schon früher in Gebieten, wo aus Tiefbrunnen fluoridhaltiges Trinkwasser gewonnen wurde, wie vielerorts in Colorado und Texas.

Ein weiteres Kennzeichen der Dentalfluorose ist die Versprödung der Zahnsubstanz. Dadurch erhöht sich das Risiko der Riß- und Spaltenbildung. In Rissen und Spalten nisten sich Bakterien ein, wo sie in der Tiefe Kariesschäden verursachen. Zähne mit Rissen können bei starker Kaubelastung auch zerbrechen.[3]

Eine hohe Fluoridbelastung während der Zahnentwicklung kann ferner zur vermehrten Bildung minderwertigen Kollagens führen, wodurch die Zähne deformiert und vergröbert werden. Den Zähnen mangelt es dann an Platz, der Kieferorthopäde muß eingreifen und gegebenenfalls Zähne ziehen.

Kritische Fluoridbelastung

Bereits die tägliche Aufnahme von nur 2 mg Fluorid genügt bei Dauerbelastung unter Umständen zur Entwicklung einer sichtbaren (klinisch manifesten) Zahnfluorose. Die kritische Grenze für eine subklinische Dentalfluorose liegt darunter und ist noch nicht bestimmt.

Diese geringen Tagesdosen werden leicht übertroffen. Das Verschlucken gewisser Mengen an fluoridhaltiger Zahnpasta genügt mitunter schon dafür. In Gebieten, wo das Leitungswasser 0,4 bis 0,8 mg Fluorid pro Liter enthält, besteht ein erhöhtes Risiko für eine sichtbare Zahnfluorose. Bei der Trinkwasser-Fluoridierung wird jedoch ein Fluorgehalt von 1 mg/l angestrebt. Im Einzelfall entscheiden viele Faktoren, in welchem Maße die Zähne geschädigt werden: Die konsumierte Menge des fluoridhaltigen Trinkwassers, die Dauer der Belastung, die Versorgung mit Kalzium und Magnesium sowie Vitamin-D-Spiegel und Filterkapazität der Nieren.

Häufigkeit der Zahnfluorose

In den USA, wo die Trinkwasser-Fluoridierung jahrzehntelang in vielen Städten und Gemeinden betrieben wurde, stieg der Anteil der Kinder mit (klinisch manifester) Zahnfluorose von 22,8 Prozent in den Jahren 1986/87 auf 32 Prozent in den Jahren 1999 bis 2002, wobei 2 bis 4 Prozent eine schwerwiegende Fluorose hatten.[4]

In den Gemeinden mit langanhaltender Trinkwasser-Fluoridierung zeigen neuere Studien eine Häufigkeit von 70 Prozent.[5] In manchen Städten sind sogar 80 Prozent zu verzeichnen.[6] Dabei ist zu bedenken, daß durch Umzug Verfälschungen in der Statistik entstehen: Denn durch Umzug reduzieren sich die Fallzahlen in den Städten mit Fluoridierung und erhöhen sich in Städten ohne Fluoridierung. Außerdem sinkt durch Einwanderung die Quote der Kinder mit Zahnfluorose. Obendrein gibt es gesundheitsbewußte Leute, die zwar in Gemeinden mit Trinkwasser-Fluoridierung leben, jedoch fluoridarmes Wasser aus Flaschen trinken oder Wasser, das mittels Dampfdestillation beziehungsweise Umkehr-Osmose gereinigt wurde.

Wenn diese statistischen Verfälschungen berücksichtigt werden, kann der Schluß gezogen werden, daß bei langanhaltender Trinkwasser-Fluoridierung beinahe alle Kinder mehr oder weniger deutlich unter Zahnfluorose leiden, auch wenn bei einigen die Schäden für das Auge des Zahnarztes unsichtbar bleiben. Die Fluoridbelastung erhöht sich zudem durch Aufnahme aus anderen Quellen: Salz, Speisen und Getränke sowie Zahnpasta, Mundspüllösungen und Tabletten.

Zahnfluorose als Indikator für eine Fluorvergiftung mit bleibenden Schäden

Zahnfluorose ist ein Indikator für eine schwerwiegende Fluorvergiftung während der Kindheit und Jugend. Zahnfluorose zeugt von bleibend geschädigten Knochen, einer geschädigten Zirbeldrüse und einer gestörten Gehirnentwicklung. Es ist davon auszugehen, daß Patienten mit Zahnfluorose nicht die Intelligenz und das geistige Vermögen erreichen, das ohne Fluorbelastung möglich gewesen wäre.[7]

Verzögerung des Zahndurchbruchs

Nehmen Kinder vermehrt Fluoride auf, verzögert sich der Zahndurchbruch im Durchschnitt um ein bis zwei Jahre, mitunter dauert es noch länger. Das ist keineswegs eine neue Erkenntnis, sondern seit Beginn der Trinkwasser-Fluoridierung bekannt.[8] Trotzdem wurde sie in vielen Ländern durchgesetzt.

Dieser Effekt ist auf die fluorbedingte Störung der Schilddrüsenfunktion zurückzuführen. Mit Hilfe der Ausschüttung von Schilddrüsenhormonen wird die Zelldifferenzierung und Koordination des Entwicklungsprozesses gestört. Das führt zur Verzögerung des Zahndurchbruchs sowie zur Störung und Verlangsamung der Schmelzentwicklung.

Die Verzögerung des Zahndurchbruchs führt also in der Statistik zu einem Scheineffekt: „Wo weniger Zähne vorhanden sind“, schreibt der Arzt Max Otto Bruker, „können auch nur weniger kariös werden. Die angebliche Kariesminderung (durch Verzögerung des Zahndurchbruchs) erweist sich somit als einer der größten Irrtümer."

Inzwischen ist anerkannt, daß eine erhöhte (systemische) Fluoridzufuhr keine Verringerung des Kariesrisikos bringt (ausführlich darüber ab Seite 199). Die frühen Studien, die eine Verringerung des Kariesrisikos zu belegen schienen, haben sich als falsch erwiesen. Es wurde von interessierten Kreisen wissenschaftlicher Betrug begangen, um die Öffentlichkeit zu täuschen und die Trinkwasser-Fluoridierung besser durchsetzen zu können.[9]

Gebißdegeneration

Hierzulande leiden etwa drei Viertel aller Kinder unter Gebißdegeneration, Tendenz steigend. Die Ursachen sind vielfältig (mehr darüber in meinem Buch *Gesunde Zähne*). Meist ist die Degeneration auf einen Mangel an Vitaminen und Mineralstoffen zurückzuführen.

Fluorbelastung stört den Mineralstoffhaushalt auf vielfältige Weise und stört somit auch die Gebißentwicklung. Außerdem wirken Fluoride als Enzymgifte und stören die Entwicklung von Kieferknochen und Zähnen. Es besteht die Tendenz, daß sich der Kieferbogen verengt und es den Zähnen an Platz mangelt. Der Schmalkiefer ist eine heutzutage weit verbreitete Degenerationserscheinung. Obendrein droht eine Vergröberung der Zähne, wodurch sich der Platzmangel verschlimmert und kieferorthopädische Eingriffe notwendig werden.[10]

Parodontitis durch Fluoridbelastung

Bei hoher Fluoridbelastung werden Zahnfleisch und Zahnhalteapparat geschädigt und dadurch Parodontitis sowie Parodontose gefördert.[11] In Gebieten mit hoher Fluoridaufnahme übers Trinkwasser fallen den Vergifteten aufgrund von Parodontalerkrankungen mit zunehmendem Alter vermehrt die Zähne aus.[12]

Besonders bei lokaler und hochdosierter Fluoridanwendung im Mundraum werden die Schleimhäute und das Zahnfleisch geschädigt (Seite 211). Es ist unklar, inwieweit dabei die mögliche Verringerung des Kariesrisikos später im Leben mit mehr Parodontitis und Parodontose erkauft werden muß.

Kapitel 10

Schädigung von Gehirn und Nervensystem

> Das Gehirn ist eines der Organe mit dem größten Stoff- und Energieumsatz. Seine Funktion ist in hohem Maße von einer guten Energieversorgung abhängig. Wird diese beeinträchtigt, so werden die Nervenfunktionen gestört. Fluoride blockieren die Enzyme, mit denen die Energiegewinnung betrieben wird.
>
> Russell Blaylock

Fluoride wirken neurotoxisch. Sie greifen auch Nervenzellen, Nervenfasern und Myelinscheiden an (diese Membranen isolieren die Nervenfortsätze). Dadurch schädigen sie das Gehirn und das gesamte Nervensystem. Die Folgen sind schwerwiegend. Sie reichen von der Abnahme der Intelligenz und des geistigen Leistungsvermögens bis zur Demenz. Auch seelische Störungen, Persönlichkeitsveränderungen und psychische Erkrankungen können dadurch verursacht werden. Ebenso werden neurodegenerative Erkrankungen gefördert, zum Beispiel Alzheimer-Demenz, Morbus Parkinson und Multiple Sklerose.

Die Fluoridbelastung des Trinkwassers mit 1 mg/l, wie es bei der Fluoridierung angestrebt wird, führt im Tierversuch zu Hirn- und Nervenschäden.[1] Da sich Fluorverbindungen mit zunehmendem Alter im Gehirn und in den Nerven anreichern, sind Menschen bei einer Lebenserwartung von achtzig Jahren weitaus stärker durch Hirnschäden gefährdet als Ratten, die nur zwei bis vier Jahre alt werden. Deshalb gilt auch für das Gehirn: Es gibt keine unbedenkliche Fluoridbelastung. Die Lebenszeitdosis ist möglichst gering zu halten.

Die Schadwirkung von Fluorid aufs Gehirn

Aufgrund seiner äußerst hohen Elektronegativität durchquert Fluorid leicht die Blut-Hirn-Schranke und reichert sich im Gehirn an. Es stört die Nervenfunktion, greift das Gehirn an und verursacht neurodegenerative Schäden. Die Schadwirkung von Fluoriden auf das Gehirn ist hauptsächlich auf folgende Faktoren zurückzuführen:

- *Schädigung der Blut-Hirn-Schranke.* Fluoride greifen diese Zellschicht an, mit der die Blutgefäße im Gehirn ummantelt sind. Bei Dauerbelastung wird die Blut-Hirn-Barriere allmählich geschädigt und es entstehen Löcher, durch die Umweltgifte aus dem Blut leichter ins Gehirn gelangen und degenerative Schäden verursachen (siehe auch Seite 111).
- *Störung des Energiestoffwechsels der Hirnzellen.* Fluoride blockieren in den Mitochondrien der Nervenzellen deren enzymatisch gesteuerte Energiegewinnung und vermindern dadurch die Leistungsfähigkeit der Hirnzellen (Seite 39).

- *Erhöhte Anfälligkeit gegenüber Excitotoxinen.* Hirnzellen können bei Reizüberflutung durch zu viele Neurotransmitter wie z. B. Glutamat absterben. Das führt bei häufiger Überlastung (etwa durch Geschmacksverstärker) zur Schädigung immer größerer Hirnareale und fördert schließlich neurodegenerative Erkrankungen. Die Leistungsfähigkeit der Hirnzellen ist bei Fluoridbelastung herabgesetzt, so daß sie gegenüber Excitotoxinen wie Natriumglutamat anfällig sind und eher absterben.
- *Verringerung der Anzahl der Neurotransmitter-Rezeptoren* (zum Beispiel für Acetylcholin). Dadurch wird die Kommunikation zwischen den Nervenzellen gehemmt.
- *Störung der Hirnentwicklung.* Dies führt in Abhängigkeit von der Fluoridbelastung während der Schwangerschaft und kindlichen Entwicklung zu lebenslanger Verminderung der Intelligenz, des Lernvermögens und der geistigen Fähigkeiten. Auch Verhaltensstörungen, Neigung zu Asozialität und Kriminalität können dadurch gefördert werden.
- *Vermehrte Bildung freier Radikale* (Seite 48). Dadurch erhöht sich das Risiko von degenerativen Hirnschäden mit zunehmendem Alter.
- *Schwächung des antioxidativen Schutzsystems.* Fluoride blockieren als Enzymgifte die antioxidativen Enzyme, wodurch ebenfalls die Belastung mit freien Radikalen zunimmt (Seite 43).
- *Schädigung der Zellmembranen.* Das gefährdet die Integrität der Nervenzellen und erschwert ihren Stoffwechsel mit der Umgebung, so daß sie durch Nährstoffmangel und Überlastung mit Stoffwechselgiften gefährdet sind (Seite 41).

- *Schädigung der Myelinscheiden.* Diese ummanteln die Nervenfortsätze und ermöglichen durch Isolierung die Übertragung von Nervenimpulsen. Fluoride greifen das Myelin an und zerstören es. Fluoride können auch Autoimmunreaktionen auslösen, wobei das Myelin allmählich zerstört wird. Das kann schließlich zu Multipler Sklerose und anderen neurodegenerativen Erkrankungen führen.
- *Vermehrte Aufnahme von Aluminium und Einlagerung von Aluminium-Fluorid-Komplexen im Gehirn.* Dadurch allmähliche degenerative Schädigung des Gehirns, dies kann bis zu Alzheimer-Demenz führen (Seite 48).
- *Ablagerung von Beta-Amyloid im Gehirn.* Im gesunden Gehirn werden diese zur Informationsübertragung erforderlichen Peptide gebildet, ohne sich anzusammeln. Fluoride stören diesen Prozeß und fördern die Ablagerung von Beta-Amyloiden, die neurotoxisch wirken und langsam das Gehirn zerstören. Diese Art der Hirnschädigung ist typisch für die Alzheimer-Krankheit.
- *Anreicherung von Kalziumfluorid in der Zirbeldrüse.*
- *Verkalkung der Blutgefäße im Gehirn*, dadurch Förderung von vaskulärer Demenz (Abnahme des geistigen Leistungsvermögens durch Verkalkung der Hirnarterien, Infarkt und Gewebetod im Gehirn, Seite 108 ff.).

Bei der Trinkwasser-Fluoridierung werden oft anstelle pharmazeutisch reinen Natriumfluorids billige Fluorchemikalien verwendet, die aus Abfällen der Phosphatindustrie gewonnen werden. Diese sind verunreinigt mit Kadmium, Blei, Arsen, Silicofluoriden und anderen giftigen Substanzen, die ebenfalls Gehirn und Nervensystem schädigen.

Störung der Hirnentwicklung

Das Gehirn ist während seiner Entwicklung durch Umweltgifte besonders gefährdet. Es wird auch geschädigt durch neurotoxische Fluoride, die von der Mutter während der Schwangerschaft oder vom Kind in den ersten Lebensjahren aufgenommen werden.

Bei Fluoridbelastung reichert sich Fluor im Gehirn von Föten an. Dies ergaben Untersuchungen von Fehlgeburten in China. Die Hirnzellen zeigten geschwollene Mitochondrien, vergrößerte endoplasmatische Retikula, Veränderung des Chromatins (aus dem die Chromosomen, die Träger der Gene, bestehen), Schäden der Zellkernmembranen, Verringerung der Anzahl der Synapsen (dadurch geringere Vernetzung und Verschaltung der Hirnzellen untereinander), Schädigung der synaptischen Membranen, weniger Mikrotubuli und synaptische Vesikel (zur Ausschüttung von Neurotransmittern), eine geringere Zahl von Mitochondrien (dadurch geringere Leistungsfähigkeit der Hirnzellen und höhere Anfälligkeit gegenüber Excitotoxinen).[2]

All diese Schäden können die Teilung der Hirnzellen, das Wachstum und die Entwicklung der Großhirnrinde stören, wo sich viele Hirnzellen befinden. Die schlechtere Verschaltung der Neuronen untereinander und die gestörte Funktion der Synapsen können zur Hemmung der geistigen Entwicklung nach der Geburt führen, zur lebenslangen Minderung der Intelligenz sowie zu Verhaltensstörungen und Charakterschwäche.[3]

Die Fluoridanreicherung im Gehirn stört auch die Bildung bestimmter Neurotransmitter und Rezeptoren der Nervenzellen, was ebenfalls die Hirnentwicklung beeinträchtigt.[4]

Fluoride stören nicht nur direkt durch ihre neurotoxische Wirkung die fötale Hirnentwicklung, sie können während der Schwangerschaft auch über Schädigung der Schilddrüse der Mutter und die Störung der Schilddrüsenfunktion Hirnschäden beim Kind verursachen, die sich gleichfalls später in geringerer Intelligenz niederschlagen. Diese Gefahr besteht besonders bei schlechter Jodversorgung.[5]

Fluoride sind für Gehirn und Nervensystem äußerst giftig. Besonders gefährdet ist das sich entwickelnde Gehirn von Kindern. Das größte Risiko besteht jedoch für Föten, da Fluoride die Gebärmutter und die Plazentaschranke durchdringen und sich im Gehirn des Embryos anreichern. Die dadurch bedingte Verringerung der Intelligenz kann dramatisch ausfallen, vor allem was höhere geistige Leistungen betrifft.[6] Diese Schäden sind später nicht mehr zu korrigieren: Die Betroffenen sind ihr weiteres Leben mit geringer Intelligenz geschlagen, oft begleitet von Entschluß- und Antriebsschwäche sowie Verhaltensstörungen.

Hierzu verdient eine Studie Beachtung: Verglichen wurden die Bewohner von zwei Dörfern in China hinsichtlich ihrer Intelligenz, das eine mit einer Fluoridkonzentration des Trinkwassers von 0,91, das andere mit 4,12 mg/l. Der durchschnittliche Intelligenzquotient (IQ) lag in dem Dorf mit hoher Fluoridbelastung deutlich unter dem des Dorfes mit geringerer Belastung. Die Zahl der Kinder mit einem IQ unter 70 war im Dorf mit hoher Fluoridbelastung deutlich höher, während die Zahl der Kinder mit einem hohen IQ gering ausfiel.[7] Bei hoher Fluoridbelastung ist somit eine verminderte durchschnittliche Intelligenz zu verzeichnen, die Zahl der Intelligenten ist gering und die Zahl der geistig Minderbemittelten hoch.

Die Schädigung des sich entwickelnden Gehirns läßt sich im Tierversuch schon bei relativ geringer Fluoridbelastung nachweisen.[8] Lernvermögen und Gedächtnisleistung der Tiere verringern sich, das Koordinationsvermögen verschlechtert sich und auch die Reaktionen verlangsamen sich. Die während ihrer Hirnentwicklung mit Fluorid vergifteten Versuchstiere sind antriebsschwach, träge und apathisch.[9]

Hirnschäden bei Erwachsenen

Die chronische Belastung mit Fluoriden und Fluorverbindungen führt auch bei Erwachsenen zu Veränderungen im Gehirn. Typische Folgen sind Unaufmerksamkeit, Konzentrationsschwäche, Verschlechterung des Hörvermögens, Ungeschicklichkeit, Verlust des Scharfsinns, Schwerfälligkeit beim Denken und Verstehen sowie Reizbarkeit und psychische Störungen.[10]

Akute Bewegungsstörungen

Bei einer Studie wurde freiwilligen Versuchspersonen Wasser unter die Zunge gegeben, das 0,1 mg, 1 mg, 10 mg oder 100 mg Fluorid pro Liter enthielt. Das Ergebnis: Je höher die Fluoridaufnahme, desto höher die Fehlerrate bei psychomotorischen Tests. Außerdem verlängerte sich die Reaktionszeit bei hoher Fluoridaufnahme.[11]

Hirnschäden und Demenz durch Arterienverkalkung

Die Belastung des Blutes mit Fluoriden fördert die Verhärtung und Verkalkung der Arterien im Gehirn (Seite 108), mit der Folge unzureichender Versorgung der Nervenzellen mit Sauerstoff und Nährstoffen sowie schlechterer Beseitigung von Stoffwechselgiften. Dadurch können Hirnzellen nach und nach absterben. Wenn Hirnbereiche aufgrund der Arterienverkalkung absterben, läßt auch die Kapazität des Gehirns nach. Die sich daraus ergebende Verschlechterung der geistigen Fähigkeiten wird als vaskuläre Demenz bezeichnet (Verblödung aufgrund der Verkalkung der Hirnarterien).

Die arteriosklerotische Verkalkung der Blutgefäße erhöht das Risiko für einen Gehirnschlag (ischämischer Schlaganfall, Hirninfarkt): Durch Gefäßverschluß wird die Blut- und Nährstoffversorgung unterbrochen und die betroffenen Hirnpartien sterben ab. Je nach Bereich und Größe der abgestorbenen Hirnpartien verliert das Gehirn an Funktionstüchtigkeit. Es können schwerwiegende bleibende Schäden entstehen. Im schlimmsten Fall kommt es zum Tod.

Die vermehrte Bildung freier Radikale und die Schwächung des antioxidativen Schutzsystems bei Fluoridbelastung (Seite 48) führt im Falle eines Hirninfarkts zu gravierenderen Schäden: Erheblich größere Hirnareale können absterben.

Ebenso können sich viele kleine Schlaganfälle (Mikroinfarkte), die oft gar nicht bemerkt werden, im Laufe der Jahre zu merklichen Hirnschäden summieren und zum Rückgang der geistigen Kapazität führen.

Die durch chronische Fluoridbelastung geförderte Verkalkung der Arterien erhöht zudem das Risiko einer Hirnblutung (hämorrhagischer Hirninfarkt), da verkalkte Arterien leichter aufbrechen.

Schädigung der Blut-Hirn-Schranke

Fluoride greifen die Blut-Hirn-Schranke an, eine Zellschicht, welche die Blutgefäße im Gehirn umkleidet und die als Barriere die empfindlichen Nervenzellen des Gehirns vor Giftstoffen im Blut schützt (Seite 111). Je höher die Fluoridkonzentration im Blut und je länger die Einwirkung, desto gravierender ist die Schädigung der Blut-Hirn-Schranke. In der Folge gelangen neurotoxische Substanzen wie Schwermetalle, Pestizidrückstände und auch Fluoride leichter vom Blut ins Gehirn. Dies fördert mit zunehmendem Alter die Entwicklung neurodegenerativer Erkrankungen wie Alzheimer-Demenz, Parkinson oder Amyotrophe Lateralsklerose.

Eine defekte Blut-Hirn-Schranke ist auch insofern problematisch, weil Schwankungen in der Stoffzusammensetzung des Blutes größeren Einfluß auf das biochemische Milieu der Hirnzellen haben. Das kann Fehlverhalten, Persönlichkeitsveränderungen und seelischen Störungen nach sich ziehen.

Personen, die berufsbedingt hohen Fluorbelastungen ausgesetzt gewesen sind, leiden oftmals auch unter einer Schädigung des Gehirns. So sind bei Arbeitern, die viele Jahre in der Kryolith-Industrie tätig waren, Vergeßlichkeit, Gedächtnisschwund und eine Abnahme des Denkvermögens festzustellen, ebenso Müdigkeit und Erschöpfung.[12] Ähnliche

Befunde werden bei Arbeitern in anderen Industrien erhoben, die erhöhten Fluorbelastungen ausgesetzt sind. Die Anwohner von Chemiefabriken, die Fluorwasserstoff emittieren, klagen bei Belastung gleichfalls über Müdigkeit und Erschöpfung, selbst wenn sie weiter entfernt leben. Das neurotoxische Fluor kann also bereits in äußerst geringen Dosen das Gehirn schädigen und dessen Funktion stören.[13]

Schädigung des Gehirns im Tierversuch

Dr. PHYLLIS MULLENIX hat mit ihren Mitarbeitern den Nachweis geführt, wie Fluoride das Gehirn von Ratten schädigen. Die Ratten erhielten unterschiedlich hohe Fluoriddosen übers Trinkwasser während verschiedener Lebensabschnitte: Vor der Geburt, nach der Entwöhnung und als ausgewachsene Tiere.

Die Ratten, die vor der Geburt Fluoriden ausgesetzt waren, entwickelten nach der Geburt eine ungewöhnliche Hyperaktivität. Allerdings betraf das nur die männlichen Ratten. Diese Besonderheit kann damit erklärt werden, daß geschlechtsspezifische Unterschiede bei der Gehirnentwicklung während der frühen Lebensphasen bestehen.[14]

Wurden die Ratten hingegen erst nach der Geburt oder als ausgewachsene Tiere Fluoriden ausgesetzt, entwickelten sie andere Verhaltensauffälligkeiten: Sie wurden träge und langsam. Bei den Versuchstieren war der Hippocampus mit Fluoriden belastet, jener Teil des Gehirns, der die Gefühlsbildung, das Lernen und Verhalten beeinflußt. Je höher die Fluoridbelastung des Gehirns, desto schwerwiegender waren die Verhaltensstörungen. Die Forscher untersuchten insgesamt sieben Gehirnregionen und fanden in allen eine erhöhte Fluoridbelastung.

Mit Hilfe dieser Versuche konnte ein toxischer Schwellenwert ermittelt werden, wonach der kritische Fluoridspiegel im Blutplasma bei etwa 0,25 mg/l liegt, also bei nur einem Sechstel dessen, was bei Kindern nach der Behandlung mit Fluoridgel in der Zahnarztpraxis typischerweise erreicht wird (1,44 mg/l, zur Einordnung siehe Seite 89).[15] Die lokale Fluoridanwendung ist also keinesfalls harmlos, wie oft der Anschein erweckt wird.

Die kombinierte Wirkung von Aluminium und Fluorid

Aluminium-Ionen wirken als Enzymgift, führen zu Anämie (durch Verdrängung von Eisen aus den eisenbindenden Proteinen), zu Gelenk- und Knochenschäden (Arthritis, Osteopathie), sie wirken neurotoxisch und schädigen das Gehirn, um nur einige wesentliche Giftwirkungen zu nennen. In Kombination mit Fluoriden addieren sich deren Schadwirkungen nicht nur, sie verstärken und potenzieren sich sogar. Beide Umweltgifte schädigen das Gehirn und die Blut-Hirn-Schranke, wodurch sich die Belastung des Gehirns mit Aluminium, Fluor und anderen Umweltgiften erhöht und sich die schleichende Zerstörung des Gehirns beschleunigt.

Die hohe Toxizität von Aluminiumfluorid konnte im Versuch an Ratten nachgewiesen werden. Den Tieren der Kontrollgruppe wurde destilliertes Wasser ohne Zusätze gegeben, den Tieren der beiden Versuchsgruppen Wasser mit Natriumfluorid (NaF) oder Aluminiumfluorid (AlF_3). Die

Tiere mit Aluminiumfluorid zeigten einen zunehmenden Verfall und eine ungesunde äußere Erscheinung, spärliches Haarwachstum, trockene, fleckige und verfärbte Haut. Diese Tiere starben früh und hatten eine erhöhte Aluminium- und Fluoridkonzentration im Gehirn, ebenso in Nieren, Leber und Milz. Das Gehirn der Versuchstiere wies eine deutliche Verringerung der Neuronendichte auf. Die geschädigten Nervenzellen zeigten verklumpte und veränderte Proteine sowie Chromosomenschäden. Auch die Blutgefäße im Gehirn einschließlich der Blut-Hirn-Schranke waren geschädigt. Die Degenerationserscheinungen ähnelten denen, wie sie im Gehirn von Alzheimer-Patienten zu finden sind.

Der lebenslange Konsum fluoridhaltigen Wassers erhöht die Aluminiumbelastung des Gehirns, wodurch mit zunehmendem Alter das Risiko für Senilität und Demenz ansteigt. Auch andere neurodegenerative Erkrankungen wie Parkinson können dadurch gefördert werden. – Aluminiumfluorid wirkt somit weitaus giftiger als das ohnehin hochgiftige Natriumfluorid.[16]

Um derartige Hirnschäden zu vermeiden, ist die Aufnahme von Aluminium *und* Fluorid lebenslang zu minimieren. Auf welchem Wege wird Aluminium zugeführt? Die Aluminiumaufnahme von Pflanzen erhöht sich bei übersäuerten Böden. Dadurch gelangt mehr Aluminium in die Nahrung.

Der Aluminiumgehalt des Trinkwassers ist abhängig vom Gestein, dem Nitratgehalt und pH-Wert des Grundwassers. Saurer Regen erhöht die Aluminiumkonzentration ebenso wie Nitrat im Trinkwasser.

Aluminiumsalze werden im Wasserwerk auch zur Reinigung des Leitungswassers verwendet. So bewirkt die

Zugabe von Aluminiumsulfat und Kalk die Ausfällung von Schmutzpartikeln. Dabei verbleiben normalerweise nur geringe Mengen an gelöstem Aluminium im Wasser und der Grenzwert gemäß der Trinkwasser-Verordnung von 0,2 mg/l kann eingehalten werden. In den USA wurde jedoch festgestellt, daß in Städten, wo das Leitungswasser mit Hilfe von Aluminiumsulfat geklärt wird, mehr Fälle von Alzheimer-Demenz zu verzeichnen sind.[17]

Bedenklich ist auch die Verwendung von Kochgeschirr und Besteck aus Aluminiumlegierungen, vor allem bei sauren Speisen und Getränken (Säuren lösen Aluminium-Ionen aus dem Metallgitter).

Wird Fruchtsaftkonzentrat mit fluoridhaltigem Wasser rückverdünnt und in Faltkartons verpackt, die innen mit einer Aluminiumfolie ausgekleidet sind, können Fluoride und Fruchtsäuren gleichfalls Aluminium-Ionen herauslösen, ebenso wenn Bier, Limonadengetränke und Cola mit fluoridhaltigem Wasser hergestellt und in Aluminiumdosen abgefüllt sind.

Wird fluoridhaltiges Wasser zum Kochen in Aluminiumtöpfen verwendet, so lösen die reaktionsfreudigen Fluoride Aluminium-Ionen aus der Wand des Kochtopfs und belasten die gekochte Nahrung.

Aluminiumsilikat wird Backpulver, Schmelzkäse und mitunter sauer eingelegten Gemüsekonserven zugesetzt, es ist Bestandteil der Lebensmittelfarbe E 173 und verhindert die Verklumpung von Salz, Gewürzen und Kaffeeweißer. Aluminiumhaltige Pigmente befinden sich auch in einigen Überzügen von Süßwaren und Kuchen. Bei Backwaren kann die Verwendung von Aluminiumblechen zu erhöhten Belastungen führen.

Schwarzer Tee enthält neben viel Fluorid auch relativ viel Aluminium.

Zahnpasta wurde früher meist in Aluminiumtuben verpackt. Aufgrund der hohen Fluoridkonzentration wurden Aluminium-Ionen herausgelöst und die Zahnpasta war demzufolge mit hochgiftigen Fluoroaluminat-Komplexen belastet, die durch Verschlucken neben Fluorid aufgenommen wurden.

Weitere Schadwirkungen

Neurodegenerative Erkrankungen wie Parkinson und Alzheimer sind gekennzeichnet durch die deutliche Verringerung der Konzentration des Koenzyms Q 10 im Gehirn, ein lebensnotwendiger Elektronen- und Protonen-Überträger für Oxidationsprozesse in den Zellen. Bei starker Fluoridbelastung ist ebenfalls eine deutliche Verminderung des Q 10-Spiegels im Gehirn festzustellen.[18]

Fluorid, besonders Aluminiumfluorid, stört zudem die Nervenzellen beim Aufbau ihres Zellskeletts, das für die normale Funktion der Zellen notwendig ist.[19] Fluoride schädigen die Zellmembranen und stören dadurch deren Funktion. In Abhängigkeit von der Fluoridkonzentration wurde der Gehalt an Phospholipiden im Gehirn um 10 bis 20 Prozent gesenkt.[20]

Auch werden bestimmte Enzyme der Zellmembranen durch Aluminiumfluorid blockiert.[21] Dies stört den Stoffwechsel der Zellen mit ihrer Umgebung und geht zu Lasten der Nährstoffzufuhr und der Entsorgung von Stoffwechselgiften.

Zahnfluorose als Indikator für Hirnschäden

Zahnfluorose zeugt von einer schwerwiegenden Fluoridvergiftung während der Kindheit und wird deshalb als Indikator für fluorbedingte Hirnschäden und Intelligenzminderung verwendet.[22] In Gebieten mit Trinkwasser-Fluoridierung haben mehr als zwei Drittel der Kinder Zahnfluorose, in manchen Gemeinden sogar 70 bis 80 Prozent. Daraus läßt sich ermessen, in welchem Ausmaß eine Verminderung der durchschnittlichen Intelligenz zu befürchten ist.[23] Das ist eine Katastrophe für die Betroffenen und für jene Völker, denen die Fluoridierung von Trinkwasser und Salz durch unwissende und ignorante Politiker verordnet wurde.

Störung der Nervenfunktion

Fluoridbelastung stört den kalzium- und magnesiumabhängigen Stoffwechsel der Nervenzellen. Der Kalziumeinstrom verstärkt sich und die Rückbeförderung des Kalziums aus den Zellen wird gehemmt. Das kann vielfältige Folgen haben wie Konzentrationsstörung, Rastlosigkeit, innere Unruhe, Verschlechterung des Denkvermögens, unruhiger Schlaf und Schlaflosigkeit trotz ständiger Müdigkeit, Abgeschlagenheit und hohen Schlafbedarfs (fluorbedingte Erschöpfung ist durch langes Schlafen nicht zu überwinden, sondern nur durch Verringerung der Fluorzufuhr). Auch seelische Störungen können auftreten wie Niedergeschlagenheit, Traurigkeit und Schwermut.

Die neuromuskuläre Agilität leidet ebenfalls unter fluorbedingtem Kalziummangel, denn auch die Funktion der Muskelzellen ist vom Einstrom und dem Rücktransport des Kalziums abhängig. Das macht sich durch Kraftverlust, Schlaffheit und Antriebsschwäche bemerkbar, durch Erschöpfung und schnelle Ermüdung. Auch das Koordinationsvermögen verschlechtert sich und führt zu Unsicherheit. Die Muskeln neigen zu Zuckungen, Zittern und Verkrampfungen, vor allem nachts, wenn sich der Körper im Kalziumsparmodus befindet und sich die Defizite verschlimmern. Unwillkürliche Bewegungen (unruhige Beine während der Nacht) können gleichfalls darauf zurückzuführen sein.

Kapitel 11

Störung des Hormonhaushalts, Schädigung von Zirbeldrüse und Schilddrüse

Fluoride stören das endokrine System
auf vielfältige Weise.

National Research Council der USA

Schädigung der Zirbeldrüse

Die Zirbeldrüse, so klein wie eine Erbse, befindet sich im Zwischenhirn und setzt nachts das Hormon Melatonin frei, jedoch nur bei absoluter Dunkelheit. Dadurch steuert der Körper hormonell die Tagesrhythmen, den Schlaf-Wach-Rhythmus sowie jahreszeitabhängige Anpassungen. Die Zirbeldrüse besteht größtenteils aus sekretorischen Nervenzellen (Pinealozyten) und Gliazellen (diese bilden ein Stützgerüst, das die Nervenzellen voneinander isoliert und wodurch Stoffwechsel und Funktion der Nervenzellen ermöglicht werden). In dieses Gewebe sind sandartige Kalkkörnchen verschiedener Größe eingebettet.

Bei Fluoridbelastung des Blutes reichern sich Fluorverbindungen zunehmend in der Zirbeldrüse an. Das erfolgt wesentlich schneller als in anderen Geweben. Die Fluorkonzentration in den weichen Geweben der Zirbeldrüse ist weitaus höher (296 ± 257 mg/kg) als in den weichen Geweben anderer Organe (zum Beispiel in der Muskulatur 0,5 ± 0,4 mg/kg Feuchtgewicht). In den Kalkkörnchen der Zirbeldrüse wird gleichfalls eine höhere Fluorkonzentration gefunden (8900 ± 7700 mg/kg, mit einem Spitzenwert von 21800 mg/kg) als in anderen verkalkten Körperteilen wie den Knochen (2040 ± 1100 mg/kg).[1]

Die Enzymaktivität wird jedoch schon bei einer Fluoridkonzentration von unter 0,1 mg/kg deutlich und bei Werten über 1 mg/kg stark gehemmt. Somit wird die Funktion der Zirbeldrüse schon bei geringer Fluoranreicherung gestört: Nachts wird weniger Melatonin freigesetzt und der Melatoninspiegel bleibt niedrig. Die Fluorakkumulation in der Zirbeldrüse ist weitgehend irreversibel, sie kann also nicht mehr rückgängig gemacht werden.

Die Folgen sind schwerwiegend, denn Melatonin ist ein universeller Botenstoff, der den Geweben im gesamten Organismus signalisiert, Energieumsatz und Stoffwechsel zu drosseln. Die richtig dosierte Melatoninausschüttung während der Nacht führt zu einem niedrigen Ruhestoffwechsel. Streßhormone werden abgebaut, die Gewebe können sich wirksam von Stoffwechselgiften befreien und regenerieren, denn nur bei Ruhe ist die Wiederherstellung der vollen Funktionstüchtigkeit der Gewebe und Organe möglich. Am erholsamsten ist der Tiefschlaf, wenn der Organismus durch Melatonin ruhiggestellt ist und die Zellen nur noch auf Sparflamme arbeiten.

Dies gilt übrigens auch für den Winterschlaf vieler Tiere. Fledermäuse, Siebenschläfer oder Haselmäuse sterben, wenn sie am Winterschlaf gehindert werden. Auch beim Menschen sind ständige Schlafstörungen nicht nur lästig, sondern führen zu gesundheitlichem Verfall, zum Verlust von Lebensfreude, Wohlbefinden und Leistungskraft.

Beim Tierversuch mit Wüstenrennmäusen zeigte sich, daß die Tiere mit hoher Fluoridzufuhr nachts immer weniger Melatonin ausschütteten und eher die Geschlechtsreife erreichten.[2]

Einer älteren, aber bislang weitgehend ignorierten Studie zufolge wurden die Mädchen in einer Gemeinde mit fluoridiertem Trinkwasser fünf Monate früher geschlechtsreif als die Mädchen der Kontrollgemeinde ohne Fluoridierung.[3] Wie ist das zu erklären? Die Störung der Melatoninfreisetzung verhindert, daß der Energieumsatz nachts auf das Minimum gedrosselt wird. Bei fluorbedingter Schädigung der Zirbeldrüse ist dies ein Dauerzustand, was mit beschleunigter Alterung und damit früherer Geschlechtsreife einhergeht. Außerdem vermindert die erhöhte Stoffwechselrate während der Nacht die Entgiftung und Regeneration der Gewebe, was ebenfalls zu schnellerer Alterung beiträgt. Das erklärt auch den Verdacht, daß bei fluorbelasteten Frauen die Wechseljahre früher eintreten und damit die Zeit der Fruchtbarkeit eher endet.[4] – Ein Leben mit geschädigter Zirbeldrüse endet früher, so wie ein Auto, das ständig mit Vollgas gefahren wird, schnell verschleißt und kaputtgeht. Wird bei Versuchstieren die Zirbeldrüse operativ entfernt, vermindert sich die Lebensdauer erheblich, oft um ein Drittel.

Melatonin wirkt außerdem als ein Radikalfänger, der die Blut-Hirn-Schranke zu durchdringen vermag. Dadurch verbessert sich das antioxidative Schutzsystem des Gehirns.[5] Obendrein aktiviert Melatonin Enzymsysteme wie die wichtige Hydroxyl-Peroxidase, wodurch es auch auf diesem Wege eine antioxidative Schutzwirkung ausübt.

Melatonin bindet sich an T-Lymphozyten und steigert deren Aktivität. Melatonin fördert auch den schnellen Ersatz zerstörter weißer Blutkörperchen, wodurch ebenfalls die Abwehrkraft bei Infektionen gestärkt wird. Deshalb bewirkt chronischer Schlafmangel erhöhte Infektanfälligkeit und bei Schnupfen, Grippe oder Lungenentzündung gibt es nichts besseres als einen langen und erholsamen Nachtschlaf, sofern die Zirbeldrüse gesund ist und ausreichend Melatonin bildet. Doch nicht nur die Heilung wird durch melatoninbewirkten Tiefschlaf gefördert, sondern auch die Verhütung von Infekten.

Während der melatonininduzierten Tiefschlafphase wird auch vermehrt das Wachstumshormon Somatotropin gebildet. Das regt den Aufbau von Muskel-, Knochen- und Knorpelgewebe an und hilft zudem beim Abbau überschüssigen Fettgewebes. Also auch in dieser Hinsicht wirkt sich die Blockade der Melatoninfreisetzung nachteilig aus.

Die fluorbedingte Schädigung der Zirbeldrüse kann zudem die Funktion der Nebenschilddrüsen stören: Die Ausschüttung von Parathormon wird gehemmt, was zu einer Senkung des Kalziumspiegels im Blut führt, dadurch zu Knochenabbau und langfristig zu Osteoporose. Aufgrund des niedrigen Kalziumspiegels kann ferner die Funktion der Nerven- und der Muskelzellen gestört werden, was vielfältige psychische Störungen, Muskelschwäche, Verkrampfungen, Energieverlust, Antriebslosigkeit sowie chronische Erschöpfung zur Folge haben kann.[6]

Aufgrund einer falsch verstandenen Kariesprophylaxe nehmen die meisten Kinder und Jugendlichen viel Fluorid auf, so daß deren Zirbeldrüse schon früh im Leben bleibend geschädigt wird und diese ihre Funktion immer weniger erfüllen kann. Das zieht wie beschrieben vielfältige und schwerwiegende Folgewirkungen nach sich. Die infolge der Fluorbelastung vorzeitig gealterte Zirbeldrüse läßt den gesamten Organismus schneller altern. Die Alterungsgeschwindigkeit erhöht sich dabei schon in der Jugend und nicht erst im Alter.

Bei Personen mit Zahnfluorose ist davon auszugehen, daß neben dem Gehirn auch die Zirbeldrüse bereits in der Kindheit schwerwiegend geschädigt wurde. Zahnfluorose ist also nicht nur ein kosmetisches Problem, wie es oft verharmlosend abgetan wird, sondern Indiz einer gravierenden Fluorvergiftung in den ersten Lebensjahren.

Die fluorbedingte Degeneration der Zirbeldrüse ist nicht mehr rückgängig zu machen. Die Zufuhr von Melatonin über Präparate ist problematisch. Nicht nur ein Mangel an Melatonin kann zu Störungen und einer schlechten Qualität des Schlafes führen, sondern auch ein Überschuß. Die Menschen reagieren unterschiedlich darauf und der Hormonhaushalt kann leicht gestört werden. Die Einnahme vor dem Schlafengehen läßt den Melatoninspiegel hochschnellen, danach aber auch wieder abfallen. Eine gesunde und ungestörte Zirbeldrüse hingegen bildet die ganze Nacht über gleichmäßig Melatonin, in einem wohldosierten Verhältnis zu anderen Hormonen. Das läßt sich mit Präparaten nicht erreichen.

Fluoridbelastung schädigt die Schilddrüse und führt zur Unterfunktion mit Energieverlust, Leistungsschwäche, ständiger Müdigkeit, schneller Erschöpfung sowie anderen Störungen und Beschwerden. Fluorid wurde früher (zwischen 1920 und 1960) bei Schilddrüsen-Überfunktion verschrieben. Üblich war eine Dosis von 0,9 bis 4,2 mg Fluorid täglich, mitunter wurden bis zu 10 mg verordnet.[7] Die Folgen dieser Behandlung waren verheerend, nicht nur für die Schilddrüse, sondern für den ganzen Organismus.

Die Schilddrüse des Menschen reagiert empfindlich auf Fluoridbelastung, wobei große individuelle Unterschiede bestehen. Bei ausreichender Jodzufuhr wird die Schilddrüsenfunktion ab einer täglichen Fluoridaufnahme von 0,05 bis 0,13 mg pro Kilogramm Körpergewicht gestört und bei Jodmangel bereits ab 0,01 bis 0,03 mg.[8] Bei guter Jodversorgung liegt die kritische Schwelle also bei 2 bis 10 mg Fluorid pro Tag, bei Jodmangel genügen 0,5 bis 3 mg.[9]

Worauf ist die akute Störung der Schilddrüsenfunktion zurückzuführen? Fluorid hemmt als Enzymgift die Umwandlung des Schilddrüsenhormons Thyroxin (Tetrajodthyronin, T_4 – mit vier Jodatomen) in Trijodthyronin (T_3), das weitaus wirksamer die Rezeptoren der Zellen aktiviert, jedoch nur kurzlebig ist. Außerdem wird das T_3 inaktiviert und dadurch in seiner Wirkung blockiert, weil Fluorid-Ionen aufgrund ähnlicher biochemischer Eigenschaften die Jodid-Ionen verdrängen.

Durch Fluoridbelastung kann auch die Funktion der Nebenschilddrüsen und die Ausschüttung des Parathormons gestört werden (Hyperparathyroidismus), was wiederum zu

Lasten des Kalziumhaushalts geht, Knochenabbau bewirkt und die Bildung des Schilddrüsenstimulierenden Hormons (TSH, Thyreotropin) stört. Dieses Hormon fördert die Jodaufnahme, regt die Schilddrüse zum Wachstum an sowie zur Bildung von Thyroxin und Trijodthyronin. Fluorid greift also gravierend in den Stoffwechsel und die Funktion der Schilddrüse ein.

Außerdem führt chronische Fluoridbelastung zur allmählichen Schädigung der Schilddrüse, wie Untersuchungen an Meerschweinchen ergaben: Schwund des Kolloidgewebes (wo die Schilddrüsenhormone gespeichert werden), Schrumpfung und Degeneration der Schilddrüsenfollikel (wo die Hormone gebildet werden), Ödembildung im Follikelgewebe, degenerative Schädigung der Follikelepithelzellen (Thyreozyten), Verfettung und Degeneration des Bindegewebes zwischen den Follikeln.[10] Chronische Fluoridbelastung ist deshalb auch eine der wesentlichen Ursachen der Hashimoto-Schilddrüsenentzündung, einer Autoimmunerkrankung, die zur Zerstörung der Schilddrüsenzellen führt. – „Putzen sie die Zähne mit einer fluoridhaltigen Zahnpasta", so der Arzt WALTER MAUCH, „wird über die Lymphbahnen der Mundschleimhaut Fluor aufgenommen und über diese der Schilddrüse zugeführt. Dort löst es Jod aus seiner Verbindung mit Thyroxin. Es entsteht Fluorid-Thyroxin, das die Schilddrüse zerstört."

Über die Hormone T_3 und T_4 werden Stoffwechsel, Aktivität und Wachstum reguliert. Die Rezeptoren für diese Hormone sind in allen Zelltypen vorhanden. Somit kann die fluoridbedingte Störung der Schilddrüsenfunktion vielfältige und schwerwiegende Folgen haben: Störung des Herz-Kreislauf-Systems, der Verdauung, des Nervensystems,

Stoffwechselstörungen und Verlust des Geschlechtstriebes. Eine Unterfunktion der Schilddrüse führt oft zu Leistungsschwäche, Herz- und Muskelschwäche, zu Energieverlust, ständiger Müdigkeit und schneller Erschöpfung, zu Wassereinlagerung in den Geweben, Gewichtszunahme, Hautproblemen und Haarverlust. Die Biochemie der Hirnzellen wird verändert, was zu Depressionen, Konzentrationsschwäche und Schwerfälligkeit beim Denken führen kann.[11] Im Tierversuch mit Ratten verschlechtern sich unter Fluoridbelastung und schlechter Jodversorgung Lernvermögen und Gedächtnis.[12]

Bei starker Unterfunktion der Schilddrüse bildet sich ein Kropf (Struma), der auf die starke Schwellung der Schilddrüse zurückzuführen ist. Jodmangel gilt als Ursache dieser weltweit häufigen Erkrankung. Kropfbildung kann aber auch durch chronische Fluoridbelastung gefördert werden, selbst wenn ausreichend Jod vorhanden ist, da Fluor aufgrund ähnlicher biochemischer Eigenschaften Jod verdrängt und dessen Verfügbarkeit verschlechtert. Einige Studien zeigen die vermehrte Häufigkeit von Kropferkrankungen in Gebieten mit hohem Fluoridgehalt des Trinkwassers. Dies ist besonders dort der Fall, wo zugleich die Jodversorgung knapp ist (relativer Jodmangel), auch wenn dies nicht als Mangel gewertet wird (absoluter Jodmangel).[13]

Mit Hilfe von Schilddrüsenhormonen steuert der Körper der schwangeren Mutter die Zelldifferenzierung, die Ausbildung der Gewebe und Organe des Embryos. Auch die Entwicklungsprozesse während der Kindheit werden maßgeblich durch Schilddrüsenhormone koordiniert. Die fluorbedingte Unterfunktion der Schilddrüse bei Schwangeren kann Kretinismus beim Kind verursachen. Untersuchungen in China ergaben, daß in Gebieten mit hoher Fluoridkonzentration im Trinkwasser der durchschnittliche Intelligenzquotient der Kinder deutlich niedriger ausfiel als in Gebieten mit geringer Fluoridzufuhr.[14]

Störung der Nebennieren

Die Nebennierenrinde bildet Steroidhormone und ist am Wasser-, Mineralstoff- und Zuckerhaushalt beteiligt. Das Nebennierenmark schüttet die Hormone Adrenalin und Noradrenalin aus.

Fluoride stören die Funktion der Nebennieren, vermutlich aufgrund einer fluoridbedingten Unterfunktion der Hirnanhangdrüse. Das hat eine verringerte Bildung von Corticosteroiden zur Folge, was wiederum zur Störung der Mineralisierung in den Knochen und zur Veränderung der Knochenmatrix führt und damit letztlich Knochenschäden fördert. Auch der Elektrolythaushalt wird schwerwiegend gestört, was wiederum zu vielfältigen Folgeerkrankungen führen kann.

Störung des Glukose-Stoffwechsels

Bei einer Fluoridkonzentration im Blutplasma von 0,1 mg/l und mehr kann im Blut ein erhöhter Glukosespiegel festgestellt werden, die Schwächung der Insulinbildung und dadurch die Verschlechterung der Glukosetoleranz – eine heutzutage weitverbreitete Stoffwechselstörung und oft Vorstadium einer Diabetes-Erkrankung. Wird die Fluoridbelastung minimiert, verschwindet die Glukoseintoleranz im Laufe von etwa sechs Monaten.[15]

Der Mechanismus dieser Störung ist noch unklar, vermutlich blockieren Fluoride jene Enzyme, die in den Betazellen der Bauchspeicheldrüse Proinsulin in Insulin umwandeln. Folglich verringert sich dadurch die Insulinausschüttung. Ein erhöhter Blutzuckerspiegel, der durch diese Störung gefördert wird, beschleunigt die Alterung in allen Organen.

Störung der Testosteronausschüttung

Das Sexualhormon Testosteron wird von beiden Geschlechtern gebildet, es unterscheidet sich jedoch in Konzentration und Wirkungsweise bei Mann und Frau. Bei Männern wird Testosteron größtenteils in den Leydigschen Zwischenzellen in den Hoden gebildet. Testosteron regt die Spermabildung an, die Ausbildung der sekundären Geschlechtsmerkmale wie Bartwuchs und Körperbehaarung. Testosteron stimuliert das Muskelwachstum (allerdings nur bei Training), es fördert die Ausbildung einer kräftigen Statur, die Regeneration der Knorpel und den Aufbau von Knochenmasse. Testosteron verbessert Kraft, Schnelligkeit und Ausdauer.

Bei Fluoridbelastung reichern sich Fluorverbindungen auch in den Hoden an und stören die Testosteronbildung. In einer Studie wurden Männer hinsichtlich ihres Testosteronspiegels miteinander verglichen. Die einen lebten in einem Gebiet mit hoher Fluoridkonzentration des Trinkwassers, die anderen in einem Gebiet mit geringer Konzentration. Die Männer mit hoher Fluoridaufnahme hatten im Durchschnitt einen deutlich geringeren Testosteronspiegel. Den niedrigsten hatten Männer mit fluorbedingten Erkrankungen. Normal war der Testosteronspiegel nur bei jenen Männern mit geringer Fluoridaufnahme.[16]

Die Fluoridierung erweist sich damit als ein Programm zur hormonellen Beeinflussung des Volkes, auch wenn das nicht beabsichtigt ist. Jugendliche entwickeln bei dauerhafter Fluoridbelastung nicht jene typisch männliche Statur und nicht die Muskeln, wie es sonst der Fall wäre. Dies geht zu Lasten von Kraft, Ausdauer und Schnelligkeit, das körperliche Leisungsvermögen verringert sich, ja sogar der Wille zur Selbstbehauptung sowie die Kampf- und Abwehrbereitschaft lassen nach. So wie man einen wilden und kraftvollen Hengst durch Kastrierung in einen sanften Wallach verwandelt, einen dominanten Bullen in einen zahmen Ochsen, so besteht die Gefahr, daß Männer aufgrund fluoridbedingter Schädigung ihrer Hoden ihre Männlichkeit nicht voll ausbilden und dadurch zum Weichling werden.

Schädigung der Geschlechtsdrüsen und Unfruchtbarkeit

Die Belastung mit Fluoriden verringert die Beweglichkeit der Spermien und schädigt die spermabildenden Hoden.[17] Selbst relativ geringe Fluoridbelastungen können Mäuse unfruchtbar werden lassen.[18]

Fluoride reichern sich, wie Versuche mit Ratten ergaben, dosis- und zeitabhängig in den Hoden an.[19] Dies kann zu Chromosomen- und Genschäden bei den Nachkommen führen (mehr dazu ab Seite 58).

Bei erhöhter Fluoridaufnahme über das Trinkwasser ist eine geringere Geburtenrate und eine höhere Zahl unfruchtbarer Frauen zu verzeichnen, wie eine umfangreiche Untersuchung aus den USA belegt. Mit zunehmender Fluoridaufnahme ergab sich ein deutlicher Rückgang der Fruchtbarkeit.[20] In anderen Ländern wurde bei Frauen mit chronischer Fluoridvergiftung ebenfalls vermehrt Unfruchtbarkeit festgestellt.[21]

Auch im Tierversuch wurde die Verringerung der Reproduktion durch chronische Fluoridvergiftung nachgewiesen, teils mit kumulativem Generationeneffekt: immer kleinere Würfe im Laufe der Zeit und mit jeder weiteren Generation. Hinzu kam die erhöhte Rate an Fehlgeburten, die verzögerte Skelettentwicklung der Feten, ein niedrigeres Geburtsgewicht, verlangsamte Entwicklung, Wachstumsstörungen und erhöhte Sterblichkeit der Jungtiere sowie Gewichtsverlust der Muttertiere und eine geringere Milchbildung.[22]

Fluoride durchdringen leicht die Plazenta und wirken toxisch auf die Feten. Bei Ratten genügt die tägliche Injektion von nur 0,1 mg Natriumfluorid, um den Tod von Feten und Nekrosen im Plazentagewebe auszulösen.[23]

Kapitel 12

Genschäden und Krebserkrankungen

> Was man bisher über den Krebs veröffentlicht hat, könnte Bibliotheken füllen, was man wirklich darüber weiß, geht auf eine Visitenkarte.
>
> AUGUST BIER

Fluorid schädigt die Desoxyribonukleinsäure (DNS) im Zellkern, welche die Erbinformationen trägt. Dadurch können Gendefekte und Chromosomenschäden entstehen. Fluorid wirkt somit erbgutverändernd (mutagen). Fluorid schädigt zudem die epigenetisch wirksamen Proteine, mit denen die DNS ummantelt ist und mit deren Hilfe einzelne Gene an- oder abgeschaltet werden. Dadurch werden gleichfalls Erbinformationen verfälscht.

Ein Gen ist ein Abschnitt auf der DNS, das die Grundinformationen zur Bildung einer biologisch aktiven Ribonukleinsäure (RNS) enthält. Chromosomen bestehen aus der DNS sowie deren proteinhaltiger Umhüllung, der epigenetischen Matrix (auch als zweiter Code bezeichnet), mit der die einzelnen Gene aktiviert werden.

Gendefekte durch Fluoride

Fluorid verursacht Gendefekte und Chromosomenschäden bei Zellkulturen im Reagenzglas normalerweise erst bei Konzentrationen, die im Blut nicht erreicht werden. Dennoch können sich im lebenden Organismus gefährlich hohe Konzentrationen in einzelnen Zellen und winzigen Gewebeteilen bilden und in den betroffenen Zellen Schäden am Erbgut auslösen. Diese Gefahr besteht besonders da, wo sich Fluorverbindungen schnell anreichern, zum Beispiel in den verkalkten Geweben des Knochens.[1]

Aus diesem Grunde geht Fluoridbelastung mit einem erhöhten Risiko für Osteosarkom einher, dem häufigsten bösartigen Knochentumor. Dies wurde im Tierversuch mit Ratten bestätigt, wenngleich anzumerken ist, daß Primaten (zu denen auch Menschen gehören) weitaus empfänglicher für (fluorbedingte) mutagene Schäden sind als Nagetiere (wie Ratten). Doch auch für Jugendliche in Gebieten mit fluoridhaltigem Trinkwasser wurde ein erhöhtes Osteosarkom-Risiko nachgewiesen.[2]

Schäden am Erbgut lassen sich bereits bei Menschen nachweisen, die nur mäßig erhöhten Belastungen durch Fluorid ausgesetzt gewesen sind.[3] Gendefekte sind auch bei niedriger Fluoridbelastung inzwischen gut dokumentiert.[4]

Die Desoxyribonukleinsäure (DNS) trägt die Erbinformationen der Zelle. Der DNS-Doppelstrang wird durch Wasserstoffbrückenbindung stabilisiert und in Form gehalten. Fluoride können diese Wasserstoffbrücken lösen und damit Gendefekte und Chromosomenschäden verursachen.[5] Außerdem wird die DNS nicht nur direkt durch Fluoride geschädigt, sondern auch durch freie Radikale, die aufgrund der Fluoridwirkung entstanden sind. Fluoride hemmen zudem das antioxidative Schutzsystem, blockieren es bei hoher Belastung und erhöhen dadurch zusätzlich das Risiko von Gendefekten (Seite 48).

Normalerweise wird eine defekte DNS sofort repariert. Sind jedoch die DNS-Stränge durch Fluoride getrennt, ist die Reparatur der geschädigten DNS-Sequenzen erschwert. Obendrein blockieren Fluoride die DNS-Reparaturenzyme. Dr. WOLFGANG KLEIN zeigte, daß bereits bei einer Fluoridkonzentration von 1 mg/kg die Aktivität von Reparaturenzymen um die Hälfte vermindert wird.[6] Durch diese Hemmung der DNS-Reparaturmechanismen erhöht sich gleichfalls das Risiko von Gendefekten.

Genetische Schäden pflanzen sich mit jeder Zellteilung fort und bleiben das weitere Leben lang erhalten. Das kann schwerwiegende Folgen haben, etwa wenn infolge dieser Schäden bestimmte Enzyme nur noch unzureichend gebildet werden: Die Funktionstüchtigkeit der Organe wird geschwächt, die Verdauung erschwert, der Stoffwechsel gestört, die Hormonausschüttung und die Entgiftung der Gewebe gehemmt. Degenerative Veränderungen im gesamten Organismus werden gefördert, Alterung und Verfall beschleunigen sich. Denn Gesundheit, Widerstandskraft und Leistungsvermögen werden wesentlich durch die Kapazität bestimmt, von allen Enzymen ausreichende Mengen zu bilden.

Besonders verhängnisvoll ist es, wenn Sperma- oder Eizellen geschädigt werden und sich Gendefekte auf Kind und Kindeskinder übertragen. Die Nachfahren haben dann lebenslang unter den fluorbedingten Erbschäden zu leiden, auch wenn dies zunächst unbemerkt bleibt und sich zum

Beispiel „nur“ in einer verminderten Fähigkeit niederschlägt, bestimmte Stoffwechsel- oder Entgiftungsenzyme zu bilden. Diese Defizite in der Enzymbildungskapazität können bei einem Hundertstel des Optimums, ja manchmal sogar noch darunter liegen. Fluoride und Fluorverbindungen können somit über die Schädigung der Erbsubstanz schwerwiegende Folgen auf die Nachkommen ausüben, ja sogar zum Aussterben von Familien führen, auch wenn das mitunter Generationen dauert. Die übliche Belastung mit anderen Umweltgiften verstärkt die Schadwirkung des Fluors auf die Erbsubstanz.

Erschwerend kommt hinzu, daß heutzutage Kinder meist später im Leben zur Welt gebracht werden, als es früher der Fall war. Da sich Fluorverbindungen in Hoden und im Eierstock mit den Jahren anreichern, erhöht sich mit zunehmendem Lebensalter das Risiko, daß geschädigte Sperma- und Eizellen zur Befruchtung gelangen.

In Anbetracht dessen ist es verantwortungslos, Kinder und Jugendliche mit Fluoriden zu vergiften, auch wenn dies bei lokaler Anwendung nicht beabsichtigt ist. Vielmehr muß über die Giftwirkung aufgeklärt und alles zur Minimierung der Belastung unternommen werden.

Organ	1939 vor der Fluoridierung [mg/kg]	1960–1965 nach der Fluoridierung [mg/kg]
Gehirn	0,53	1,5
Herz	0,51	1,8
Nieren	0,68	2,3
Leber	0,54	1,4
Lunge	0,27	2,1
Milz	0,28	1,8
Bauchspeicheldrüse	nicht berichtet	1,7
Schilddrüse	nicht berichtet	4,0

Fluoridanreicherung in menschlichen Organen in den USA vor Beginn der Trinkwasser-Fluoridierung und danach.[7]

Da erst Ende der vierziger und Anfang der fünfziger Jahre mit der Fluoridierung begonnen wurde und die Fluoridkonzentration im Trinkwasser auf 0,7 bis 1,2 mg/l begrenzt war, ist der starke Anstieg des Fluoridspiegels in den Geweben nach so wenigen Jahren bemerkenswert und beängstigend.

Zahlreiche Enzyme werden bei einer Fluoridkonzentration im Gewebe von unter 1 mg/kg gehemmt, teils sogar vollständig blockiert. Eine Konzentration von 1 mg/kg kann zu Chromosomenschäden führen, ebenso zu Schäden in den Mitochondrien. Bei dieser Fluoridkonzentration wird das DNS-Reparatur-Enzymsystem um 50 Prozent gehemmt.[8] Bei 0,6 mg/kg können Chromosomenschäden in menschlichen weißen Blutkörperchen entstehen. Anderen Quellen zufolge kann bei einer Fluoridkonzentration von 1,4 bis 60 mg/kg die Schädigungsrate der Chromosomen um das 2- bis 15fache erhöht werden.[9]

Schäden an der Erbsubstanz, genetische und epigenetische Defekte gleichermaßen können Tumorbildung und Krebserkrankungen fördern. Denn es ist allgemein anerkannt, daß jedes Gift, das Gendefekte verursacht, auch das Krebsrisiko erhöht. Fluoride sind deshalb nicht nur als erbgutverändernd (mutagen) einzustufen, sondern auch als krebsverursachend (karzinogen).

Gen- und Chromosomenschäden sind jedoch nicht die einzige Möglichkeit, wie aufgrund von Fluoridbelastung Krebserkrankungen entstehen. Fluoride schädigen auch die Mitochondrien und die Zellmembranen. Fluoride hemmen Enzyme und können die Enzymbildungskapazität verringern. Das wiederum geht zu Lasten der Entgiftungskapazität. Damit besteht die Gefahr, daß sich Stoffwechsel- und Umweltgifte in den Geweben anreichern, wodurch bei kritischer Konzentration jene Entgleisung des Stoffwechsels gefördert wird, die für Krebszellen typisch ist. Auch das Immunsystem wird bei Fluoridbelastung geschwächt und darin gehindert, Krebszellen zu vernichten, Tumor und Metastasen bereits bei ihrer Bildung aufzulösen, bevor sie anfangen zu wachsen und eine Eigendynamik zu entwickeln. Auch die Auflösung einer Krebsgeschwulst und die Heilung vom Krebs erfordert stets ein starkes und gesundes Immunsystem. Das erfordert jedoch die Vermeidung jeglicher Fluorbelastung.

Hier bewahrheitet sich der Grundsatz des berühmten Arztes Max Gerson: „Da Fluoride zu den stärksten Enzymhemmern gehören, müssen sie selbstverständlich vermieden werden, wo immer es möglich ist.“ [10]

Fluoride wirken als Enzymgifte und blockieren die enzymatisch gesteuerte Zellatmung in den Mitochondrien, den Kraftwerken der Zellen. Fluoride schädigen außerdem die Mitochondrien, abhängig von Belastung und Einwirkungsdauer (Seite 39). All das geht zu Lasten der oxidativen Energiegewinnung und zwingt die Zelle, ihren Energiebedarf zunehmend über den ineffizienten Gärungsstoffwechsel zu decken. Diese Entgleisung des Energiestoffwechsels ist das typische Kennzeichen jeder Krebszelle. Und genau dies wird durch Fluoride bewirkt.

Fluoride und Fluorverbindungen sind deshalb als krebsverursachend zu klassifizieren. Sie fördern die Tumorentstehung, auch wenn andere Ursachen vorherrschen.

Die Bösartigkeit eines Tumors wird wesentlich durch den Gärungsanteil in den Krebszellen bestimmt: Je mehr Gärung und je weniger oxidative Energiegewinnung, desto aggressiver wuchert der Krebs. Die fluorbedingte Schädigung der Mitochondrien, die Blockade der mitochondrialen Enzymsysteme zur oxidativen Energiegewinnung steigert somit die Bösartigkeit des Tumors und verschlechtert die Heilungsaussichten.

Die Bösartigkeit (Malignität) eines Tumors äußert sich in schnellem Wachstum (hohe Zellteilungsrate), hoher Mutationsrate (viele unterschiedliche und degenerativ geschädigte Zellen), invasivem Wachstum (Basalmembranen werden aufgelöst, das verkrebste Deckgewebe wuchert ins Bindegewebe hinein, das Nachbargewebe wird infiltriert, deshalb ist der Tumor auch schlecht abgrenzbar) sowie in der Neigung, Tochtergeschwülste (Metastasen) zu bilden. Die Malignität eines Tumors kann stark oder schwach ausgeprägt sein, die Übergänge zu semimalignen (leicht bösartigen) und benignen (gutartigen) Wucherungen sind fließend.

Die Malignität eines Tumors kann sich im Laufe der Zeit verstärken, wenn die Krebsursachen fortwirken. Die Belastung des Tumors und des angrenzenden Gewebes mit Fluorverbindungen führt zur Verschlechterung der mitochondrialen Funktion und bewirkt dadurch eine stärkere Malignität des Tumors, als es sonst der Fall wäre. Die Heilungschancen verschlechtern sich und die durchschnittliche Überlebensdauer verringert sich.

Entscheidend für eine Heilung ist, ob und inwieweit sich die Mitochondrien im Tumor und angrenzenden Gewebe regenerieren können und die mitochondrialen Enzymsysteme zur oxidativen Energiegewinnung wiederhergestellt werden, so daß die Zellen zur vollen Sauerstoffatmung zurückkehren. Doch die Anreicherung von Fluorverbindungen in den Mitochondrien verschlechtert die Aussichten und ist kaum noch rückgängig zu machen. Deshalb ist es so wichtig, es gar nicht erst dahin kommen zu lassen. Eine wesentliche Maßnahme dafür ist die lebenslange Minimierung der Fluoridaufnahme.

Die entscheidende Bedeutung der Funktionstüchtigkeit der Mitochondrien und ihrer Enzymsysteme zur Verhütung und Heilung von Krebs wurde bereits in den 1920er Jahren erkannt, maßgeblich durch OTTO HEINRICH WARBURG, der für seine Forschungen 1931 mit dem Nobelpreis ausgezeichnet wurde. Er hat rückblickend 1967 geschrieben: „In wenigen Worten zusammengefaßt, ist die letzte Ursache des Krebses der Ersatz der Sauerstoffatmung der Körperzelle durch Gärung. Alle Körperzellen decken ihren

Energiebedarf durch Sauerstoffatmung, nur die Krebszellen bedienen sich dazu der Gärung. Vom Standpunkt der Physik und Chemie des Lebens aus betrachtet, ist dies ein geradezu diametraler Unterschied. Der Sauerstoff ist in der Krebszelle entthront und durch den Stoffwechsel der primitivsten Lebewesen, die Gärung, ersetzt." – In einer anderen Schrift heißt es: „Niemand kann heute noch sagen, daß man nicht weiß, was der Krebs ist. Im Gegenteil, es gibt heute keine Krankheit, deren letzte Ursache besser bekannt ist . . . ; Nichtwissen ist keine Entschuldigung mehr dafür, daß man nichts zur Verhütung tut. . . . Wie lange die Verhütung noch hinausgeschoben wird, hängt davon ab, wie lange die Propheten des Agnostizismus sich noch gegen die Wissenschaft durchsetzen werden. Inzwischen werden Millionen von Menschen überflüssigerweise an Krebs sterben müssen." [11]

Fluoridbedingte Gewebedegeneration erhöht das Krebsrisiko

Die äußerst aggressiven Fluoride schädigen das Bindegewebe (Seite 61), es verdickt und verhärtet sich mit der Zeit. Dadurch verschlechtert sich die Sauerstoff- und Nährstoffversorgung des Deckgewebes (Epithel), das von der Funktionstüchtigkeit und Durchlässigkeit des Bindegewebes abhängig ist. Auch die Beseitigung von Stoffwechselgiften wird gehemmt, was zur Ansammlung von Giften und dadurch zur allmählichen Degeneration des Deckgewebes beiträgt. Bei starker und anhaltender Belastung des Gewebes mit Stoffwechselgiften wird langfristig die Tumorentstehung gefördert.

In der Tat sind bösartige Tumore meist in degeneriertem Deckgewebe zu finden (Karzinom genannt). Krebsvermeidung bedeutet deshalb die Erhaltung eines gesunden und funktionstüchtigen Bindegewebes im gesamten Organismus. Dazu bedarf es der Minimierung der Fluoridbelastung.

Ein Tumor kann jedoch auch im Bindegewebe selbst entstehen (sie werden als Sarkom bezeichnet), wenngleich Sarkome selten im Vergleich zur Häufigkeit von Karzinomen sind. Fluoridbelastung über viele Jahre, selbst wenn diese relativ gering erscheint, erhöht deutlich das Risiko für Osteosarkom (selbst bei Jugendlichen, Seite 172).

Osteoporose-Patienten, die mit Fluorid behandelt wurden, entwickeln im Knochenmark öfter präkanzeröse Schäden, die sich nach Beendigung der Behandlung allerdings meist wieder normalisieren.[12]

Fluorid unter die Haut von Hamstern injiziert, löst im Tierversuch die Bildung von Fibrosarkomen aus (bösartiger Tumor im Bindegewebe).[13] Diese Versuchsergebnisse wurden später bestätigt.[14]

Bei einem Tierversuch wurde Mäusen Trinkwasser mit einer Fluoridkonzentration von 1 mg/l gegeben, wie es bei fluoridiertem Wasser üblich ist. Das Ergebnis: Das Tumorwachstum dieser Mäuse erhöhte sich um 25 Prozent.[15] Diese bereits aus dem Jahre 1965 stammende Untersuchung wurde von interessierten Kreisen jahrzehntelang unter Verschluß gehalten, bis sie dennoch an die Öffentlichkeit gelangte. Anzumerken ist, daß die Zellen von Affen und Menschen empfindlicher für mutagene Schäden sind, die durch Natriumfluorid verursacht werden, als die Zellen von Nagetieren.[16] Deshalb dürfte das Krebsrisiko durch Fluoridbelastung beim Menschen höher ausfallen als bei Mäusen.

Erhöhtes Brustkrebsrisiko bei Jodmangel

Fluor wirkt antagonistisch gegenüber Jod, wodurch schon bei geringfügig erhöhter Fluoridbelastung leicht ein relativer Jodmangel entsteht (Seite 164). Doch Jod wird nicht nur in der Schilddrüse, sondern auch in anderen Organen für eine optimale Funktion gebraucht, auch in den Brustdrüsen der Frau. Deshalb ist (fluorbedingter) Jodmangel mit einem erhöhten Risiko für Brustkrebs verbunden.[17]

Erhöhung des Krebsrisikos durch Schwächung des Immunsystems

Ein gesundes Immunsystem vernichtet Krebszellen schon bei ihrer Entstehung, bevor sich ein Tumor überhaupt bilden kann. Ein wiedererstarktes Immunsystem kann einen kleinen Tumor im Anfangsstadium wieder auflösen. Deshalb gehört zu einer erfolgversprechenden Krebstherapie stets, die Schwächung des Immunsystems zu beenden.

Doch Fluoride schwächen das Immunsystem schwerwiegend. Das Immunsystem altert bei chronischer Fluoridbelastung schnell und wird mit zunehmendem Alter bleibend geschädigt (mehr darüber ab Seite 193). Ein derart geschwächtes Abwehrsystem ist ein zusätzlicher Risikofaktor für die Entstehung von Krebserkrankungen.

Erhöhte Krebshäufigkeit bei Fluorbelastung

Dean Burk, als Zytochemiker Abteilungschef am *National Cancer Institute* der USA, sowie der Arzt und Fluoridforscher John Yiamouyiannis haben 1977 die Krebshäufigkeit in Städten mit und ohne fluoridiertem Leitungswasser untersucht. Sie kamen zu dem Ergebnis, daß die Trinkwasser-Fluoridierung in den USA jährlich zu 10 000 bis 20 000 zusätzlichen Krebstodesfällen führt. Die Krebstodesrate kann sich dadurch um etwa 5 bis 10 Prozent erhöhen.[18] Wohlgemerkt bezieht sich diese Untersuchung auf lediglich zwanzig bis dreißig Jahre Trinkwasser-Fluoridierung. Bei lebenslang erhöhter Fluoridbelastung ist mit einem noch höheren Krebsrisiko zu rechnen. Denn in sechzig oder achtzig Jahren reichert sich weitaus mehr Fluor in den Geweben an als in zwanzig oder dreißig Jahren. In Birmingham (England) stieg nach Einführung der Trinkwasser-Fluoridierung die Zahl der Krebstodesfälle steil an, was die Burk-Yiamouyiannis-Studie bestätigt.[19]

Diese Studie konnte von Befürwortern der Trinkwasser-Fluoridierung nicht glaubhaft entkräftet werden. In verschiedenen Städten der USA wurde unter Berufung auf diese Studie mittels Gerichtsbeschluß die Fluoridierung gestoppt. Richter Flaherty in Pittsburgh stellte fest: „In einer freien Gesellschaft hat kein Regierungsbeamter das Recht zu beschließen, was ‚gut' ist für die Leute, besonders wenn das angeblich ‚Gute' so ernsthaft bestritten wird. Zu häufig verlieren Regierungsbeamte aus der Sicht, wem sie zu dienen haben: Nicht der institutionellen Anonymität des Staates, sondern die Bürger sollen die Meister sein.

‚Öffentliche Diener' müssen die wirkliche Bedeutung dieses Begriffes erkennen."[20]

Infolge der Trinkwasser-Fluoridierung in Basel von 1950 bis 1983 kam es in dieser Stadt zu einem deutlichen Anstieg der Zahl der Krebstodesfälle. Diese Tatsache wird bis heute von den Befürwortern der Fluoridierung verschwiegen. Mitunter wird diese Tatsache sogar bestritten, allerdings ohne konkrete Daten oder Gegenbeweise vorzulegen.[21]

Angesichts der hohen Fluoridkonzentration der meisten Zahnpasten und vor allem in Mundspüllösungen besteht bei lebenslanger und reichlicher Verwendung ein erhöhtes Risiko für Krebs der Mundschleimhäute. Schon allein durch den lebenslangen Konsum fluoridierten Trinkwassers soll sich das Risiko für Krebs der Mundschleimhäute um dreißig bis fünfzig Prozent erhöhen.[22]

Die Arbeiter in der Kryolith- und Phosphatindustrie erleiden in Abhängigkeit von Dosis und Dauer der Belastung mit Fluorverbindungen nachweislich genetische Schäden, die mit einer höheren Krebsdisposition einhergehen.[23]

Kapitel 13

Leber- und Nierenschäden

Die Nieren des Menschen konzentrieren Fluorid
bis zum Fünfzigfachen gegenüber dem Blutplasma.
Die Nieren werden durch Fluoride schneller
geschädigt als die meisten anderen weichen Gewebe.

National Research Council [1]

Schädigung der Nieren

Fluoride schädigen die Blutgefäße im gesamten Organismus (Seite 107), auch die der Nieren. Die empfindlichen Filtersysteme in den Nierenkörperchen und -kanälchen, von denen es in jeder menschlichen Niere etwa eine Million gibt, werden durch Fluoride gleichsam weggebrannt. In der Folge läßt die Filterkapazität der Nieren immer mehr nach, es kommt allmählich zu Niereninsuffizienz und schwerwiegenden Folgeerkrankungen.

In jedem der Nierenkörperchen befinden sich knäuelartig angeordnete Kapillargefäße, die aus einer einlagigen Zellschicht mit fensterartigen Öffnungen besteht. Diese Fenster haben eine definierte Größe, damit nur bestimmte Moleküle hindurchtreten können. Außerdem enthalten die hochspezialisierten Membranen der Gefäßzellen eine stark negativ geladene Glykokalix, bestehend aus Sialoglykoproteinen. Diese empfindliche gefensterte Zellschicht wie auch die Membranen der Zellen selbst werden durch Fluoride leicht geschädigt und im Laufe der Zeit zerstört (mehr über fluoridbedingte Membranschäden auf Seite 41).

Geschädigt wird auch die stabilisierende Basalmembran zwischen den Kapillargefäßen und der anliegenden einlagigen Zellschicht der Bowman-Kapsel.

Die Podozyten (Fußzellen) bilden das innere Blatt der Bowman-Kapsel und sind für die Filterleistung der Nieren von besonderer Bedeutung. Ihre vielfach miteinander verzahnten Fortsätze formen Filtrationsschlitze, durch die nur kleine Moleküle treten. In diesen Schlitzen befindet sich zudem eine halbdurchlässige, osmotisch wirkende Membran, die nur bestimmte Moleküle konzentrationsabhängig durchläßt. Die Membranoberfläche der Podozyten enthält viele negativ geladene Proteoglykane.

Die Nierenkörperchen bestehen somit aus hochspezialisierten Filtersystemen, die ladungsselektiv, größenselektiv und permaselektiv (osmotisch) Stoffwechsel- und Umweltgifte aus dem Blut entfernen. Bei Fluoridbelastung werden diese empfindlichen Filterstrukturen zerstört. Mit der Zeit läßt die Funktion der Nieren nach, auch wenn dies zunächst unmerklich geschieht.

Fluoride blockieren ferner Hormone und Enzyme in den Nieren.[2] Auch das Bindegewebe (Mesangium) innerhalb und außerhalb der Nierenkörperchen, das die Kapillargefäße und die Bowman-Kapseln stützt und in Form hält, degeneriert allmählich unter Fluorideinwirkung. Die anderen Funktionen dieses spezialisierten Bindegewebes (Immunabwehr, Renin-System) werden gleichfalls durch dessen Schädigung herabgesetzt.

Jedem Nierenkörperchen ist ein Nierenkanälchen angeschlossen, wo Wasser und lebenswichtige Stoffe (Zucker, Aminosäuren und Mineralstoffe) zurückgewonnen werden. Fluoride schädigen auch diese empfindlichen Strukturen.

Die Nieren sind die ersten Organe, die bei Fluoraufnahme mikroskopische Schäden und eine Abnahme ihrer Funktion zeigen. Die Fluoranreicherung in den Nieren erfolgt schneller als in anderen weichen Geweben mit Ausnahme der Zirbeldrüse. Nur in den verkalkten Knochen und Zähnen werden höhere Werte erreicht.

Im Tierversuch wurden Nierenschäden bei einer Fluoridkonzentration des Trinkwassers von 1 mg/l festgestellt, wie sie bei der Fluoridierung üblich ist. Schon bei Aufnahme dieser relativ geringen Fluoridmenge kommt es zur krankhaften Zellvermehrung in den Nierenkörperchen, zur Verformung der Filterstrukturen, zu starker Vermehrung sowie Verhärtung des Bindegewebes (Mesangium) sowie zur Proteinablagerung in den Nierenkanälchen.[3]

Diese Befunde konnten durch andere Untersuchungen, auch an Affen, bestätigt werden. Die Nieren von Ratten, die im Experiment mit fluoridiertem Trinkwasser (10 mg/l) vergiftet wurden, waren schwer geschädigt. Der Fluoridspiegel im Blut der Tiere lag im Durchschnitt bei 0,038 mg/l, ein Wert, der in Gebieten mit Trinkwasser-Fluoridierung beim Menschen gewöhnlich überschritten wird.[4]

Ratten, die 1, 5 oder 10 mg Fluorid pro Liter Trinkwasser erhielten, hatten im Gegensatz zu den Tieren der Kontrollgruppe eine interstitielle Nephritis (Entzündung des Nierengewebes), wie mikroskopische Untersuchungen ergaben. Es wurde zudem die Vergrößerung der Nierenkanälchen festgestellt, verbunden mit übermäßiger Vermehrung der Zellen. Je höher die Fluoridbelastung der Tiere, desto gravierender waren Entzündungen und degenerative Schäden.[5]

Der Konsum fluoridierten Trinkwassers hat also schon nach wenigen Jahren Nierenschäden zur Folge. Erschwerend kommt hinzu, daß Menschen bezogen auf das Körpergewicht mehr Trinkwasser aufnehmen als Ratten und dadurch stärker mit Fluorid belastet werden. Im Gegensatz zu Ratten, die zwei bis vier Jahre alt werden, müssen die Nieren des Menschen achtzig, ja hundert Jahre ihren Dienst erfüllen. Außerdem ist die fluoridbedingte Nierenschädigung ein sich selbst beschleunigender Prozeß. Insofern sind langlebige Menschen weitaus stärker durch Fluoride gefährdet als kurzlebige Ratten.

Untersuchungen in China zeigen, daß bereits bei einer Fluoridkonzentration von 2,0 beziehungsweise 2,6 mg/l im Trinkwasser bei Kindern eine Störung der Nierenfunktion festzustellen ist.[6] Nierenschäden müssen sich also nicht erst im Alter bemerkbar machen, sie können selbst bei mäßiger Fluoridbelastung durchaus schon während der Kindheit und Jugend auftreten. Die Schäden verschlimmern sich mit dem Alter.

Fluoride schädigen nicht nur die Nieren und setzen deren Filterkapazität herab, umgekehrt ist auch die Fluoridausscheidung von der Nierenfunktion abhängig: Jugendliche mit gesunden Nieren eliminieren 90 bis 99 Prozent des aufgenommenen Fluorids, Menschen mit sechzig Jahren oft nur noch etwa die Hälfte und Nierenkranke meist sogar nur 10 bis 30 Prozent, in Einzelfällen noch weniger (Seite 85).

Das heißt, bei herabgesetzter Fluoridausscheidung reichert sich Fluor noch schneller im Organismus an, besonders schnell auch in den Nieren selbst, wodurch mit der Zeit eine sich zunehmend verschlechternde Nierenfunktion und eine noch schnellere Fluoranreicherung gefördert wird. Aufgrund der Tatsache, daß die fluoridbedingte Nierenschädigung ein sich selbst beschleunigender Prozeß ist, gibt es keine unbedenkliche Dosis.

Fluoridbelastung bewirkt eine Kettenreaktion. Der Schädigung der Nieren folgt die vermehrte Fluoranreicherung und schließlich entwickeln sich fluorbedingte Schäden und Erkrankungen in anderen Organen. So leiden Patienten mit Skelettfluorose in der Regel auch unter Niereninsuffizienz.[7] Und bei vielen Dialysepatienten ist die lebenslange erhöhte Fluoridaufnahme eine wesentliche Ursache des Leidens.[8]

Die Schädigung der Nieren kann vielfältige und schwerwiegende Folgen haben: Die vermehrte Ausscheidung knapper Mineralstoffe, die Störung des Elektrolytgleichgewichts oder der Aktivierung von Vitamin D, um einige zu nennen.

Um gar nicht erst in diesen Teufelskreis zu geraten von Fluoridaufnahme, Nierenschädigung, beschleunigter Fluoranreicherung und degenerativer Schädigung anderer Organe, ist die Fluoridaufnahme von Kindheit an zu minimieren. Die Verringerung der Fluoridaufnahme ist deshalb das Gebot für alle, die sich auch im Alter einer guten Gesundheit erfreuen möchten.

Bereits eine einmalige und kurzzeitig stark erhöhte Fluoridkonzentration im Blut kann die Nieren schädigen, etwa bei Verwendung von Anästhetika mit fluorierten Kohlenwasserstoffen (zum Beispiel Methoxyfluran), bei dessen Abbau Fluorid-Ionen in hohem Maße freigesetzt werden.[9]

Die Praxis, den Mund mit hochkonzentrierter Fluoridlösung zu spülen, führt gleichfalls jedesmal zu einer Belastungsspitze im Blut, wobei die Nieren geschädigt werden.

Sehr hohe Fluoridbelastungen führen im Tierversuch bei Kaninchen schon binnen 15 Wochen zur Veränderung in der Zellarchitektur in den Nieren, zur Degeneration und teilweise zum Absterben von Zellverbänden, Schädigung der Nierenkörperchen, Entzündung (interstitielle Nephritis), Flüssigkeitsabsonderung und Ödemen, wie mikroskopische Untersuchungen zeigen.[10]

Besondere Vorsicht bei Nierenschwäche

Patienten mit schwacher Nierenfunktion dürfen ihre Nieren durch Fluoridbelastung nicht noch weiter schädigen. Die Fluoridaufnahme muß minimiert werden.

Bei der Dialyse wird für die Herstellung der Lösung reines Wasser verwendet, das mittels Umkehr-Osmose gewonnen wird. Bei intakten Umkehr-Osmose-Membranen wird dabei der Fluoridgehalt auf etwa ein Zehntel gesenkt: Je geringer die Fluoridkonzentration des Leitungswassers, desto geringer auch die der Dialyse-Lösung. In Regionen mit fluoridhaltigem Leitungswasser ist zu bedenken, daß die aggressiven Fluoride die Umkehr-Osmose-Membran angreifen und deren Filterkapazität mit der Zeit nachläßt. Deshalb sollte der Fluoridgehalt der Dialyse-Lösung regelmäßig überprüft und weitestgehend minimiert werden. Es schadet nicht, wenn sich auch die Patienten dessen vergewissern, besonders im Ausland, wo man es damit womöglich nicht so genau nimmt und vielleicht sogar fluoridhaltiges Wasser verwendet.

Nierensteine

Nierensteine treten häufiger bei Personen auf, die einer hohen Fluoridbelastung ausgesetzt sind. Das ergab eine Studie in Indien, wo eine 4,6fach höhere Häufigkeit in Gebieten mit Fluorose zu verzeichnen war als in solchen ohne Fluorose (allerdings kann auch in diesen Gebieten eine beachtliche Fluoridbelastung vorhanden sein).[11] Zu erklären ist dies mit der hohen Affinität von Kalzium und Fluorid.

Reizung des Harntraktes

Bei akuter Fluoridvergiftung werden nicht nur die Nierenkörperchen geschädigt, sondern aufgrund der erhöhten Fluoridkonzentration im Urin auch die Schleimhäute des Harntraktes gereizt. Bei höherer Fluoridbelastung ist mitunter vermehrtes Wasserlassen zu beobachten.[12]

Leberschäden

Eine Studie aus China hat gezeigt, daß Trinkwasser mit einem Fluoridgehalt von nur 2 mg/l neben der Nierenfunktion auch die der Leber stört, und das bereits im Kindesalter.[13] Fluorid wirkt als Enzymgift (Seite 43) und hemmt dadurch die vielfältigen enzymatisch gesteuerten Stoffwechsel- und Entgiftungsprozesse in der Leber.

Über die lebertoxische Wirkung von Fluorid ist kaum etwas bekannt. Mit welchen langfristigen Folgen ist zu rechnen? Fluorid verursacht Membranschäden (Seite 41) und schädigt auch die Mitochondrien in den Leberzellen, die dort in großer Anzahl vorhanden sind (Seite 39). Mitochondriale Dysfunktion wirkt sich verheerend auf die Leberfunktion aus. Obendrein werden durch Fluorid allmählich die Blutgefäße in der Leber geschädigt (Seite 107), was sich gleichfalls negativ auf deren Funktion auswirkt. Fluorid fördert zudem die degenerative Schädigung der Leber: Übermäßige Bildung minderwertigen Bindegewebes und dessen Verhärtung (Seite 61). Das Krankheitsbild der Leberfibrose ist auch durch Knotenbildung und Veränderung der Gewebearchitektur gekennzeichnet, begleitet vom zunehmenden Verlust von aktiven Leberzellen. Insofern liegen MAX OTTO BRUKER und RUDOLF ZIEGELBECKER nicht falsch mit ihrer Vermutung, daß chronische Fluoridbelastung Leberzirrhose fördert, das Endstadium degenerativer Leberschädigung.[14] Und nicht zuletzt besteht der Verdacht, daß Fluoridbelastung auch mit einem erhöhten Risiko für Leberkrebs einhergeht. Eine geschädigte Leber ist besonders anfällig für Tumorbildung und die Ansiedlung von Metastasen. Man denke nur an die Störung der mitochondrialen Funktion in den Leberzellen.

Wenn die Leber nicht mehr richtig arbeitet, so leidet der ganze Mensch darunter. Leberschäden führen zum Ruin der Gesundheit. Deshalb ist es ratsam, sich eine leistungsfähige Leber zu bewahren, anstatt sie leichtfertig durch Fluoridbelastung zu zerstören. Eine neue Leber wird uns nicht geschenkt.

Kapitel 14

Schädigung und Schwächung des Immunsystems

Fluoride schädigen das Immunsystem
und schwächen die Abwehrkraft.

HANS MOOLENBURGH

Schwächung der Abwehrkraft

Fluoride schwächen auf vielfältige Weise die Abwehrkraft und lassen das Immunsystem schneller altern.

Fluorverbindungen reichern sich im Laufe des Lebens besonders in den Knochen an und gelangen über die Haversschen Kanäle ins Knochenmark, wo die Stammzellen gebildet werden, aus denen sich schließlich Lymphozyten, Monozyten und andere Abwehrzellen wie Freßzellen (Makrophagen) entwickeln. Auch im Knochenmark kann in Abhängigkeit von der lebenslangen Belastung eine beachtliche Fluorkonzentration erreicht werden, was eine entsprechende Schwächung des Immunsystems zur Folge hat.[1] Das macht sich vor allem im Alter bemerkbar.

Dieser Prozeß ist weitgehend irreversibel. Knochen und Knochenmark bleiben für das weitere Leben belastet, selbst wenn die Fluoridzufuhr verringert wird. Ältere Personen, die fluoridiertes Wasser trinken, haben im Durchschnitt eine dreifach höhere Fluorkonzentration in den Knochen als jene, die fluoridarmes Wasser verwenden.[2]

Fluoride hemmen im Tierversuch die Bildung von Antikörpern, ebenso wie die DNS- und Proteinsynthese von Lymphozyten in Zellkulturen gestört wird. Dadurch wird die Vermehrung dieser Abwehrzellen unterdrückt, was sich in einer verminderten Lymphozytenzahl niederschlägt und die Schwächung der Abwehrkraft zur Folge hat.

Fluorid schädigt zudem das empfindliche Gewebe in den Lymphknoten, eine Art Filterstation für die Gewebeflüssigkeit (Lymphe) und wesentlicher Bestandteil des Immunsystems.[3]

Bei erhöhtem Fluoridspiegel im Blut verringert sich die Bewegungsgeschwindigkeit weißer Blutkörperchen, was gleichfalls zur Schwächung der Abwehrkraft beiträgt (siehe Tabelle auf der gegenüberliegenden Seite).[4]

Weiße Blutkörperchen gehen bei Fluoridbelastung vermehrt zugrunde, was ebenfalls zur Minderung der Abwehrkraft führt.[5]

Fluorid hemmt die Freßzellen (Phagozyten) bei der Vernichtung von Mikroben und der Auflösung von Fremdkörpern, anscheinend weil dadurch ihre Energiereserven erschöpft werden und die mitochondriale Funktion gestört wird. Aufgrund der verminderten Aktivität der Freßzellen wird die Phagozytose unterdrückt.[6]

Die fluoridbedingte Störung des Kalzium- und Magnesiumhaushaltes verschlechtert auch die Immunfunktion.

Fluorid-konzentration [mg/kg]	relative Bewegungs-geschwindigkeit
0,0	100 %
0,1	79 %
0,5	26 %
1,0	15 %
2,0	0 %

Die Wirkung von Fluorid auf die Bewegungsgeschwindigkeit weißer Blutkörperchen. Einwirkungszeit: 6 Stunden.

Bereits bei geringer Fluoridkonzentration der Flüssigkeit wird die Bewegungsgeschwindigkeit erheblich gemindert (mehr zur Fluoranreicherung in einzelnen Organen auf Seite 175).

Erhöhte Fluoridbelastung fördert die Verkalkung der Blutgefäße und weichen Gewebe sowie die Verhärtung des Bindegewebes. Derartige Gewebedegeneration behindert die Abwehrzellen, zu den Infektionsherden vorzudringen und pathogene Mikroorganismen abzutöten, was zur Schwächung der Abwehrkraft in den betroffenen Geweben führt. Zudem wird die Immunabwehr auch über die Schilddrüse gesteuert, deren Funktion jedoch bei Fluoridbelastung gestört wird (Seite 164).

All diese Faktoren tragen zur Abwehrschwäche und beschleunigten Alterung des Immunsystems bei, so daß schon bei Kindern und Jugendlichen bei Fluoridbelastung die Abwehrkraft hinter der von gesunden älteren Menschen zurückbleibt.

Die Fähigkeit, krankheitserregende Mikroorganismen abzutöten und mit Giftstoffen fertig zu werden, läßt mit zunehmendem Alter nach. Dieser altersbedingte Rückgang gegenüber den besten Werten in der Jugend beträgt etwa 10 bis 20 Prozent.[7] Man vergleiche das mit den Werten der Tabelle auf der vorhergehenden Seite. Also schon bei mäßig erhöhter Fluoridkonzentration im Blut und in den Gewebeflüssigkeiten ist die Abwehrkraft stärker vermindert als die normale altersbedingte Abnahme ohne Fluoridvergiftung.

Die Immunschwäche ist nur zum Teil wieder rückgängig zu machen, selbst wenn die künftige Belastung minimiert wird. Denn Fluoride lassen das Immunsystem auch irreversibel altern, nicht zuletzt deshalb, weil eine hohe Fluorkonzentration in den Knochen mit der Belastung des Knochenmarks einhergeht, wo die Stammzellen reifen. Immunschwäche ist mit erhöhter Anfälligkeit für Infekte und Entzündungserkrankungen verbunden. Lungenentzündung gehört immerhin zu den häufigsten Todesursachen im Alter. Auch Krebserkrankungen werden durch Immunschwäche wesentlich gefördert.

Allergische Reaktionen

Fluorverbindungen irritieren das Immunsystem und können Allergien auslösen. Es reagiert dann mit erhöhter Wahrscheinlichkeit überschießend auf Umweltgifte und Reizstoffe wie Pollen, Tierhaare oder Bestandteile in Nahrungsmitteln, meist in Form von Entzündungen. Das ist unter anderem darauf zurückzuführen, daß Fluoride in hoher Konzentration in Mastzellen die Freisetzung von Histamin fördern, eine Wirksubstanz bei vielen allergischen Reaktionen.[8] Da eine höhere Fluoridbelastung den Kalziumhaushalt stört, kann auch auf diesem Wege eine erhöhte Anfälligkeit für allergische Reaktionen verursacht werden.

Bei akuter Fluoridvergiftung können sich zudem Ekzeme und Hautausschläge bilden (Fluorodermitis, Fluorakne), so wie bei der Vergiftung mit anderen Halogenen auch (Chlor, Brom, Jod). Bei Empfindlichen genügt für Ausschläge mitunter bereits eine geringe Fluoridmenge.

Auch Pseudoallergien sind bei Fluoridvergiftung möglich, das sind allergieähnliche Symptome ohne immunologische Reaktion.

Autoimmunreaktionen und -erkrankungen

Das Immunsystem steht vor der Aufgabe, zwischen körpereigenen Proteinen, Zellen und Geweben einerseits sowie entarteten Zellen, Fremdstoffen, Giften und Mikroorganismen andererseits zu unterscheiden. Letztere müssen sofort bekämpft und vernichtet werden, während körpereigene gesunde Zellen und Gewebe niemals angegriffen werden dürfen.

Diese Aufgabe kann nur erfüllt werden, wenn die eigenen Zellen in ihrer Proteinstruktur eindeutige Merkmale aufweisen. Fluorid verändert jedoch Proteine chemisch und in ihrer räumlichen Struktur (Seite 43). Der Unterschied zwischen eigenem Gewebe und Fremdkörpern wird unscharf. Das Immunsystem beginnt, körpereigene Zellen und Gewebe als fremd zu identifizieren und anzugreifen. Es kommt zu Autoimmunreaktionen und -erkrankungen, bei denen eigenes Gewebe zerstört wird. Die Fluorbelastung der Gewebe und Organe erhöht somit das Risiko von Autoimmunerkrankungen.[9] Diese sind oft mit schwerem Leid verbunden und führen im fortgeschrittenen Stadium zu Verfall, Siechtum und vorzeitigem Tod.

Die fluorbedingte Schädigung der Schilddrüse kann bestimmte Autoimmunerkrankungen fördern wie Rheumatoide Arthritis (Schädigung des Bindegewebes im Knorpel), Lupus (autoimmunbedingte Erkrankung des Bindegewebes, meist verbunden mit Hautausschlag), Sarkoidose (Schädigung des Bindegewebes im gesamten Organismus mit entzündungsbedingter, knotenartiger und krankhafter Gewebeneubildung) oder Sjögren-Syndrom (autoimmunbedingte Schädigung des Bindegewebes in den Speichel- und Tränendrüsen).

Um Autoimmunerkrankungen zu vermeiden, ist die Fluorbelastung von Kindheit an zu verringern. Vorsorge ist besser als Heilen. Durch Fluorbelastung verursachte Autoimmunerkrankungen sind kaum mehr rückgängig zu machen.

Kapitel 15

Der Einfluß von Fluorid auf das Kariesgeschehen

Fluoride sind gefährlich,
und ihre karieshemmende Wirkung ist zweifelhaft;
sicher ist jedoch, daß Fluoride sehr giftig sind.

Sir ROBERT ROBINSON

Sir ROBERT ROBINSON (1886 – 1975), Nobelpreisträger für Chemie und Kritiker der Trinkwasser-Fluoridierung, wußte schon damals: Fluorid ist hochgiftig und ruiniert bereits in kleinsten Mengen die Gesundheit. Für eine karieshemmende Wirkung gab es keine Beweise, sondern nur Behauptungen, die sich auf dubiose Statistiken gründeten. Der Wahnsinn war seit Anfang an offensichtlich, die Menschheit mit Fluorid zu vergiften in der zweifelhaften Hoffnung, das Kariesrisiko vielleicht etwas senken zu können.

Heute wissen wir genauer Bescheid: Die (systemische) Aufnahme von Fluorid hat *keinen* Einfluß auf das Kariesgeschehen. Im Gegenteil: Chronische Fluoridbelastung während der Zahnentwicklung (bis in die späte Jugend) führt zu porösen Schmelzschäden und Zahnfluorose (Kapitel 9), die mit einem erhöhten Kariesrisiko einhergeht.

Lediglich die hochdosierte lokale Fluoridanwendung im Mundraum kann unter Umständen das Kariesrisiko senken. Dabei wird jedoch unvermeidlich eine mehr oder weniger große Fluoridmenge verschluckt und über die Mundschleimhäute aufgenommen, was gleichfalls zu einer chronischen Fluoridvergiftung führt. Das geschieht anfangs unmerklich. Vergiftungssymptome werden keine wahrgenommen und später im Leben ist nicht mehr festzustellen, inwieweit degenerative Erkrankungen durch die lebenslange Fluoridbelastung verursacht sind. Jedenfalls gibt es bei der Aufnahme von Fluoriden keine unbedenkliche Dosis.

Karies wird heutzutage als normal angesehen, weil fast alle darunter leiden und Gebißverfall die Regel ist. Doch in der Natur gibt es so gut wie keine Karies: Wildtiere bleiben kariesfrei. Das gilt auch für die Menschenaffen. Und selbst bei Naturvölkern ist Karies eine seltene Erscheinung. Man lese nur den Klassiker *Nutrition and Physical Degeneration* (Erstausgabe 1938) von Weston Price (1870 – 1948), seinerzeit Vorsitzender der Forschungsabteilung der *American Dental Association* und wegen seiner Verdienste als Charles Darwin der Ernährungslehre geehrt. Eine Zusammenfassung darüber gewährt auch Albert von Haller (1903 – 2000) in seinem Buch *Gefährdete Menschheit*.

Der Zahnarzt Dr. Price hat bei seinen Expeditionen auf allen Kontinenten in verschiedenen Klimazonen von der Polarregion bis in die Tropen Naturvölker besucht und den Gebiß- und Gesundheitszustand der Eingeborenen erfaßt. Überall, wo man sich natürlich und traditionell ernährte, erfreuten sich die Menschen einer bemerkenswert guten Gesundheit, enormer Leistungskraft und perfekter Gebisse. Das galt in nordischen Regionen mit hohem Fisch- und

Fleischanteil ebenso wie in wärmeren Regionen, wo auch zuckerhaltige Früchte, stärkehaltige Wurzeln und Samen gegessen wurden. Selbst bei den Alten war Karies die Ausnahme.

Sobald jedoch die Naturvölker Kontakt zur Zivilisation erhielten und begannen, sich von Fabrikzucker, Süßigkeiten und Backwaren zu ernähren, von poliertem Reis, Pflanzenöl und Konservenkost, verschlechterte sich ihr Gesundheitszustand prompt: Nach einiger Zeit litten die Angehörigen der Naturvölker unter den gleichen Krankheiten und Degenerationserscheinungen wie die Weißen. Auch die Karieshäufigkeit schnellte empor, Gebißverfall und Gebißdegeneration waren bald allgegenwärtig. Da es in der Wildnis keine Zahnärzte gab, machten Zahnschmerzen und abgestorbene Zähne für viele das Leben zur Hölle.

Weston Price bereiste auch Europa und besuchte 1931 und 1932 abgelegene Hochtäler in der Schweiz, die damals nur zu Fuß zu erreichen und demzufolge wie schon seit Jahrhunderten auf Selbstversorgung angewiesen waren. Im Lötschental bestand die Nahrung im Winter aus Roggenbrot, Butter und Käse (mit viel höherem Vitamin- und Mineralstoffgehalt als die heutige Ware im Supermarkt) sowie hin und wieder etwas Fleisch; im Sommer auch Gemüse und Salat aus dem Garten. Obwohl Roggenbrot als Grundnahrungsmittel einen Großteil des Kalorienbedarfs deckte und Brot kariogen, also kariesverursachend wirkt, lag bei Kindern und Jugendlichen die Häufigkeit kariöser und geschädigter Zähne bei nur 0,3 Prozent: Unter zehn Kindern hatte lediglich ein Kind einen einzigen defekten Zahn, die übrigen neun Kinder waren völlig kariesfrei. Und dies wohlgemerkt ohne Zähneputzen und ohne Fluoridbehandlung.

Auch bei den Alten war Karies die seltene Ausnahme und nur vereinzelt ließ sich hier und da ein geschädigter Zahn finden. Gebißuntersuchungen an den Schädeln der Toten ergaben gleichfalls, daß die Gebisse bis ins Alter, bis zum Tode mit gesunden Zähnen erhalten blieben, Karies nur vereinzelt entdeckt werden konnte und die Zähne lediglich durch Abnutzung gezeichnet waren. – Also selbst mit stark kohlenhydrathaltiger Nahrung (Roggen-Vollkornbrot) können gesunde Gebisse erhalten und Karies vermieden werden.

Um diese Ergebnisse einordnen zu können, studierte WESTON PRICE den Gebiß- und Gesundheitszustand der Menschen in St. Moritz, die in der gleichen alpinen Höhenlage, also in der gleichen Umwelt lebten, über die gleichen Gene verfügten, sich aber ganz anders ernährten mit viel Zucker, Süßigkeiten und Weißmehlerzeugnissen, mit Konserven- und Fabrikkost. Bei den 8- bis 15jährigen Kindern lag die Karieshäufigkeit bei 29,8 Prozent aller Zähne, das heißt beinahe jeder dritte Zahn war geschädigt (im Lötschental waren es nur 0,3 Prozent).

Dieser rapide Gebißverfall bei Kindern und Erwachsenen in St. Moritz geschah trotz vorbildlicher Kampagnen, um die Kinder zum Zähneputzen anzuleiten, trotz gut ausgebildeter und modern ausgerüsteter Zahnärzte. Im Unterschied dazu blieben die Menschen in den abgelegenen Hochtälern bei traditioneller Ernährung weitgehend kariesfrei, obwohl sie sich nicht die Zähne putzten und keine zahnärztliche Versorgung hatten.

Gewiß ist sorgfältiges Zähneputzen zu empfehlen, denn an Zahnflächen, wo der Belag entfernt ist, kann selbst bei häufiger Zuckerzufuhr keine Karies mehr entstehen. Doch es ist schwierig, an allen Zahnflächen zweimal täglich den

Belag vollständig zu entfernen. An schwer zugänglichen Stellen bleibt Zahnbelag oft erhalten, wächst und verdichtet sich mit der Zeit, so daß bei häufiger kariogener Ernährung mit Zucker und Stärke an Stellen mit Zahnbelag ein erhöhtes Kariesrisiko besteht.

So wichtig das gründliche Zähneputzen ist, entscheidend für die Kariesverhütung ist die Ernährung, vor allem der Verzicht auf stark kariogene Nahrungsmittel (mehr darüber in meinem Buch *Gesunde Zähne – Warum Zähneputzen nicht genügt und richtige Ernährung so wichtig ist*).

Mit der richtigen Ernährung können nicht nur Karies, sondern auch Zahnfleischerkrankungen verhütet werden sowie Parodontitis und Parodontose. Natürliche Ernährung ist neben Sonnenlicht und Vitamin D auch eine wesentliche Voraussetzung dafür, daß Kinder von Gebißdegeneration verschont bleiben und ein wohlgeformtes Gebiß entwickeln. Das erspart langwierige und lästige kieferorthopädische Behandlungen, die ohnehin meist nur einen Teil der Fehlentwicklung kompensieren können.

Karies ist somit ernährungsbedingt und kann mit richtiger Ernährung vermieden werden. Auch die Tiere in der Wildnis bleiben kariesfrei. Das gilt nicht nur für Raubtiere und Weidetiere, sondern selbst für früchtefressende Affen. Orang-Utans und Bonobo-Schimpansen haben in der Regel keine Karies, obwohl sie durchschnittlich 60 bis 80 Prozent ihres Kalorienbedarfs über Früchte decken und damit beachtliche Mengen an Zucker aufnehmen.

Zahnschmelz besteht zu 95 Prozent aus anorganischen Mineralstoffen, hauptsächlich aus Hydroxylapatit: $Ca_5(PO_4)_3OH$, einem Kalzium-Phosphat-Kristall. Entsprechend der Fluoridkonzentration im Speichel werden Fluoride an der Oberfläche des Zahnschmelzes in die Apatitkristalle eingelagert. Es entsteht zum Teil Fluorapatit: $Ca_5(PO_4)_3F$, der weicher ist als reiner Hydroxylapatit, jedoch eine geringere Löslichkeit gegenüber Säuren hat. Ein höherer Fluorapatitgehalt im Zahnschmelz kann nicht nennenswert die Entmineralisierung bei Säureeinwirkung verlangsamen.

Die Bildung von Fluorapatit wird durch die Fluoridkonzentration des Speichels bestimmt, die sich bei geringer Fluoridzufuhr auf durchschnittlich 0,02 mg/l beläuft und sich mit vermehrter systemischer Fluoridaufnahme nur unwesentlich erhöhen läßt: So konnte bei Versuchsteilnehmern trotz hoher Zufuhr nur eine Fluoridkonzentration im Speichel von 0,03 bis 0,04 mg/l gemessen werden. Bei Verzehr von Speisen, die mit fluoridiertem Speisesalz zubereitet waren (1 mg Fluorid pro Kilogramm Nahrung), erhöhten sich mit dem Essen die Werte kurzzeitig auf eine Spitzenkonzentration von 0,16 bis 0,25 mg/l. Nach 20 bis 60 Minuten waren die Ausgangswerte wieder erreicht.[1] Das reicht nicht aus, den Fluorgehalt im Zahnschmelz wesentlich zu erhöhen und dessen Säurelöslichkeit zu verringern. Das Kariesrisiko kann also nicht mit vermehrter Fluoridaufnahme reduziert werden. Es ist somit unsinnig, die systemische Fluoridaufnahme steigern zu wollen.

Im Durchschnitt liegt der Fluorgehalt der menschlichen Zähne bei 200 bis 2000 mg/kg (0,02 bis 0,20 Prozent). Der

Anteil des Fluorapatits am gesamten Apatit der Zahnhartsubstanz beträgt damit lediglich 0,5 bis 5 Prozent. Die Fluoreinlagerung in den Schmelz ist selbst bei starker Zahnfluorose viel zu gering, um die Säurelöslichkeit des Zahnschmelzes zu vermindern.[2]

Die Hartsubstanz von Haifischzähnen besteht nahezu vollständig aus Fluorapatit. Versuche haben jedoch gezeigt, daß der Zahnschmelz von Haien ebenfalls kariesanfällig ist. Also selbst 100 Prozent Fluorapatit versprechen keinen Kariesschutz. – Da die Haie aber nur Fische fressen und keinen Zucker, bleiben sie von Karies verschont.

Der Kariesfortschritt im gesunden Zahnschmelz mit geringem Fluorgehalt erfolgt ebenso schnell wie bei hohem Fluorgehalt.[3] Ein höherer Fluorapatitgehalt bewirkt somit keine Karieshemmung.

Entgegen früherer Annahmen wird kein Fluorapatit vor dem Durchbruch der Zähne in den Schmelz eingelagert. Die erhöhte Fluoridzufuhr vor dem Zahndurchbruch ist schon allein aus diesem Grunde sinnlos.

Bereits eine mäßige Fluoridzufuhr während der Zahn- und Schmelzentwicklung führt leicht zur Störung des Mineralstoffhaushalts und der schmelzbildenden Zellen (Adamantoblasten), wobei Enzyme blockiert werden und die Kollagenbildung gehemmt wird. Das hat mikroskopische Schmelzschäden zur Folge (winzige Poren, Risse und auch größere flaschenförmige Hohlräume, die mitunter sogar bis ins Dentin reichen). Schwerwiegendere Schmelzschäden zeigen sich in einer Verfärbung der Zahnoberfläche und werden als Zahnfluorose diagnostiziert. Leichtere Schäden bleiben für den Zahnarzt unsichtbar, der Schmelz macht einen intakten Eindruck (Seite 135).

Gesunder Schmelz hat ein Porenvolumen von 0,1 Prozent. Bei starker Zahnfluorose werden 10 bis 25 Prozent erreicht. Doch schon bei einem Porenvolumen von nur 1 Prozent besteht eine erhöhte Kariesanfälligkeit – bei den bleibenden Zähnen fürs weitere Leben, da diese Schmelzschäden nicht mehr rückgängig zu machen sind. Also bereits eine mäßig erhöhte Fluoridzufuhr während Zahn- und Schmelzentwicklung in der Kindheit und Jugend ist mit einem dauerhaft erhöhten Kariesrisiko verbunden. Dadurch wird das Gegenteil dessen erreicht, was beabsichtigt ist.

Zu Schmelzdefekten kann unter Umständen bereits die Aufnahme von nur zwei Milligramm Fluorid pro Tag führen, wenn diese Belastung über einen längeren Zeitraum anhält. Die Schwelle, ab der mit den ersten Fällen von Zahnfluorose zu rechnen ist, wird schon bei einem Fluoridgehalt des Trinkwassers von nur 0,4 bis 0,8 mg/l erreicht (angestrebt werden bei der Fluoridierung 1,0 mg/l). Inwieweit sich Schmelzschäden entwickeln, ist von vielen Umständen abhängig, nicht zuletzt von der Menge des konsumierten Trinkwassers (Seite 137).

Auch mittels epidemiologischer Studien konnte bislang keine Verringerung der Karieshäufigkeit durch Trinkwasser-Fluoridierung oder Verwendung fluoridierten Salzes nachgewiesen werden.[4] Frühere Untersuchungen, die derartiges zu belegen schienen, haben sich als irrelevant und fehlerhaft erwiesen. Zahlreiche Publikationen beruhen auf Daten- und Ergebnismanipulation.[5]

Überall, wo aufgrund von Fehlernährung und unzureichender Gebißhygiene kariesfördernde Bedingungen herrschten, erhöhte sich die Karieshäufigkeit, egal wieviel Fluorid das Trinkwasser enthielt. Wo nach Einführung der

Fluoridierung weniger Kariesdefekte zu verzeichnen waren, ließ sich in Nachbargemeinden ohne Fluoridierung ein ähnlicher Rückgang der Karieshäufigkeit feststellen. Vielerorts wurde die Trinkwasser-Fluoridierung beendet und nirgends kam es daraufhin zum Anstieg der Karieshäufigkeit, wie von Befürwortern der Fluoridierung prognostiziert. Wo ein rückläufiger Kariestrend bestand, hielt dieser auch nach Beendigung der Trinkwasser-Fluoridierung an.

Die erhöhte systemische Fluoridzufuhr hat also keinen Einfluß auf die Karieshäufigkeit. Fluoridiertes Wasser und Salz sind nutzlos für die Zähne, aber äußerst schädlich für den Organismus. Die Gesundheit wird bei erhöhter Fluoridzufuhr anfangs unmerklich, aber sicher ruiniert. Fluorbedingte degenerative Erkrankungen sind praktisch unheilbar. Deshalb ist es unverantwortlich, weiterhin an der Fiktion festzuhalten, die Zufuhr von Fluoriden über Nahrung und Trinkwasser diene dem Schutz der Zähne.

Wer sich ein gesundes Gebiß mit schönen Zähnen bewahren möchte, muß sich vor allem richtig ernähren (mehr dazu in meinem Buch *Gesunde Zähne – Warum Zähneputzen nicht genügt und richtige Ernährung so wichtig ist*).

Die unterschiedliche Wirkung systemischer Fluoridzufuhr und lokaler Fluoridanwendung

Fluorid kann systemisch über Nahrung, Wasser, Tabletten oder Tropfen zugeführt werden. Es wurde sogar vorgeschlagen, Brot, Milch, Zucker und Getränke mit Fluoriden anzureichern. Doch wie wir erfahren haben, ist dies alles nutzlos, weil damit die Entstehung und der Fortschritt der Karies nicht gehemmt wird. Angesichts der Nutzlosigkeit und der stark toxischen Wirkung darf die Fluoridzufuhr keinesfalls erhöht, sondern muß minimiert werden.

Im Gegensatz zur systemischen Fluoridzufuhr verspricht die lokale Fluoridanwendung im Mundraum unter Umständen eine Verringerung des Kariesrisikos. Diese Maßnahmen umfassen das Zähneputzen mit fluoridhaltiger Zahnpasta, das Spülen des Mundes mit fluoridhaltigen Lösungen, die Anwendung fluoridhaltiger Gele und Lacke. Entscheidend für die Wirksamkeit ist die Fluoridkonzentration im Mundspeichel und auf der Zahnoberfläche, die Dauer der Einwirkung und die Häufigkeit der Anwendung. Auch der pH-Wert und die Beschaffenheit der Zahnoberfläche haben Einfluß.

Nur bei stark erhöhter Fluoridkonzentration an der Zahnoberfläche kann sich vorübergehend (mitunter nur für einige Stunden) eine kalziumfluoridhaltige Deckschicht ausbilden. Diese ist weniger säurelöslich als der Zahnschmelz und hemmt dadurch die Entstehung von Kariesdefekten. Die Deckschicht enthält neben Kalziumfluorid auch Phosphate, Kalzium, Proteine und andere Verbindungen.

Die Ausbildung einer Deckschicht aus Kalziumfluorid erfordert bei schwach saurem Milieu einen Fluoridspiegel im Speichel von mindestens 10 mg/l, wirksamer sind 100 mg/l, zumindest einige Minuten lang. Im neutralen pH-Bereich sind sogar 500 bis 1 000 mg/l vonnöten, um einen Effekt zu erzielen. Normal ist jedoch eine Konzentration im Speichel von lediglich 0,02 bis 0,04 mg/l. Bei systemischer Fluoridzufuhr werden für einige Minuten Spitzenkonzentrationen von 0,16 bis 0,25 mg/l erreicht.

Nur im schwach sauren Bereich findet eine Reaktion des Apatits mit Fluorid statt, die zur Bildung von Fluorapatit und einer dauerhaften Fluorideinlagerung in den Zahnschmelz führt. Diese Fluoranreicherung im Zahnschmelz dient als Fluoridreservoir. Bei Entmineralisierung der Zahnoberfläche werden die Fluoride wieder freigesetzt und hemmen den Prozeß der Entmineralisierung und Kariesentstehung.[6]

Die kalziumfluoridhaltige Deckschicht ist hauchdünn und schwindet recht schnell. Beim Kauen wird sie an den beanspruchten Flächen rasch abgerieben. Die lokale Fluoridbehandlung muß deshalb häufig wiederholt werden.

Die Hartsubstanz von Haifischzähnen besteht fast vollständig aus Fluorapatit. Dennoch haben sich diese Zähne im Laborversuch als kariesanfällig erwiesen. Erst durch Oberflächenbehandlung mit Fluorid konnte die Kariesanfälligkeit und die Ausweitung von beginnenden kariösen Läsionen gehemmt werden.[7] Die Verringerung des Kariesrisikos ist also allein durch die lokale Behandlung der Zahnoberfläche mit hochdosiertem Fluorid zu erreichen.

Doch auch die Fluoridanwendung im Mundraum birgt in Abhängigkeit von den verwendeten Präparaten Risiken. Bei Versuchen mit neutralem Natriumfluorid, das in der Zahnpasta enthalten ist, bildete sich an der Oberfläche von Kunstzähnen das säurebeständige Fluorapatit, allerdings nur in einer hauchdünnen Schicht von knapp zehn Nanometern (10 Millionstel Millimeter). Beim sauren Olaflur (pH-Wert 4,2), das Aminfluoride enthält, bildete sich zwar eine Kalziumfluorid-Deckschicht aus, rauhte sich jedoch zugleich die Zahnoberfläche auf und machte sie in einer Tiefe von hundert Nanometern porös. Die Deckschicht aus Kalziumfluorid wird durch Abrieb beim Kauen rasch abgetragen und löst sich bald wieder auf, doch die porösen und rauhen Schäden bleiben bestehen, wodurch der Zahnschmelz bei wiederholter Säureeinwirkung stärker gefährdet ist und sich auch schneller beim Kauen abnutzt.[8]

Durch Kalziumfluorid wird der Zahnschmelz weicher und dessen Abriebfestigkeit verringert sich. Die Behauptung ist also falsch, Fluoride würden den Zahnschmelz härten. Vielmehr ist das Gegenteil der Fall. „Was Chemiker seit 70 Jahren über die Härte des Zahnschmelzes wissen und seit 40 Jahren Lehrbuchwissen ist", so RUDOLF ZIEGELBECKER, „wollen Zahnärzte und Kinderärzte ... offensichtlich bis heute nicht wahrhaben und fand dieses Wissen bisher auch keinen Eingang in die Empfehlungen der DGE sowie des *Committee on Food* der EU".[9]

Hochkonzentrierte Fluoridlösung (10 000 bis 25 000 mg/l) ätzt die Schmelzoberfläche mikroskopisch an, entkalkt sie und weicht sie auf. Die mögliche Verringerung des Kariesrisikos durch Anwendung hochkonzentrierter fluoridhaltiger Lacke muß also mit der Schädigung der Zahnoberfläche erkauft werden.

Auch bei lokaler Fluoridanwendung wird der Körper belastet, weil ein Teil der Fluoride über die Mundschleimhäute aufgenommen und gewisse Mengen unbeabsichtigt verschluckt werden. Je öfter die Anwendung, je höher die Fluoridkonzentration und je länger die Einwirkungszeit, desto höher ist jedesmal die aufgenommene Fluoriddosis.

Vor allem die Mundschleimhäute werden bei regelmäßiger Anwendung hochkonzentrierter Fluoride geschädigt. Mitunter entwickeln sich sogar Entzündungen und Geschwüre.[10]

Auch die Schleimhäute der Speiseröhre, des Magens und des Darmes können durch das unvermeidliche Verschlucken gewisser Mengen geschädigt werden (allein über Zahnpasta werden täglich im Durchschnitt 0,25 bis 0,75 mg Fluorid aufgenommen). So wurde bei einer Untersuchung in neunzig Prozent der Fälle eine Schädigung der Darmschleimhaut festgestellt. Selbst Präparate mit relativ geringer Fluoridkonzentration können zu Schleimhautschäden führen.[11]

Bei Kindern besteht zudem die Gefahr einer akuten Fluoridvergiftung, da sie von Zahnpasta oder Mundspüllösungen leicht größere Mengen verschlucken. Es sind tragische Fälle dokumentiert, die tödlich endeten.[12]

Lokale Fluoridanwendungen sind somit keinesfalls harmlos. Es werden bei jeder Anwendung gewisse Fluoridmengen aufgenommen und ein Teil davon im Organismus angereichert, was langfristig schwerwiegende Folgen hat (Kapitel 4 bis 14).

Die Gefahren lokaler Fluoridanwendung

Um lokale Fluoridanwendungen beurteilen zu können, seien zunächst die Gefahren und möglichen Folgeschäden aufgeführt:

1. *Entkalkung der Schmelzoberfläche* bei Anwendung hochkonzentrierter Fluoridlösung. Mit der Zeit kommt es zu Erosionsschäden, Schmelzsubstanz geht verloren und die Zahnoberfläche wird rauh und porös, wodurch auch Zahnbelag besser haftet. Außerdem verliert die Schmelzoberfläche an Härte und die Kauflächen nutzen sich schneller ab. Mit dem Schwund der Schmelzsubstanz vergilben die Zähne und werden am Zahnhals empfindlich. Freiliegender Wurzelzement ist besonders erosionsgefährdet, da dieser leichter entmineralisiert wird als der Zahnschmelz.

2. *Vermehrte Freisetzung von Schwermetallen* aus Amalgamfüllungen, Dentallegierungen und Spangen. Die Belastung des Organismus mit Schwermetallen erhöht sich mit jeder Fluoridanwendung.
3. *Zahnfleischschäden.* Fluorid wirkt als Kontaktgift und schädigt dadurch auch das Zahnfleisch (Seite 38). Bereits die einmalige Fluoridbehandlung führt zu Schleimhautschäden (Seite 101), wobei die Mundschleimhaut der höchsten Fluoridkonzentration ausgesetzt ist. Um mittels lokaler Anwendung überhaupt einen Effekt bei der Senkung des Kariesrisikos zu erzielen, ist jedoch eine hohe Fluoridkonzentration im Mundraum erforderlich, eine hinreichend lange Einwirkungszeit sowie die ständige Wiederholung (beim Putzen mit fluoridhaltiger Zahnpasta zweimal täglich). Die Fluoridbelastung der Mundschleimhäute ist also beträchtlich.
4. *Förderung von Parodontitis* infolge der wiederholten Fluorideinwirkung. Geschädigtes Zahnfleisch neigt zu Blutungen, wird schwammig und erleichtert die Bildung von Zahnfleischtaschen, was oft Parodontitis (Entzündung des Zahnhalteapparats, Seite 141) zur Folge hat. Parodontitis trägt in der zweiten Lebenshälfte oft mehr zum Gebißverfall bei als Karies.
5. *Förderung von Parodontose* (osteoporotischer Schwund des Kieferknochens, dadurch allmähliche Freilegung der Zahnwurzeln. Diese Schädigung erfaßt das gesamte Gebiß.
6. *Wurzelkaries* aufgrund von Parodontitis und Parodontose. Der Wurzelzement wird im Gegensatz zum Zahnschmelz leicht entmineralisiert und ist deshalb besonders kariesanfällig. So kann mit lokaler Fluoridanwendung unter

Umständen das Kariesrisiko gesenkt werden, solange das Zahnfleisch gesund ist. Doch wenn die stete Fluoridbelastung die allmähliche Freilegung des Wurzelzements fördert, so ergibt sich daraus später im Leben ein erhöhtes Risiko für Wurzelkaries.

7. *Fluoridaufnahme* über die Mundschleimhäute sowie durch Verschlucken. Der Organismus wird dadurch jedesmal belastet und nur ein Teil davon wieder ausgeschieden. Fluorverbindungen reichern sich in Geweben und Organen an, führen mit zunehmendem Alter zu degenerativen Schäden und schließlich zu unheilbaren Erkrankungen.
8. *Gefahr einer Zahnfluorose* bei Anwendung während der Kindheit und Jugend, wenn größere Fluoridmengen aufgenommen werden. Die Schmelzschäden an den bleibenden Zähnen sind lebenslang mit einem erhöhten Kariesrisiko verbunden (Seite 135). Auch wenn die porösen Defekte mit bloßem Auge nicht zu erkennen sind, kann der Schmelz dennoch geschädigt sein und ein erhöhtes Kariesrisiko bestehen.

Bei lokaler Fluoridanwendung ist meist die Fluoridbelastung des Organismus geringer als bei systemischer Fluoridzufuhr über Trinkwasser, Nahrung oder Salz. Folgeschäden gemäß Punkt 7 und 8 fallen schwächer aus. Das heißt jedoch nicht, daß sie unerheblich sind. Bei lokaler Anwendung werden manchmal durch Verschlucken große Fluoridmengen aufgenommen. Bei Kindern, die sich der Gefahren nicht bewußt sind, besteht akutes Vergiftungsrisiko. Todesfälle sind belegt. Doch selbst wenn nur wenig verschluckt wird, werden über die Lymphbahnen der Mundschleimhäute beachtliche Fluoridmengen aufgenommen, besonders bei hoher Fluoridkonzentration in Mundspüllösungen.

Die lokale Fluoridanwendung ist entsprechend der Fluoridkonzentration im Mundraum stets mit einer Schädigung verbunden (Punkt 1 bis 6). Lokale Anwendungen sind also keineswegs harmlos, wie oft der Anschein erweckt wird, sie unterscheiden sich nur in ihrer Art von den Schadwirkungen, die bei systemischer Fluoridzufuhr auftreten.

Nutzen- und Risikoabschätzung

Mit systemischer Fluoridzufuhr ist das Kariesrisiko nicht zu senken. Dadurch wird nur der Organismus vergiftet, wobei sich die Folgen erst mit zunehmendem Alter bemerkbar machen, meist ohne daß dann die wahren Ursachen der Leiden und des gesundheitlichen Verfalls auch nur erahnt werden.

Bei Fluoridzufuhr während der Kindheit und Jugend wird ab einer kritischen Dosis die Schmelzentwicklung gestört und es besteht für die geschädigten Zähne ein dauerhaft erhöhtes Kariesrisiko. Dadurch wird also bei systemischer Fluoridzufuhr leicht das Gegenteil dessen erreicht, was beabsichtigt ist.

Lokale Fluoridanwendungen sind meist mit geringerer Fluoridaufnahme verbunden. In Einzelfällen können sich dennoch hohe Belastungen und sogar akute Vergiftungen ergeben. Lokale Anwendungen schaden vor allem aufgrund der hohen Fluoridkonzentration im Mundraum: Fluoride greifen alle Schleimhäute an, mit denen sie in Kontakt kommen.

Ob lokale Fluoridanwendungen im Einzelfall das Kariesrisiko vermindern, ist von vielen Bedingungen abhängig.

Bei kariesvermeidender Ernährung und guter Gebißhygiene besteht nur ein minimales Kariesrisiko. Fluoridanwendungen erübrigen sich in diesem Falle. Sie wären nur mit einer Belastung des Organismus verbunden.

Personen mit hohem Kariesrisiko, die häufig Süßigkeiten naschen, viel Zucker konsumieren und vielleicht auch noch nachlässig beim Zähneputzen sind, können mit lokaler Fluoridanwendung die Kariesentstehung allenfalls etwas verzögern, den Gebißverfall jedoch nicht aufhalten. Lokale Fluoridbehandlung wird ihnen also nicht helfen, sondern nur die Belastung des Körpers erhöhen.

Bei Personen mit mittlerem Kariesrisiko kann durch lokale Fluoridanwendung die Entstehung und Ausweitung von Kariesschäden unter Umständen gehemmt werden. Der Gebißverfall verlangsamt sich. Wie weit der karieshemmende Effekt trägt, ist selbst bei kontrollierten Studien nur schwer abzuschätzen, denn vieles liegt in der statistischen Grauzone. Vor allem fehlt es an langfristigen Untersuchungen. Um verläßliche Schlüsse ziehen zu können, sind Studien mit großer Teilnehmerzahl über lange Zeiträume erforderlich, bei denen der Gebißzustand von der Kindheit bis weit ins Erwachsenenalter erfaßt wird. Die Teilnehmer der Versuchs- und Kontrollgruppen sind nach dem Zufallsprinzip auszuwählen (Randomisierung). Weder Testpersonen noch das betreuende Personal dürfen wissen, welche Personen der Versuchsgruppe angehören und fluoridhaltige Präparate erhalten und welche nicht (Doppelblindstudie).

Um ganz sicher zu gehen, empfiehlt sich darüber hinaus eine weitere Kontrollgruppe, die in verschiedene Untergruppen aufgeteilt wird: Die einen sollten wiederholt darin eingewiesen werden, wie die Zähne gründlich zu putzen sind, damit der Einfluß der Gebißhygiene bei der Kariesvermeidung ermittelt wird. Eine andere Untergruppe wird aus Freiwilligen gebildet, die einer kariesvermeidenden Ernährung folgt.

Natürlich sind solche Studien aufwendig und teuer. Doch es geht auch um viel angesichts der starken Giftwirkung von Fluorid. Nur auf der Grundlage sorgfältiger und langfristiger Untersuchungen kann der mögliche Nutzen bei der Kariesverhütung abgeschätzt und der unvermeidlichen Fluoridvergiftung mit all ihren Folgen gegenübergestellt werden.

Bis dahin bleibt nur die Erkenntnis, daß hierzulande zwar die meisten Menschen fluoridhaltige Präparate (vor allem Zahnpasta) täglich verwenden, der Gebißverfall jedoch weiterhin allgegenwärtig ist. Bei einem Großteil der Bevölkerung ist ein langsamerer Gebißverfall festzustellen, als es früher der Fall war. Dies dürfte jedoch weitgehend auf eine weniger kariogene Ernährung und besseres Zähneputzen zurückzuführen sein. Trotz dieses erfreulichen Trends ist der Gebißzustand der heranwachsenden Generation nach wie vor unbefriedigend.

Um bei einem mehr oder weniger hohen Kariesrisiko mit lokaler Fluoridanwendung einen karieshemmenden Effekt zu erzielen, ist eine hohe Fluoridkonzentration im Mund und auf der Zahnoberfläche notwendig sowie die ausreichend lange Einwirkungszeit und regelmäßige Anwendung. Halbheiten bringen nichts: Wer die Dosis verringert, die Anwendung verkürzt und danach womöglich noch den Mund gut ausspült, reduziert zwar seine Fluorbelastung, wird jedoch kaum eine kalziumfluoridhaltige Deckschicht auf der Zahnoberfläche aufbauen, wenn der nötige Schwellwert hinsichtlich Konzentration und Einwirkungsdauer nicht erreicht wird. Auf diese Weise werden sich Kariesschäden kaum vermeiden lassen. Das Ziel wird verfehlt. In diesem Falle wäre es besser, ganz auf die Fluoridanwendung zu verzichten.

Der karieshemmende Effekt von Fluoridanwendungen ist vorübergehend. Die Wirkung fluoridhaltiger Zahnpasta schwindet schon innerhalb von Stunden nach der Anwendung. Deshalb ist sie auch zweimal täglich in ausreichender Menge zu verwenden, damit jedesmal die kalziumfluoridhaltige Deckschicht erneuert wird.

Im Gegensatz dazu verursacht die über Jahre wiederholte Fluoridvergiftung allmählich degenerative Gewebe- und Organschäden, die nicht mehr rückgängig zu machen sind. Die sich daraus ergebenden Erkrankungen sind praktisch unheilbar. Während also der karieshemmende Effekt lokaler Fluoridanwendungen nur von kurzer Dauer ist (meist nur Stunden oder Tage), hält die Schadwirkung lebenslang an. Wer bei fluorbedingten Erkrankungen auf Fluoridanwendungen verzichtet, um weitere Belastungen zu minimieren, wird deswegen nicht wieder gesund.

Besondere Gefahren birgt die Fluoridanwendung während der Schwangerschaft für den Embryo sowie in der Kindheit, da die Hirnentwicklung schon bei geringer Fluoridbelastung gestört wird und derart verursachte Hirnschäden nicht mehr rückgängig zu machen sind (Seite 147). Auch neurodegenerative Erkrankungen wie Alzheimer-Demenz, Parkinson und Multiple Sklerose werden durch zusätzliche Fluoridbelastung gefördert. Erhöhten Vergiftungsrisiken sind Personen mit eingeschränkter Filterkapazität der Nieren ausgesetzt. Aber auch bei jenen, die sich gesund und leistungsfähig fühlen, können Fluoride auf Dauer schaden. Es gibt keine unbedenkliche Dosis.

Erhöhtes Kariesrisiko bei Spangenträgern

Bei festsitzenden Spangen können die Zähne nicht geputzt werden. Es besteht ein hohes Kariesrisiko an allen Stellen, wo sich dauerhaft Zahnbelag festsetzen kann. Um die Entstehung von Kariesschäden zu hemmen, wird Spangenträgern empfohlen, täglich den Mund mit einer hochdosierten Fluoridlösung zu spülen, meist ohne sie über die Gefahren aufzuklären. Die Belastung ist jedesmal hoch, besonders, wenn der Mund den Anweisungen zufolge nicht ausgespült wird, damit die Fluoride länger auf den Zahnschmelz einwirken.

Besser wären herausnehmbare Spangen. Dann können die Patienten ihre Zähne putzen, so daß es keiner fluoridhaltigen Mundspüllösung bedarf. Auch mit einer kariesvermeidenden Ernährung ließe sich viel erreichen.

Frischkost-Ernährung von Kindheit an, verbunden mit natürlicher Lebensweise (man denke nur an Sonne und Vitamin D) sind notwendig zur Entwicklung eines gesunden Gebisses mit schönen Zähnen. Dadurch erübrigen sich kieferorthopädische Maßnahmen (mehr über die Verhütung der Gebißdegeneration in meinem Buch *Gesunde Zähne – Warum Zähneputzen nicht genügt und richtige Ernährung so wichtig ist*).

Grundsätze bei lokaler Fluoridanwendung

Die folgenden Seiten sind für jene Leser bestimmt, die auf kariogene Nahrungsmittel wie Fabrikzucker, Süßigkeiten oder Trockenfrüchte nicht verzichten wollen, dennoch bestrebt sind, die Entwicklung von Kariesdefekten mit Hilfe lokaler Fluoridanwendung zu hemmen, obwohl daraus vielfältige gesundheitliche Schäden resultieren.

Der erste Grundsatz lautet dabei, sich auf eine Maßnahme zu beschränken. Denn mehrere Fluoridanwendungen addieren sich nicht in ihrer Wirkung. Die richtige Verwendung fluoridhaltiger Zahnpasta genügt in der Regel.

Fluoridhaltige Zahnpasta

Wo sich kein Zahnbelag befindet, kann keine Karies entstehen. Entscheidend ist also die Beseitigung des Belags mit Zahnbürste und Zahnseide. Dabei ist es unerheblich, ob Zahnpasta verwendet wird oder nicht.

Ein zusätzlicher karieshemmender Effekt kann unter Umständen durch Verwendung fluoridhaltiger Zahnpasta erreicht werden. Die Zahnpasta ist mehrmals täglich in ausreichender Menge zu verwenden, mindestens jedoch morgens und abends. Nur bei ausreichend hoher Fluoridkonzentration im Mund kann eine kalziumfluoridhaltige Deckschicht auf den Zahnoberflächen ausgebildet werden. Wird an Zahnpasta gespart, ist die Fluoridkonzentration zu gering, so daß keine geschlossene Deckschicht aus Kalziumfluorid aufgebaut wird.[13] Das Ziel der Karieshemmung wird verfehlt.

Binnen weniger Stunden schwindet diese hauchdünne Deckschicht. Deshalb ist sie mindestens zweimal täglich zu erneuern.

Außerdem muß die Zahnpasta beim Putzen mehrere Minuten einwirken. Kurzes und flüchtiges Putzen bringt nichts.

In diesem Sinne wäre es wünschenswert, nach dem Putzen den Mund nicht auszuspülen. Dies führt allerdings zu vermehrter Fluoridaufnahme über die Schleimhäute sowie durch Verschlucken.

Zahnpasta für Erwachsene enthält normalerweise 1000 bis 1500 mg Fluorid pro Kilogramm, damit jene Fluoridkonzentration im Mund erreicht wird, die für die Bildung einer kalziumfluoridhaltigen Deckschicht erforderlich ist. Für Kinderzahnpasta liegt die zulässige Höchstkonzentration bei 500 mg F/kg. Dies geht allerdings zu Lasten des karieshemmenden Effekts.

Bei Verwendung fluoridhaltiger Zahnpasta werden je nach Studie etwa 0,25 bis 0,75 mg Fluorid pro Tag durch Verschlucken und über die Mundschleimhäute aufgenommen, in Einzelfällen bis zu 2,3 mg.[14] Das summiert sich im Laufe des Lebens.

Kinder nehmen über Zahnpasta mitunter mehr Fluorid auf als aus allen anderen Quellen zusammen. Bereitwillig verschlucken sie Zahnpasta, wenn sie aufgrund der Aroma- und Süßstoffe Geschmack daran finden. Grundsätzlich sollte das Zähneputzen beaufsichtigt werden, damit gründlich geputzt und möglichst nichts von der giftigen Zahnpasta verschluckt wird.

Fluoridhaltige Zahnpasta ist vor dem Zugriff der Kinder zu schützen. Je nach Fluoridkonzentration und Körpergewicht des Kindes kann bereits weniger als eine halbe Tube für eine tödliche Vergiftung genügen. Die letale Dosis ist bei manchen Kindern bereits bei etwa 5 mg Fluorid pro Kilogramm Körpergewicht erreicht. Todesfälle sind dokumentiert und haben vor Gericht zu Verurteilungen geführt. Eigentlich müßten die Tuben einen Gifthinweis mit Totenkopf-Symbol tragen, damit sich alle der Gefahren bewußt sind. Doch dann wäre wohl kaum jemand bereit, sie zum Zähneputzen zu verwenden.

Zu akuten Vergiftungssymptomen kommt es bereits ab einer Schwelle von 0,1 bis 0,3 mg Fluorid pro Kilogramm Körpergewicht. Für eine Vergiftung genügt also schon das Verschlucken geringer Mengen fluoridhaltiger Zahnpasta.

Selbst bei bestimmungsgemäßer Verwendung reizen die äußerst aggressiven Fluoride die Mundschleimhäute: Je höher die Fluoridkonzentration, je länger und je öfter die Anwendung, desto höher ist auch das Risiko für Schleimhautschäden mit Rötung, Entzündung, ja sogar mit Geschwüren, Pickeln und wunden Stellen. Der Zahnarzt THOMAS DOUGLAS, der Versuchsteilnehmer fluoridhaltige Zahnpasta benutzen ließ, stellte nach Abschluß des Experiments bei 133 Personen Schäden der Mundschleimhaut fest und beschrieb diese als „oberflächlich leichte Geschwüre, die zur Absonderung eines weißlichen Exsudats neigen. Geschädigt waren vor allem die Schleimhäute des Zahnfleisches, wie die der Zunge, des Gaumens, Mundbodens und Rachens." Von den 133 Patienten mit Schleimhautschäden litten 94 unter erhöhter Neigung zu Zahnfleischbluten. 99 Patienten klagten über wunde Stellen im Mund.[15]

Dadurch werden Zahnfleischentzündungen gefördert, später auch Parodontitis und die Schädigung des Zahnhalteapparats, was schließlich zum Gebißverfall beiträgt. Durch Verschlucken fluoridhaltiger Zahnpasta werden auch die Schleimhäute von Magen und Darm geschädigt (Kapitel 4, Seite 101).[16]

„Hohe Fluoridkonzentrationen, wie sie in Fluorzahnpasten regelmäßig verwendet werden", so RUDOLF ZIEGELBEK-

KER, können „bei Ratten zu folgenden Störungen führen: 1. Hemmung des Wachstums der Tiere, 2. Verzögerung der Dentition (Zahndurchbruch), 3. Minderung der Härte des Zahnes, 4. Verringerung des Phosphorgehaltes des Zahnes, 5. Reduzierung des Aschegehaltes der Knochen, 6. Hyperämie der Pulpa und verbreiterte Prädentinzone, 7. Hemmung des Wachstums des Nagezahnes, 8. Störung in der Knochenbruchheilung.“[17] Angesichts dieser Folgen ist man gut beraten, sich bei der Kariesverhütung auf eine gesunde und kariesvermeidende Ernährung zu besinnen.

Fluoridhaltige Lösungen zur Mundspülung

Mundspüllösungen enthalten 250 bis 2000 mg Fluorid pro Liter (zur Erinnerung: Die minimale tödliche Dosis liegt bei etwa 5 mg Fluorid pro Kilogramm Körpergewicht).

Sie werden bei mittlerem bis hohem Kariesrisiko empfohlen, etwa wenn Kinder eine festsitzende Spange tragen. Mit dieser Lösung soll der Mund vor dem Schlafengehen mehrere Minuten lang gespült werden, ohne danach den Mund mit Wasser auszuspülen.[18] Auf diese Weise soll eine anhaltende Fluoridierung der Zahnoberflächen erreicht werden. Allerdings ist dies jedesmal mit einer erheblichen Fluoridbelastung verbunden, weil gewisse Mengen der Spüllösung mit dem Speichel verschluckt und über die Mundschleimhäute aufgenommen werden. Der Fluoridspiegel im Blut steigt nach der Spülung merklich an.

Bei Kindern besteht ein hohes Vergiftungsrisiko, da sie ihren Schluckreflex nicht so gut unter Kontrolle haben wie Erwachsene. Todesfälle sind belegt.[19]

Inwieweit fluoridhaltige Mundspüllösungen das Kariesrisiko vermindern, hängt zunächst davon ab, ob fluoridhaltige Zahnpasta beim Putzen verwendet wird. Wenn zuvor bereits eine kalziumfluoridhaltige Deckschicht ausgebildet wurde, ist die Anwendung der Mundspüllösung sinnlos und verspricht allenfalls minimale Effekte. Die Fluoridbelastung wird nur unnötig erhöht.

Mit fluoridhaltigen Lösungen wird zudem das Ziel verfolgt, Mundbakterien zu vernichten. Allerdings erbrachten selbst hochdosiertes Natriumfluorid oder Natriummonofluorphosphat nicht die erwünschten Resultate. Deshalb ist man bei einigen Fabrikaten dazu übergegangen, hochgiftige Aminfluoride zu verwenden, die die Zellmembranen leicht durchdringen und die Mundbakterien schnell abtöten. Doch auch die Schleimhäute werden geschädigt und das toxische Potential erhöht sich. Obendrein ist die Anwendung von giftigen Mundspüllösungen sinnlos, weil sich die überlebenden Bakterien schnell wieder vermehren und den Zahnbelag rasch besiedeln. Die Vernichtungsaktion mit der chemischen Keule hält also nur kurze Zeit an, während mit jeder Anwendung der Organismus belastet und zunehmend geschädigt wird. Den Bakterien im Zahnbelag ist vielmehr die Lebensgrundlage durch eine kariesvermeidende Ernährung und durch sorgfältiges Zähneputzen zu entziehen.

Fluoridhaltige Gele

Fluoridhaltige Gele enthalten oft Phosphatfluorid (1,2 %), Natriumfluorid (2 % NaF, Fluoridgehalt 9000 mg/l) oder Aminfluorid (1 % Fluorid aus NaF und 0,25 % aus Aminfluoriden, also 12500 mg F/l). Diese Gele werden für Kinder mit mittlerem oder hohem Kariesrisiko empfohlen und sollen mehrmals monatlich eingebürstet werden. Dabei wird die Schmelzoberfläche angeätzt, entkalkt und verliert an Härte. Erosionsschäden sind bei langfristiger Anwendung zu erwarten. Bei hohem Kariesrisiko ist die karieshemmende Wirkung unbefriedigend.[20]

Außerdem kann das Kariesrisiko nur geringfügig reduziert werden, wenn die Zähne bereits zweimal täglich mit fluoridhaltiger Zahnpasta geputzt werden, da sich die Wirksamkeit beider Maßnahmen nicht addiert. Wenn bereits eine Kalziumfluoridschicht auf der Zahnoberfläche besteht, bringt es keinen Gewinn, nochmals Fluoride anzuwenden. Dadurch erhöht sich nur die Belastung.

Nach der Anwendung von Fluoridgel sind infolge des Verschluckens in 90 Prozent der Fälle Gewebeveränderungen der Magenschleimhäute festzustellen. Selbst Gel mit geringer Fluoridkonzentration wirkt schädigend.[21] Die Mundschleimhaut ist noch stärker gefährdet, weil sie noch höheren Fluoridkonzentrationen ausgesetzt ist.

Bei einer Untersuchung erreichten Kinder, deren Zähne mit Fluoridgel behandelt wurden, eine Fluoridkonzentration von 1,44 mg/l im Blut (mehr zur Einordnung dieser Werte auf Seite 89). Bei chronischer Belastung von Ratten hat sich ein Sechstel dieses Blutspiegels als hirnschädigend erwiesen.[22]

Fluoridhaltige Lacke

Die Anwendung fluoridhaltiger Lacke wird an kariesgefährdeten und bereits entmineralisierten Zahnoberflächen empfohlen. Die kariesreduzierende Wirksamkeit der Lacke hängt vom Fabrikat und von der Häufigkeit ihrer Anwendung ab. Selbst bei einmaliger Anwendung sei ein karieshemmender Effekt festzustellen, der sich jedoch mit der Zeit allmählich verliert.[23]

Aufgrund der hohen Fluoridkonzentration wird die Schmelzoberfläche mikroskopisch angeätzt und entkalkt.[24] Die Anwendung erfolgt nur an ausgewählten Stellen und eher selten (meist nur alle paar Monate), so daß zumindest eine Dauerbelastung vermieden wird.

Die lokale Wirkung von Fluoridtabletten

Der kariesreduzierende Effekt von Fluoridtabletten hängt von der Fluoridkonzentration im Speichel, der Dauer der Einwirkung im Mundraum und der regelmäßigen Wiederholung ab. Dies gilt jedoch nur, wenn die Zähne nicht schon regelmäßig mit fluoridhaltiger Zahnpasta geputzt werden, denn die Wirksamkeit von Fluoridanwendungen addiert sich nicht.

Die karieshemmende Wirksamkeit der Tabletten ist allein auf die lokale Wirkung im Mundraum zurückzuführen.[25] Es bringt also nichts, die zerkauten und durch Lutschen aufgelösten Tabletten zu verschlucken, da die systemische Fluoridzufuhr ohne Einfluß auf das Kariesgeschehen ist und sich dadurch nur die Belastung des Organismus jedesmal erhöht.

Bei Verwendung von Fluoridtabletten wird im Mundraum eine sehr hohe Fluoridkonzentration erreicht, wodurch die Schleimhäute im Mund sowie die des Zahnfleisches entsprechend geschädigt werden. Wird nach dem Lutschen der Tablette der Speichel mit seiner hohen Fluoridkonzentration verschluckt, so werden auch die Magen- und Darmschleimhäute verätzt, was oft Blutungen und bei Daueranwendung entsprechende Schleimhautschäden zur Folge hat (ausführlich dazu ab Seite 101).

Irrtümer bei der Untersuchung des Einflusses von Fluorid auf die Karieshäufigkeit

Wie bereits gezeigt kann mit einer erhöhten systemischen Fluoridzufuhr die Fluoridkonzentration des Speichels nicht wesentlich angehoben und damit auch keine vor Karies schützende Deckschicht aus Kalziumfluorid auf der Zahnoberfläche ausgebildet werden. Das Kariesrisiko bleibt unverändert und das erklärte Ziel wird verfehlt. Der einzige Effekt besteht darin, den Organismus zu vergiften.

Doch die Befürworter der Trinkwasser-Fluoridierung wollen das nicht wahrhaben. Sie zitieren sich gegenseitig und berufen sich weiterhin auf ältere Veröffentlichungen, die längst widerlegt sind und nicht wissenschaftliche Mindestanforderungen erfüllen.[26] Die vermeintlichen Erfolge der Trinkwasser-Fluoridierung in den USA beruhen auf „Datenmanipulation mittels geeigneter Stichprobenauswahl", wie RUDOLF ZIEGELBECKER schreibt.[27] „Es besteht kein Unterschied hinsichtlich der Karieshäufigkeit bei Kindern mit oder ohne Trinkwasser-Fluoridierung."[28]

Die Gruppen waren meist zu klein, oft wurde nicht der Zustand des gesamten Gebisses erfaßt, es fand keine repräsentative Auswahl bei Versuchs- und Kontrollgruppen statt (keine Vergleichbarkeit der Gruppen untereinander), es waren Widersprüche und Unzulänglichkeiten zu verzeichnen, die Ergebnisse wurden fehlerhaft gewichtet, die Originalergebnisse in einigen Fällen geändert und manipuliert, die Resultate der Studien irreführend dargestellt. Trotz gravierender Mängel und Fehler werden solch irreführende Publikationen weiterhin zitiert und der Anschein erweckt, als seien die positiven Effekte der Fluoridierung erwiesen.

Die neuesten großen Studien ergeben weltweit, daß es keine statistisch bedeutsamen Unterschiede bezüglich der Karieshäufigkeit zwischen Ländern mit und ohne Trinkwasser-Fluoridierung gibt, auch keine Unterschiede zwischen Gebieten mit reichlicher oder geringer Fluoridzufuhr.

Der DMFS-Indikator für Personengruppen mit und ohne Fluoridierung zeigt je nach Studie allenfalls minimale Unterschiede von weniger als einem DMFS. (*DMFS: Decayed, Missing, Filled Surfaces* – geschädigte, fehlende, gefüllte Zahnoberflächen. Es gibt bei 32 Zähnen über hundert Zahnoberflächen.) Das liegt innerhalb der statistischen Grauzone.

In den Industrieländern kann seit Jahrzehnten ein Rückgang der Karieshäufigkeit beobachtet werden. Das gilt für Länder mit und ohne Fluoridierung gleichermaßen. Bessere Ernährung und Gebißhygiene sowie bessere zahnärztliche Versorgung dürften die Hauptgründe dafür sein. Angesichts dieses Rückganges ist es unzulässig, die heutige Karieshäufigkeit in Gebieten mit fluoridhaltigem Trinkwasser mit Durchschnittswerten vor 1940 zu vergleichen.

Der Rückgang der Karieshäufigkeit setzte ein, bevor fluoridhaltige Zahnpasta auf den Markt kam und bevor das Trinkwasser mit Fluoriden versetzt wurde. Eine höhere Fluoridzufuhr kann für diesen Trend also nicht die Ursache gewesen sein.

Neuere Studien mit hohem wissenschaftlichen Standard haben ergeben, daß die Kariesprophylaxe mit Fluoridtabletten und die Mundspülung mit Fluoridlösungen bestenfalls zu einer minimalen Verringerung der Karieshäufigkeit geführt haben. Dieser geringe Effekt ist der lokalen Fluoridanwendung geschuldet und nicht der systemischen Fluoridzufuhr.

Reichliche Fluoridzufuhr kann den Zahndurchbruch verzögern. Die später durchgebrochenen Zähne können jedoch auch erst später durch Karies geschädigt werden. Dadurch wird ein Scheineffekt erzielt und der systemischen Fluoridzufuhr eine karieshemmende Wirkung zugeschrieben, die nicht besteht.

Einige Studien haben gezeigt, daß die reichliche Fluoridzufuhr den Zahnschmelz schädigt und zu einem beschleunigten Zahnverfall führt. Patienten mit Zahnfluorose haben lebenslang ein erhöhtes Kariesrisiko. Anstatt nur die Karieshäufigkeit von Kindern und Jugendlichen zu untersuchen, ist auch der Gebißzustand im Erwachsenenalter zu erfassen.

Zudem ist bei Untersuchungen die Fluoridzufuhr aus allen Quellen zu berücksichtigen, um zu einer verläßlichen Beziehung von Fluoridaufnahme und Karieshäufigkeit zu gelangen. Eine Studie taugt nichts, wenn die Versuchspersonen, die Fluoridpräparate einnehmen, in Gemeinden leben, wo das Leitungswasser nur 0,2 Milligramm Fluorid pro Liter enthält, während Personen der Kontrollgruppe (ohne Fluoridpräparate) in einer Gemeinde wohnen, wo der Fluoridgehalt des Trinkwassers bei 1,8 mg/l liegt.[29] Es lohnt sich jedenfalls, sich nicht vom wissenschaftlichen Anschein blenden zu lassen, sondern genau hinzusehen, bevor leichtfertig zitiert und Irrtümer verbreitet werden.

Dadurch wird deutlich, wie oft voreilig falsche Schlußfolgerungen gezogen werden. Nach heutigem Erkenntnisstand ist die systemische Fluoridzufuhr ohne Einfluß auf die Karieshäufigkeit. Wird durch Fluoridzufuhr Zahnfluorose verursacht, erhöht sich das Kariesrisiko sogar.[30]

Lediglich mittels lokaler Fluoridanwendung kann das Kariesrisiko verringert werden, allerdings nur, wenn ein mäßiges bis mittleres Kariesrisiko besteht. Die lokale Fluoridanwendung erübrigt sich, wenn bereits durch richtige Ernährung sowie gründliches Zähneputzen das Kariesrisiko verringert wird. Denn ein minimales Kariesrisiko läßt sich nicht noch weiter senken.

Kritische Zeugnisse zur Trinkwasser-Fluoridierung

Der Arzt Dr. Max Otto Bruker und Rudolf Ziegelbecker führen in ihrem Buch *Vorsicht Fluor* zahlreiche Aussagen von Experten an über die fehlerhaften und irreführenden Studien, mit denen der Nutzen der Trinkwasser-Fluoridierung bewiesen werden sollte. Einige Zitate seien hiermit wegen der Abrundung des Urteils nochmals wiedergegeben.

Professor Dr. Gunzert, Universität Frankfurt, Mathematiker und Statistiker: „Von den bislang veröffentlichten Studien hatte ich zumeist die Original-Veröffentlichungen in der Hand. Allerdings wurde mir bislang *nicht eine einzige*

Arbeit bekannt, die den Nutzen der Fluoridierung des Trinkwassers bewiesen oder zumindest glaubhaft gemacht hätte.

Man kann sich des Eindrucks nicht erwehren, daß Trinkwasser-Fluoridierung zu einem Glaubensbekenntnis oder zu einer politischen Überzeugung geworden ist. Für den Berufsstatistiker genauso erstaunlich ist die Tatsache, daß alle mir bekannt gewordenen Arbeiten der Anhänger der Fluoridierung methodisch äußerst leichtfertig mit der Statistik umgehen.

Der Berufsstatistiker erschrickt im übrigen, wenn er sieht, wie klein die absolute Zahl der Kinder ist, die in die Stichproben einbezogen wurden. Wenn dann auch nur noch ausschließlich die rechte Kieferhälfte untersucht wird, werden Schlußfolgerungen aus rein wahrscheinlichkeitstheoretischen Gründen zwecklos.

Die experimentelle Anordnung des statistischen Vergleichs kann deshalb beim besten Willen nicht als einwandfrei bezeichnet werden.

Für mich ist die Studie der Herren MARTHALER und KÖNIG ein weiterer Beweis dafür, wie oberflächlich auf dem Gebiet der medizinischen Statistik mitunter gearbeitet wird. Daß die fragliche Arbeit als klinischer Beweis für den Karies vorbeugenden Effekt des Fluors gilt, kann man nur damit entschuldigen, daß ‚schließende Statistik' sehr schwierige Probleme aufwirft und es für Nicht-Berufsstatistiker schwer ist, den Erkenntniswert zu beurteilen.

Abschließend darf ich für meine Person ausdrücklich feststellen, daß die fragliche Studie der Herren MARTHALER und KÖNIG keineswegs beweiskräftig ist. Wenn Kollege MARTHALER als Star unter den Statistikern der Fluor-Befürwortung gilt, scheint mir dies nur ein Beweis für das

Sprichwort zu sein, daß unter den Blinden der Einäugige König ist.“[31]

Professor GUNZERT wurde wegen dieser Feststellungen heftig angegriffen: „Von einem Gegner der Fluoridierung, einem medizinischen Laien, werden mit angeblichen mathematischen Beweisen ‚falsche Statistiken‘ aufgedeckt, wobei diese ‚Beweise‘ einer ernsthaften Prüfung durch Mathematiker nicht standhalten. Mit solchen mathematischen ‚Beweisen‘ gelingt es aber häufig, mathematische und medizinische Laien von der angeblichen Sinnlosigkeit der Fluoridierung zu überzeugen. Was man jedoch mit eigenen Augen sehen kann, wenn man es sich nur ansieht – wozu man allerdings vielleicht einiger Fachkenntnis bedarf –, kann man nicht mit abstrakten Statistiken wegdisputieren.“[32]

Darauf entgegnete Professor GUNZERT: „ ... hat mich insbesondere der unterstrichene Teil Ihrer Aussage aufs tiefste erschüttert. Dies ist keine Redensart. Die hier vertretene Wissenschaftslogik entspricht dem Ausgang des Mittelalters. Ich kann zwar mit eigenen Augen sehen, daß die Sonne im Osten aufgeht und im Westen untergeht, und muß - wie man dies auch durch lange historische Epochen hindurch getan hat – schließen, daß sich die Sonne um die Erde dreht. Ihre Aussage ist zweifelsfrei ein Rückschritt hinter Kepler, Galilei, Newton usw. Im übrigen empfehle ich dringend, daß die Verfasser dieses fraglichen Papiers sich mit den Grundlagen der zeitgenössischen Wissenschaftstheorie und Wissenschaftslogik befassen. Ich empfinde es als peinlich, wenn sich eine akademische Organisation schlechthin lächerlich macht.“[33]

Professor GEYER, Zahnmediziner und Kariesforscher: „Die vorgegebenen Erfolgsmeldungen über die Wirkung der

Fluoride sind deshalb falsch, weil die Versuche nicht bis zum Ende des zweiten Lebensjahrzehnts der Jugendlichen durchgeführt und statistisch erfaßt und ausgewertet werden. Das ist jedoch unabdingbare Voraussetzung ..."[34]

Professor EWALD HARNDT, langjähriger Ordinarius für Zahn-, Mund- und Kieferheilkunde und Direktor der zugehörigen Poliklinik und Klinik der Freien Universität Berlin, ehemaliger Präsident der Deutschen Gesellschaft für Zahn-, Mund- und Kieferheilkunde und Leiter der zahnärztlichen Fortbildung im gesamten Bundesgebiet: „Schlimm ist nur, daß die fehlerhaften Resultate solcher Publikationen (gemeint sind die Statistiken, welche die Fluoridierung beweisen sollen) verantwortungslos weiterzitiert werden. Wenn ein Problem wie gerade die sogenannte Fluor-Prophylaxe affektiv gläubig angegangen wird, setzt natürlich die Selbstkritik aus und führt so zu leichtfertigen Schlußfolgerungen."[35]

Professor ARNOLD, USA, Mathematiker und Statistiker: „Die von den Befürwortern der Kariesprophylaxe mit Fluoriden vorgelegten Erfolgsstatistiken verwende ich in meinen Vorlesungen als Anschauungsmaterial dafür, wie Statistiken nicht gemacht werden dürfen."[36]

Der Kariesforscher HARDY LIMEBACK, Universität Toronto (Kanada), anfangs ein Befürworter der Trinkwasser-Fluoridierung, wurde zum radikalen Gegner, als er sich mit den Folgen der Fluoridbelastung befaßte. Er ging sogar so weit zu empfehlen, fluoridhaltige Zahnpasta nur noch auf Rezept abzugeben, wenn zuvor geprüft wurde, wie hoch das individuelle Kariesrisiko und die Gefahren einer Fluoridbelastung sind.[37]

Kapitel 16

Der Unsinn der Trinkwasser-Fluoridierung

Das ganze Konzept der Trinkwasser-Fluoridierung
ist falsch und gleichsam auf Treibsand gebaut.
Es gründet sich auf statistische Fehler und Trugschlüsse.

HANS MOOLENBURGH

Die Trinkwasser-Fluoridierung ist verfehlt, weil das Kariesrisiko mit systemischer Fluoridzufuhr nicht zu verringern ist. Ältere Studien, die einen karieshemmenden Effekt durch fluoridhaltiges Wasser zu belegen scheinen, haben sich als falsch erwiesen. Die Flut von Sekundärliteratur, die sich auf diese falschen Studien gründet, ist dadurch ebenfalls hinfällig. Es wurde systematisch wissenschaftlicher Betrug verübt, um Politiker zu überzeugen und mit Hilfe der Staatsgewalt die Fluoridierung des Leitungswassers durchzusetzen.[1]

Die Trinkwasser-Fluoridierung wäre selbst dann unsinnig, wenn die falsche Behauptung akzeptiert wird, daß damit das Kariesrisiko gesenkt werden könne. Eine individuelle und bedarfsgerechte Dosierung ist über das Leitungswasser nicht möglich. Denn der individuelle Wasserkonsum unterscheidet sich erheblich und variiert im Laufe der Zeit.

Jeder, der fluoridhaltiges Leitungswasser trinkt, wird vergiftet, selbst Zahnlose, bei denen wirklich keine Karies mehr zu verhüten ist. Besonders gefährdete Personen nehmen dann übers Trinkwasser unkontrolliert Fluorid auf: ältere Menschen mit eingeschränkter Nierenfunktion, Nierenkranke und Dialysepatienten. Da Fluoridbelastung die Embryonal- und Hirnentwicklung stört, sind auch Schwangere, Säuglinge und Kleinkinder besonders gefährdet, ebenso Personen mit Osteoporose, Arteriosklerose oder neurodegenerativen Erkrankungen.

„Die Zugabe von Fluoriden zum Leitungswasser widerspricht grundlegenden Prinzipien der Pharmakologie", schreibt ARVID CARLSSON, schwedischer Nobelpreisträger für Medizin und Gegner der Trinkwasser-Fluoridierung. „Es gibt eine enorme individuell unterschiedliche Reaktion auf Drogen und Medikamente. Wird eine pharmakologisch aktive Substanz dem Leitungswasser in genauer Dosierung zugefügt, so werden die Menschen ganz unterschiedlich darauf reagieren. Außerdem werden sie unterschiedliche Mengen Wasser trinken und demzufolge unterschiedliche Dosen dieses Medikaments aufnehmen."[2] – Die Trinkwasser-Fluoridierung ist also selbst dann absurd, wenn man der Fluoridaufnahme einen karieshemmenden Effekt zuschreibt.

Die Gefahr von Fehldosierung und Massenvergiftungen

Die Dosierung der Fluorverbindungen im Wasserwerk ist bei den großen Wassermengen ungenau und kann erheblich schwanken. Fehldosierungen bleiben oft unbemerkt.

Angestrebt werden 0,8 bis 1,2 Milligramm Fluorid pro Liter. Diese Konzentration führt langfristig bei üblichem Wasserkonsum auch ohne Überdosierung zur Anreicherung von Fluorverbindungen im Körper, zu degenerativen Veränderungen der Gewebe und Organe und schließlich zu unheilbaren Erkrankungen.

Ein Schaden an der Dosiereinrichtung kann zur Massenvergiftung führen. Oft bleibt das unbemerkt und die Öffentlichkeit erfährt nichts davon. Nur wenn sich infolge einer Havarie akute Vergiftungsfälle plötzlich häufen, werden Ärzte und Bevölkerung aufmerksam.

In der Geschichte der Trinkwasser-Fluoridierung hat es viele schwere Havarien gegeben. So gelangte in Anapolis, Maryland (USA), im November 1979 neun Tage lang zu viel Natriumfluorid ins Wasser und es wurde eine Fluoridkonzentration im Leitungswasser von bis zu 50 mg/l erreicht. Es dauerte weitere sechs Tage, bis die Behörden der Stadt informiert wurden und die Bevölkerung endlich davon erfuhr. Fünfzigtausend Menschen wurden erheblich belastet und zehntausend erlitten eine schwere akute Fluoridvergiftung. Ein Dialysepatient starb und ein weiterer Patient erlitt bleibende Hirnschäden.[3]

Im August 1993 wurden die Bewohner der Kleinstadt Popularville in Mississippi stark mit Fluoriden vergiftet. Der Besitzer einer Pizzeria fühlte sich auf einmal elend und klagte über Magenkrämpfe, Übelkeit und Brennen im Mund. Seinen Gästen erging es ebenso, 15 Personen mußten ins Krankenhaus eingeliefert werden.

Zu einem ähnlichen Unglücksfall kam es 1986 in New Haven, Connecticut: Das Wasser enthielt 12 Stunden lang 51 mg Fluorid pro Liter. Mindestens 55 Personen litten unter einer schweren akuten Fluoridvergiftung mit Erbrechen, Durchfall, Fieber und Hautausschlägen.

In Middletown, Maryland, wurden bei einer Havarie sogar 70 mg/l im Trinkwasser festgestellt. Die Bewohner wurden über Fernsehen und Radio aufgefordert, kein Leitungswasser zu trinken. Doch Untersuchungen über die Zahl der Geschädigten und die Schwere ihrer Fluoridvergiftung sind unterblieben, wohl um keine Ängste zu wecken und die Fluoridierung in Zukunft nicht zu gefährden.

In Hooper Bay, Alaska, wurden sogar 150 mg/l erreicht. Über einen Todesfall wurde berichtet und über 260 Personen mit schwerer akuter Fluoridvergiftung.

In Chicago starben infolge einer Fluoridüberdosierung drei Dialysepatienten und fünf weitere erlitten eine lebensbedrohliche Vergiftung.

In Rice Lake, Wisconsin, versagte im Februar 1992 die Dosiereinrichtung und die Fluoridkonzentration im Leitungswasser stieg auf 20 mg/l. Erst nach zwei Tagen wurden die Bewohner der Gemeinde informiert. Weitere Messungen ergaben Spitzenkonzentrationen von 92 mg/l. In einer Schule litten vierzig Kinder unter Bauchschmerzen, Erbrechen und Durchfall.[4]

Solche Massenvergiftungen sind häufig, die Liste der schweren Störfälle ist lang.[5] In Einzelfällen wurden sogar Konzentrationen bis zu 1 000 mg/l festgestellt. Unklar ist, wie oft sich Massenvergiftungen mit geringerer Fluoridbelastung ereignen und wie viele Menschen davon betroffen sind.

Eine weitere Gefährdung besteht bei Herstellung und Abfüllung der hochgiftigen Fluorchemikalien sowie ihrer Verwendung im Wasserwerk. Auch bei vorsichtigem Umgang und Schutzmaßnahmen ist eine Belastung der Arbeiter unvermeidlich, die sich im Laufe ihres Lebens addiert und Erkrankungen im Alter fördert. Hinzu kommt das Risiko von Unfällen aufgrund von Trunkenheit, Gleichgültigkeit, Unwissenheit, Leichtsinnigkeit, Eile und Übermüdung der Arbeiter. Die Fluoridierung im Wasserwerk erleichtert es Terroristen, ganze Städte mit Fluor zu vergiften.

Die hohen Kosten der Trinkwasser-Fluoridierung

Die Fluoridierung des Leitungswassers ist mit hohen Kosten verbunden. Nur ein kleiner Teil des Wassers wird getrunken, allenfalls ein Prozent – 99 Prozent werden anderweitig verwendet und somit unnötig mit Fluorverbindungen versetzt.

Die Kosten tragen die Wasserverbraucher über erhöhte Gebühren. Die staatliche Propaganda der Trinkwasser-Fluoridierung wird ungefragt den Steuerzahlern aufgebürdet. Sie müssen dafür zahlen, daß ihnen erzählt wird, daß Fluorvergiftung gut für sie sei – auch eine Form des Sozialismus.

Belastung des Trinkwassers durch hochgiftige Silicofluoride

Zu Beginn der Trinkwasser-Fluoridierung wurde Natriumfluorid zugesetzt. Doch das erwies sich bald als zu teuer. So ging man in den USA zunehmend dazu über, billige Fluorchemikalien zu verwenden, die zu einem Großteil aus den Filterrückständen der Rauchgasreinigungsanlagen der Phosphatindustrie gewonnen wurden (Phosphatgesteine bestehen meist zu drei bis vier Prozent aus Fluor). Dadurch konnte die Phosphatindustrie Entsorgungskosten sparen und stattdessen aufbereitete fluorhaltige Abfälle mit Profit verkaufen.

Die Fluorchemikalien der Phosphatindustrie enthalten Silicofluoride, die noch giftiger sind als das ohnehin hochgiftige Natriumfluorid. Silicofluoride wurden früher wegen ihrer starken Giftigkeit in Holzschutzmitteln als Wirkstoff gegen Pilze und Insekten verwendet, was jedoch bald verboten wurde. Silicofluoride dürfen nicht in die Luft freigesetzt und nicht in Flüsse und Seen geleitet werden. Zuwiderhandlungen werden streng bestraft.

Trotz dieser Verbote haben Politiker und Bürokraten in den USA es erlaubt, mit Silicofluoriden verunreinigte Fluorchemikalien dem Trinkwasser zuzusetzen: Was beim Abwasser verboten ist, wird fürs Trinkwasser gestattet. Dadurch werden die Menschen, die fluoridiertes Leitungswasser trinken, gleichsam zur Deponie für hochgiftige Silicofluoride.

Da nur etwa 2 Prozent dieses Wassers verbraucht werden, gelangen die übrigen 98 Prozent trotzdem ins Abwasser, nur verdünnt und übers ganze Land verteilt. Für die Phosphatindustrie ist das Entsorgungsproblem gelöst und der Verkauf der aufbereiteten Giftabfälle wirft sogar Gewinn ab – ein Beispiel dafür, was finanzstarke Lobbyverbände bei korrupten Politikern erreichen können.

Belastung des fluoridierten Leitungswassers mit Schwermetallen

Wird das Leitungswasser mit unreinen Fluorverbindungen versetzt, die aus den Filterrückständen von Rauchgasreinigungsanlagen der Phosphatindustrie stammen, ist das Trinkwasser nicht nur mit Silicofluoriden belastet, sondern auch mit Blei, Kadmium, Quecksilber, Arsen, Uran und anderen Giftstoffen. Deren Konzentration ist in vielen Phosphatlagerstätten beachtlich. So wurde früher in den USA ein Teil des Uranbedarfs aus Phosphatgestein gewonnen.

Über das mit verunreinigten Fluorchemikalien versetzte Trinkwasser werden somit vermehrt Schwermetalle und radioaktive Elemente aufgenommen. Dadurch kann sich deren Konzentration im Blut erheblich erhöhen. So verdoppelt sich bei Kindern der Bleispiegel im Blut. Bei höherem Wasserkonsum wurden sogar vierfach, ja siebenfach erhöhte Spitzenwerte gegenüber dem Durchschnitt gemessen, der in Gemeinden ohne Trinkwasser-Fluoridierung herrscht.[6]

Als die Fluoridierung in Seattle und Thermont (beide USA) beendet wurde, fiel die Bleikonzentration des Leitungswassers um die Hälfte.[7]

Umweltverschmutzung

Bei der Trinkwasser-Fluoridierung gelangen neben dem hochgiftigen Fluorid auch Silicofluoride, Schwermetalle, Arsen und radioaktive Elemente ins Abwasser und damit in die Flüsse, wo sie sich in Wasserlebewesen anreichern und die Fische belasten.

Für die Trinkwasser-Fluoridierung einer Millionenstadt wie New York sind täglich immerhin einige Tonnen dieser hochgiftigen Fluorchemikalien nötig, die bereits im Milligrammbereich tödlich wirken. Trotzdem wird diese enorme Giftfracht Tag für Tag in die Gewässer eingeleitet, ohne daß Umweltpolitiker ihre Amtspflichten erfüllen und den Wahnsinn beenden.

Die Belastung der Böden durch Bewässerung mit fluorhaltigem Wasser

Wird fluoridhaltiges Wasser in Trockengebieten zur Bewässerung verwendet, gelangen Fluorverbindungen einschließlich all der Schwermetalle und radioaktiven Elemente in die Böden und werden über die darauf angebauten Nahrungs- und Futterpflanzen wieder vom Menschen aufgenommen. Dadurch erhöht sich nicht nur die Fluorbelastung, sondern auch die mit Blei, Kadmium, Quecksilber und Uran. Durch Phosphatdünger, der ebenfalls mit diesen Giften verunreinigt ist, verschlimmert sich die Belastung der Böden.

Erhöhte Fluoridkonzentration in gekochter Nahrung

Wird fluoridhaltiges Wasser zum Kochen verwendet, lösen Fluoride je nach Legierung des Kochgeschirrs Aluminium-, Nickel- oder Eisen-Ionen und belasten das Kochwasser zusätzlich. Die Kombination von Aluminium und Fluorid ist sehr toxisch, besonders für Gehirn und Nervensystem. Auch die Belastung mit freien Eisen-Ionen ist gefährlich, da diese stark oxidativ wirken und der Körper über keinen aktiven Mechanismus zur Eisenausscheidung verfügt. Wenn infolge einer Eisenüberlastung die Kapazität der eisenbindenden Proteine ausgeschöpft ist, werden Gewebe und Organe zunehmend geschädigt, beschleunigt sich die Alterung und werden degenerative Erkrankungen gefördert.

Fluoride im Wasser reagieren beim Kochen auch mit der Nahrung, wo sie gebunden und konzentriert werden. Auf diese Weise gelangt ein Teil des im Kochwasser enthaltenen Fluorids in die Nahrung, auch wenn das Wasser danach weggeschüttet wird.

Fluoridhaltiges Salz ist keine Alternative

Bei Kochsalz (Natriumchlorid), das mit Natrium- oder Kaliumfluorid versetzt ist, werden all die genannten Probleme vermieden: Keine Verunreinigung durch Schwermetalle, Arsen und radioaktive Elemente, keine Umweltverschmutzung und nicht die hohen Kosten wie bei der Trinkwasser-Fluoridierung.

Die Verwendung fluoridhaltigen Kochsalzes ist dennoch ebenfalls verfehlt, da sich damit das Kariesrisiko nicht senken läßt. Die Befürworter der Salzfluoridierung mußten dessen Nutzlosigkeit eingestehen.[8]

Obwohl die Verwendung fluoridhaltigen Salzes keinen Einfluß auf die Karieshäufigkeit hat und die Salzkonsumenten nur mit hochgiftigem Fluorid belastet werden, wird diese unsinnige und gesundheitsschädliche Praxis auch in Deutschland weiterhin fortgesetzt. Wenn fluoridhaltiges Salz schon nicht verboten wird, dann sollte wenigstens wie bei Zigaretten auf der Verpackung eine Warnsymbol mit Totenkopf vorgeschrieben sein: „Vorsicht Gift! Dieses Salz enthält hochgiftiges Natriumfluorid. Wenn Sie es zum Verzehr verwenden, gefährden Sie Ihre Gesundheit."

Das Verbrechen der Trinkwasservergiftung

Brunnenvergiftung wurde seit jeher strengstens bestraft, meist mit dem Tode. Dieses Vergehen, lebensnotwendiges Trinkwasser unmerklich zu vergiften, ist an Heimtücke und Niedertracht nicht zu überbieten und verdient härteste Verurteilung. Schon die Planung und der Versuch der Brunnenvergiftung wird strafrechtlich verfolgt, selbst wenn die Tat nicht ausgeführt wird.

Seltsamerweise bleibt die Trinkwasservergiftung straffrei, wenn sie von Politikern angeordnet wird. Dabei wird nicht bloß ein Brunnen vergiftet, sondern das Trinkwasser ganzer Städte und Länder, nicht nur einmalig, sondern dauernd. In vielen Ländern wurde die Trinkwasser-Fluoridierung zwar von den höchsten Gerichten verboten, allerdings ohne die Verantwortlichen der Massenvergiftung zu bestrafen.

DEAN BURK und JOHN YIAMOUYIANNIS sind schon 1977 zu dem Ergebnis gekommen, daß infolge der Trinkwasser-Fluoridierung in den USA mit zehn- bis zwanzigtausend zusätzlichen Krebstodesfällen pro Jahr zu rechnen sei (das entspricht der Erhöhung des Krebstodesrisikos um fünf bis zehn Prozent). Man halte inne und denke an all das Leid und Elend, das sich hinter diesen Zahlen verbirgt. Die damaligen Erhebungen beziehen sich dabei „nur" auf zwanzig bis dreißig Jahre Trinkwasser-Fluoridierung. Nach sechzig oder achtzig Lebensjahren sieht die Sache schlimmer aus, da die Fluoranreicherung in den Geweben und deren degenerative Schädigung mit jedem Jahr voranschreitet, und das nicht bloß linear, sondern in dem Maße progressiv zunehmend, wie die Filterkapazität der Nieren aufgrund ständiger Fluoridvergiftung nachläßt. Dadurch erhöht sich das Risiko von fluoridbedingten Krebserkrankungen und anderen Leiden.

Wer für längere Zeit seines Lebens fluoridvergiftetes Wasser trinkt, muß entsprechend seiner Lebenszeitdosis gemäß den statistischen Gesetzen mit fluoridbedingten Krankheiten sowie vorzeitigem Tod rechnen. Niemand entgeht den Folgen einer jahrezehntelangen Fluoridvergiftung, auch wenn nicht jeder Krebs bekommt und mitunter viel Zeit vergeht, bis sich degenerative Erkrankungen bemerkbar machen. Bei 400 Millionen Menschen, die durch die Trinkwasser-Fluoridierung über längere Zeit vergiftet wurden, bedeutet das die Tötung in 400 Millionen Fällen. Das gibt eine Vorstellung von der Dimension dieses ungeheuerlichen politischen Verbrechens in der vermeintlich freien westlichen Welt.

Kein Politiker, der die Trinkwasser-Fluoridierung erzwungen hat, kann sich damit herausreden, er hätte nichts über die Giftigkeit von Fluorid und dessen Nutzlosigkeit bei systemischer Zufuhr hinsichtlich der Kariesverhütung gewußt. Er hätte sich diese Informationen jederzeit verschaffen können. Schon ein gewisses Grundwissen in Chemie und Biochemie seitens der Entscheidungsträger hätte das Unheil der Trinkwasser-Fluoridierung verhindern können.

Ein Politiker hätte die Befürworter der Trinkwasser-Fluoridierung vereidigt und für Falschaussagen persönlich haftbar gemacht. Er hätte sichere Nachweise verlangt und für wissenschaftlichen Betrug harte Sanktionen angedroht. Das macht Gutachter vorsichtig. Die Trinkwasser-Fluoridierung wäre damit gescheitert, weil die Beweise für den behaupteten Nutzen von Anfang an fehlten. Die jahrzehntelange Fluoridvergiftung ganzer Völker mit all den schwerwiegenden Folgen hätte vermieden werden können.

Überhaupt sollten politische Beschlüsse nur dann gefaßt werden, wenn in der Sache Klarheit herrscht und alle möglichen Folgen bedacht sind. Schon die alten Römer sagten: *quidquid agis, prudenter ages et respice finem.* (Was Du auch tust, handle klug und bedenke das Ende.)

Gute Politiker lassen sich genauso wie gute Ärzte vom Grundsatz des HIPPOKRATES leiten, vor allem nicht zu schaden. Im Zweifelsfall ist es besser, nichts zu tun, als etwas falsches. – Schon gar nicht, wenn damit auch noch der Verfassungsgrundsatz gebrochen wird: Jeder hat das Recht auf Leben und körperliche Unversehrtheit. Die Freiheit der Person ist unverletzlich.

Die Fluoridierung zeugt somit von einer totalitären Diktatur. Daran gibt es nichts zu deuteln. Die Trinkwasser-Fluoridierung ist der Beweis, daß sich die Machthaber anmaßend über das Recht und den Willen der Betroffenen hinwegsetzen und in ihrem Wahn die Vergiftung ganzer Völker anordnen. „Es ist außerordentlich gefährlich, wenn die schweigende Mehrheit einer kleinen arroganten Elite nachgibt, deren Leute sich als öffentliche Wohltäter aufspielen, die sich nützlicher Idioten bedienen und all die Menschen verachten, die Widerstand leisten“, schreibt der niederländische Arzt Dr. HANS MOOLENBURGH, einer der Fluoridierungsgegner der ersten Stunde. „Die Fluoridierung bedroht uns alle, solange sie noch irgendwo in der Welt praktiziert wird. Freiheit ist ein Segen. Sie kann nur mit großen Schwierigkeiten errungen, durch Untätigkeit und Gleichgültigkeit jedoch leicht verloren werden. Fluoridierung bedeutet Freiheitsberaubung."

Die Forderung nach Zensur

Als die Trinkwasser-Fluoridierung zunehmend in Kritik geriet und der wissenschaftliche Betrug durchschaut wurde, wünschten sich viele Befürworter der Fluoridierung die Einschränkung der Meinungs- und Pressefreiheit, etwa der Zahnarzt RÜDIGER LANDGRAFE 1983 in seiner Dissertation: „... so ist zu diskutieren, ob die Pressefreiheit auf medizinischem Gebiet zum Schutz der Patienten nicht eingeschränkt werden sollte, ... Vor allem sollten Standesorganisationen und Fachpresse in ihren Organen keine Beiträge mit irreführenden oder bewußt falschen Ausführungen zum Druck annehmen, wie es leider immer wieder, besonders auf dem Gebiet der ... Fluoridprophylaxe geschehen ist."[9]

Gewiß sollten keine irreführenden oder falschen Ausführungen, ob bewußt oder nicht, veröffentlicht werden. Doch es ist nicht immer einfach, das Falsche zu erkennen. Eine Zensur löst das Problem nicht, weil auch der Zensor irren kann. Wer die Zensur fordert, ahnt die Schwäche seiner Argumente und geht gewöhnlich davon aus, daß er selbst oder seinesgleichen als Zensor eingesetzt wird, damit die ihnen ungenehmen Meinungen unterdrückt werden. Wenn es wirklich um den Schutz der Patienten ginge, dürften diese nicht mit Fluorid vergiftet werden. Ausführungen, die zur Aufnahme derart giftiger Substanzen raten, müßten dann verboten werden.

Doch damit die Wahrheit gefunden werde, bedarf es der Diskussion und der Meinungsfreiheit. Argumente dürfen nicht unterdrückt werden, auch wenn sie falsch und unsinnig erscheinen. Zensur zementiert nur das Dogma der herrschenden Autorität und verhindert eigenständiges Denken. Zensur erschwert die Wahrheitsfindung und ist tödlich für den wissenschaftlichen Fortschritt. – „Nur die Lüge braucht die Stütze der Staatsgewalt", so BENJAMIN FRANKLIN. „Die Wahrheit steht von alleine aufrecht."

Das Recht auf Meinungsfreiheit erfordert jedoch auch die Pflicht zur Wahrhaftigkeit. Außerdem muß Verantwortlichkeit durchgesetzt werden. Wer also zur Fluoridaufnahme rät, muß damit rechnen, von Geschädigten, die diesem Ratschlag folgten, verklagt zu werden. Das gilt auch für jene, die bei hochgiftigen Fluorverbindungen den Anschein der Harmlosigkeit und Nützlichkeit erwecken. Wer zur Aufnahme von Giften rät, sollte also über starke Beweise verfügen.

Präparate zur lokalen Fluoridanwendung, dazu gehört auch fluoridhaltige Zahnpasta, sollten ohnehin nur gegen Rezept abgegeben werden. Zahnärzte, die solche Präparate verordnen, haben angemessen über die Gefahren aufzuklären und sich dies durch Unterschrift bestätigen zu lassen. Auch die Hersteller der Präparate haben im Beipackzettel auf alle Risiken und Folgen hinzuweisen. Bei fehlender oder unzureichender Aufklärung machen sie sich ansonsten haftbar.

Die Forschung über die Ursachen der Zahnfluorose hat der Zahnmedizin große Bedeutung im öffentlichen Gesundheitswesen in den USA eingebracht. Es entstand eine eigene Abteilung im *U. S. Public Health Service* (Gesundheitsdienst der USA). Beamte dieser Abteilung entwickelten die Idee der Trinkwasser-Fluoridierung und begründeten diese mit dubiosen Statistiken, die sich später als wissenschaftlicher Betrug herausstellten.

Schon 1937 haben auch die Vertreter der Zucker- und Süßwarenindustrie ihren Vorteil darin erkannt: Denn die Prophylaxe mit Fluorid lenkt vom Zuckerverzehr als Kariesursache ab. Auf diese Weise kann der Anschein erweckt werden, daß die Karieshäufigkeit auch ohne Verzicht auf Fabrikzucker und Süßigkeiten verringert werden könne.

Auch die Phosphatindustrie war daran interessiert, da bei der Aufbereitung von Phosphatgestein fluorhaltige Abfälle in großer Menge anfallen, die schon damals mit beträchtlichen Kosten deponiert werden mußten. Die Aufbereitung der Abfälle und der Verkauf von Fluorchemikalien für die Trinkwasser-Fluoridierung versprachen hingegen zusätzliche Gewinne. Somit konnten diese hochgiftigen Substanzen mit Profit übers Leitungswasser entsorgt werden, wobei die Massenvergiftung von Millionen Menschen in Kauf genommen wurde. Die Bevölkerung wurde gleichsam zur lebenden Sondermülldeponie. Die Fluorabfälle gelangten letztlich auch in die Gewässer, was vorher verboten war, nur verteilt übers ganze Land. Die Kosten der Massenvergiftung und Umweltbelastung hatten die Wasserkonsumenten mit ihren Gebühren zu tragen.

Die Hüttenindustrie, vor allem die Aluminiumindustrie, braucht Natriumfluorid als Flußmittel für die Schmelzbäder. Diese Industrie geriet damals in die Kritik wegen der hohen Fluorbelastung der Arbeiter, der Anwohner und der Umwelt. Da war die Verharmlosung von Fluor willkommen, die mit den Kampagnen zur Trinkwasser-Fluoridierung betrieben wurde.

Auch die Regierung der USA hatte ein Interesse an der Verharmlosung der Fluorchemie. Denn für die Urananreicherung im industriellen Maßstab waren Fluorverbindungen erforderlich. Die Produktion von Atombomben und der Betrieb der Atomkraftwerke hätte sich sonst wesentlich verteuert, ebenso die Produktion von Aluminium und Stahl, wenn strengere Auflagen zur Minimierung der Fluorbelastung erlassen worden wären. Dadurch hätte der Staat mehr für Panzer, Schlachtschiffe und Flugzeugträger zahlen müssen. Man wollte während des Korea-Krieges und des folgenden kalten Krieges keine Schwächung des militärisch-industriellen Komplexes hinnehmen. Außerdem hätte sich die Produktion aluminium- und stahlintensiver ziviler Güter verteuert, was ebenfalls unerwünscht war. So hatten die Politiker der USA ein Interesse daran, daß Fluorid dem Trinkwasser zugesetzt wird, um den Anschein der Unbedenklichkeit zu fördern.[10]

Die Geschichte der Fluoridierung zeigt, welch unheilvollen Einfluß staatliche Institutionen ausüben können, wenn die Freiheitsrechte nicht geschützt sind. Zu Beginn des 20. Jahrhunderts wurde festgestellt, daß in einigen Gebieten der USA Kinder besonders häufig geschädigte Zähne mit weißlich-bräunlichen Flecken hatten. Diese Schäden wurden später als Zahnfluorose identifiziert. Die Ursache war ein hoher

Fluoridgehalt des Leitungswassers. Daraufhin wurde von amerikanischen Zahnärzteorganisationen und Gesundheitsbehörden die Empfehlung ausgesprochen, die Fluoridbelastung des Trinkwassers zu verringern.

Dr. GERALD COX nahm sich der Aufgabe an, die Trinkwasser-Fluoridierung zu propagieren. Damit könne Zahnfluorose und Karies vermieden werden, allerdings ohne diese Behauptung wissenschaftlich fundiert zu begründen. Dr. COX war beim *Mellon Institute* angestellt, das von der Bankiers- und Industriellenfamilie Mellon finanziert wurde, damals Haupteigentümer der *Aluminium Company of America (Alcoa)*, des weltweit größten Aluminiumkonzerns. Dr. COX arbeitete später auch für die Zuckerindustrie.

Ab 1930 führte Dr. HENRY TRENDLEY DEAN als Beamter des staatlichen Gesundheitsamtes mit seinen Mitarbeitern (ARNOLD, MCCLURE, ELVOVE, KNUTSON, PARRAN) Untersuchungen über die gesundheitlichen Wirkungen von Fluor durch. Sie konstruierten statistische Artefakte, wonach eine „inverse Relation zwischen Fluorid und Zahnkaries" bestünde, also eine reichliche Fluoridzufuhr weniger Karies zur Folge hätte. Veröffentlicht wurden die Texte im hauseigenen *Public Health Report.* Es wurde also die Autorität einer staatlichen Behörde gegenüber einer staatsgläubigen Öffentlichkeit genutzt. DEAN setzte sich vehement für die Fluoridierung des Leitungswassers ein und wurde später als „Vater der Fluoridierung" bezeichnet. Eine wissenschaftliche Überprüfung dieser Behauptungen ist lange Zeit unterblieben, die Argumente der Gegner wurden ignoriert und verschwiegen. Es dauerte Jahrzehnte, bis der wissenschaftliche Betrug aufgedeckt wurde und Beteiligte ihre Fehler eingestanden.

Alcoa heuerte den Rechtsanwalt OSCAR EWING an und zahlte ihm ein für damalige Verhältnisse märchenhaftes Jahresgehalt von 750 000 Dollar, obwohl *Alcoa* diesen Mann nicht weiter beschäftigte. EWING wechselte später zum *Public Health Service,* wo er als *Federal Security Administrator* der Behörde die Aufgabe setzte, die Trinkwasser-Fluoridierung voranzutreiben.

Die Kampagne zur Fluoridierung lief bereits in den vierziger Jahren auf Hochtouren. Noch 1943 warnte die *American Medical Association*, daß Fluor ein starkes Zellgift ist und sich im Körper anreichert. Im Oktober 1944 hieß es im *Journal of the American Dental Association*: „Die möglichen Schäden überwiegen die Vorteile." Denn bereits damals war bekannt, daß Fluorid im Trinkwasser zur Entwicklung vieler Erkrankungen führt.

Dennoch wurde 1945 die Trinkwasser-Fluoridierung in den USA in einigen Gemeinden eingeführt und in den Folgejahren von Beamten mit Hilfe der Staatsgewalt in vielen weiteren Städten durchgesetzt. Die Vertreter der Zahnärzte- und Ärzteorganisationen wurden auf das Dogma der Fluoridierung eingeschworen. Fanatisierte Zahnärzte und Beamte zogen wie Sektenprediger durch die Lande und forderten die Fluoridierung. Kritiker wurden diffamiert und an der Veröffentlichung ihrer Kritik gehindert.

Trotzdem wurde die Trinkwasser-Fluoridierung von Fachleuten unvermindert abgelehnt. Auf einer Konferenz 1951 in den USA sagte ein Funktionär: „Wir haben den Leuten gesagt, daß es wirkt. Jetzt können wir nicht mehr zurück!"[11] Um das Gesicht zu wahren und die politischen Vorgaben zu erfüllen, wurde die Massenvergiftung fortgesetzt und auf immer weitere Städte und Länder ausgedehnt.

Die Kampagnen zur Propagierung der Trinkwasser-Fluoridierung wurden EDWARD BERNAYS übertragen, einem Neffen SIEGMUND FREUDS. Zuvor hatte er im Auftrag der *American Tobacco Company* Kampagnen inszeniert, Frauen vom Rauchen zu überzeugen: Das Rauchen wurde als modern und schick dargestellt, Frauen wurde suggeriert, daß sie mit dem Zigarettenrauchen ihre Selbständigkeit und Unabhängigkeit bekunden würden. BERNAYS, verheiratet mit der Feministin DORIS FLEISCHMAN, nutzte geschickt die Emanzipationsbewegung, um die Umsätze der Tabakindustrie zu steigern. BERNAYS betrieb auch Kriegspropaganda während des Ersten Weltkrieges im *Committee on Public Information*, einer von der amerikanischen Regierung finanzierten Institution. Im Zweiten Weltkrieg verpflichtete ihn die Regierung zur Beratung der Propagandabehörden, ebenso im kalten Krieg und im Vietnam-Krieg.

BERNAYS übernahm die Aufgabe, die Propaganda zur Trinkwasser-Fluoridierung zu leiten und die amerikanische Öffentlichkeit davon zu überzeugen. Er bekannte später in einem Interview, daß es ein Kinderspiel gewesen sei, den Amerikanern Fluorid zu verkaufen, da die Leute den medizinischen Autoritäten blind vertrauen. Er sagte, man könne die Öffentlichkeit praktisch von jeder Idee überzeugen, man müsse nur den Nutzen für die Gesundheit herausstellen. Wenn die Ärzte dafür gewonnen sind, werde die Öffentlichkeit das stets akzeptieren, weil ein Arzt für die meisten eine unbestrittene Autorität ist, egal, was er wirklich weiß. Man wird auf diese Weise viele Menschen überzeugen können, die wiederum andere überzeugen, bis sich die Sache im Selbstlauf durchsetzt, ohne daß darüber noch nachgedacht wird und Fragen gestellt werden.

In diesem Sinne wurden zahlreiche Ärzte und Zahnärzte rekrutiert, die sich der Fluoridierung annahmen und eifrig bei Kollegen und Patienten sowie in der Öffentlichkeit agitierten, auch wenn sie von der Sache nichts verstanden. Die Kritiker der Fluoridierung wurden denunziert und verächtlich gemacht, sie wurden wie Schwachköpfe behandelt oder von den Propagandisten als Rechtsextreme hingestellt, die hinter der Fluoridierung nur eine kommunistische Verschwörung sähen. Sie wurden bekämpft und man versuchte, ihre finanzielle Existenz zu zerstören und sie an der Veröffentlichung ihrer Arbeiten zu hindern.

Wurden kritische Arbeiten dennoch veröffentlicht, so wurden sie ignoriert und nicht zitiert. Unzählige Ärzte und Zahnärzte schrieben Veröffentlichungen im Anschein der Wissenschaftlichkeit, sie zitierten sich gegenseitig, beriefen sich auf zweifelhafte und irreführende Studien, betrieben wissenschaftlichen Betrug mit dem Ergebnis, daß kritische Publikationen in der Flut gleichgeschalteter Sekundär- und Tertiärliteratur untergingen.

Harold Hodge, Biochemiker und Chef der toxikologischen Abteilung beim Manhattan-Projekt (Entwicklung der amerikanischen Atombombe) ließ zahlreiche Menschenversuche durchführen. Nichtsahnenden Krankenhaus-Patienten wurden hochtoxische Substanzen gespritzt, die Fluorverbindungen enthielten, ja sogar Plutonium und Uran. Keiner der Betroffenen wurde darüber informiert, geschweige aufgeklärt und um Zustimmung gebeten. Patienten mit Nierenerkrankungen wurden Fluoride in hoher Dosis zugeführt, um festzustellen, wie viel davon ausgeschieden wird. Bei den Experimenten inhalierten nichtsahnende Patienten hochgiftige Verbindungen wie Bortrifluorid. Doch das erfuhr die

Öffentlichkeit erst, nachdem HODGE 1990 gestorben war.[12] Menschenversuche gab es also nicht nur in Konzentrationslagern während der nationalsozialistischen Diktatur in Deutschland, sondern auch in der Demokratie der USA.

HODGE gehörte nach 1945 zu den Befürwortern der Trinkwasser-Fluoridierung und setzte dafür sein ganzes Renommée als Vorsitzender des *National Research Council's Committee on Toxicology* ein. Er gab hohe toxische Schwellwerte vor, welche die Fluoridierung harmlos erscheinen ließen. Ihm zufolge sei erst bei einer Tagesdosis von 20 bis 80 mg Fluorid langfristig mit Skelettfluorose und Verkrüppelung zu rechnen. Die Befürworter der Fluoridierung zitierten diese Werte ungeprüft und verbreiteten sie als Schwellwerte, ab denen die Belastung kritisch würde. Einer schrieb vom anderen ab. 1979 mußte HAROLD HODGE zugeben, daß es bereits bei einer Tagesdosis von nur 10 mg Fluorid zu Skelettfluorose kommen könne. Trotz dieser Korrektur wurden weiterhin die früheren hohen Schwellwerte von den Befürwortern der Fluoridierung zitiert und so fälschlicherweise der Anschein erweckt, die Trinkwasser-Fluoridierung sei harmlos.

Dem *National Research Council* (Forschungsrat der USA) zufolge besteht bei täglicher Aufnahme von 10 bis 20 mg Fluorid bereits nach zehn bis zwanzig Jahren die Gefahr der Skelettfluorose.[13] Doch die durchschnittliche Lebensdauer beträgt nicht zehn oder zwanzig Jahre, sondern achtzig. Knochenfluorose kann also schon bei einer weitaus geringeren Belastung entstehen.

HAROLD HODGE war später daran beteiligt, PHYLLIS MULLENIX bei ihren Forschungen zur Giftwirkung von Fluorid auf Gehirn und Nervensystem zu behindern (mehr dazu auf Seite 152). Sie galt damals als eine der namhaftesten Toxikologen der USA und war Spitzenforscherin am Institut für Neuropathologie an der Harvard Universität sowie am *Forsyth Dental Research Institute*.

Obwohl gegen ihre Untersuchungen nichts einzuwenden war, bekam sie die Macht der staatlich finanzierten Fluorlobby zu spüren, vor allem seitens des *National Institute of Dental Research*, das zu den *National Institutes of Health* gehört (eine Institution, die mit unserem Bundesgesundheitsamt vergleichbar ist). Der Druck kam von jenen, die jahrzehntelang in ihren Publikationen Fluorid zur (systemischen) Kariesprophylaxe angepriesen hatten, ohne dessen Giftwirkung zu berücksichtigen. Diese Leute hätten aufgrund der neuen Forschungsergebnisse nicht nur ihr Gesicht und ihren Ruf als Wissenschaftler verloren, sie wären der Oberflächlichkeit und Täuschung der Öffentlichkeit überführt worden und hätten sich womöglich für die Fluoridvergiftung von Millionen verantworten müssen.

Um sich nicht unangenehmen Fragen und weiteren Untersuchungen stellen zu müssen, wurde versucht, Dr. MULLENIX an der Veröffentlichung und Weiterarbeit zu hindern. Sie wurde kurz darauf vom *Forsyth Dental Research Institute* mit der fadenscheinigen Begründung entlassen, ihre Forschungen gehörten nicht zur Zahnheilkunde, obwohl überall von der Kariesprophylaxe mittels Fluorid die Rede war und dessen toxische Wirkungen unbedingt untersucht werden sollten. Die Wissenschaftlerin, Mutter von zwei Kindern, wurde ihrer Existenzgrundlage beraubt. Als sie die ihr gehörenden Laborgegenstände abholen wollte, waren diese zerstört. Außerdem wurde Rufschädigung betrieben, um Dr. MULLENIX ihres wissenschaftlichen Renommees zu berauben. Das *Forsyth Institute* erhielt kurz nach Entlassung der Wissenschaftlerin eine Spende über eine Viertelmillion Dollar von *Colgate*, einem Hersteller fluoridhaltiger Zahnpasta und Präparate.

Dieses Beispiel zeigt, über welche Macht die Fluorlobby in den USA verfügt. Sie kann jeden Wissenschaftler in seiner Existenz ruinieren, der nicht auf der „gesundheitspolitisch korrekten" Linie bleibt. Jedem Institut, an dem unerwünschte Experimente durchgeführt werden, können die Forschungsgelder entzogen werden, was den finanziellen Ruin bedeutet. Diese Methoden der Fluoridbefürworter widersprechen den Grundsätzen echter Wissenschaft. Und ausgerechnet jene Leute, die den wissenschaftlichen Fortschritt behindern, nutzen die Staatsgewalt und das Geld der Steuerzahler, um die Trinkwasser-Fluoridierung zu verharmlosen und zu propagieren.[14]

ROBERT KEHOE, Direktor des *Kettering Laboratory* an der Universität von Cincinnati, war führend bei der Verteidigung der Industrien tätig, die Fluorverbindungen freisetzen. Dabei ging es um die Verhinderung und Abschwächung von Gesetzen, welche die Emission von Fluorverbindungen beschränken sollten. Er setzte sich auch für die Trinkwasser-Fluoridierung ein und schrieb die Broschüre mit dem Titel *Our Childrens Teeth* (Die Zähne unserer Kinder), die in großer Auflage gedruckt und kostenlos verteilt wurde. Darin verharmloste er die Fluoridierung und behauptete: „Vom Standpunkt der medizinischen Wissenschaft gibt es keinerlei Bedenken gegen die Fluoridierung. Diese ist völlig ungefährlich." Seine Briefe an Partner in der Industrie belegen allerdings, daß er sich der Gefahren durchaus bewußt war, dies aber seinen Lesern verschwiegen hat.[15] – Verbleites

Benzin hat er ebenfalls verteidigt und als harmlos bezeichnet, bis es verboten wurde.

An dem von KEHOE geleiteten Kettering-Institut wurden Untersuchungen durchgeführt, welche die Giftwirkung von Fluorid belegten. Eine Studie aus dem Jahre 1962 wurde nicht publiziert, obwohl die Untersuchungen auf höchstem Niveau eindeutige Dosis-Wirkungsbeziehungen zeigten. Die Resultate hätten die Trinkwasser-Fluoridierung gefährdet. Erst vierzig Jahre später erfuhr die Öffentlichkeit davon. Diese interne Zensur, nur genehme Studien zu veröffentlichen, verletzt gleichfalls die Grundsätze wahrer Wissenschaft.

Weltweit wurden Organisationen mit dem Ziel gegründet, die Fluoridierung voranzutreiben. „Anerkannte Fluorexperten" veröffentlichten (falsche) „Erfolgsstatistiken, zitierten sich gegenseitig und verbreiteten massenhaft Fehldarstellungen. Auf diese Weise konnten sogar die ursprünglich skeptischen Funktionäre der Weltgesundheitsorganisation überzeugt werden". Im April 1969 veröffentlichte RUDOLF ZIEGELBECKER mathematisch-statistisch fundierte Analysen, die sich auf offizielle Daten aus den USA und Kanada gründeten, wonach das Kariesmaß nicht eindeutig war, die Karieszuwachsraten nach zehnjähriger Trinkwasser-Fluoridierung erhöht statt vermindert waren, die Kariesunterschiede zwischen den fluoridierten und nichtfluoridierten Gemeinden andere Ursachen haben mußten, und daß der Zahndurchbruch durch Fluor verzögert und somit Scheineffekte ausgewiesen wurden.[16]

Im Laufe der Zeit nahm weltweit die Zahl der Kritiker zu, der Druck verstärkte sich, immer mehr Wissenschaftler protestierten gegen die unsinnige und gefährliche Fluoridierung. Befürworter wurden zu entschiedenen Gegnern, sobald sie sich mit der Sache gründlicher befaßten, etwa der Kariesforscher HARDY LIMEBACK an der Universität Toronto (Kanada) oder JOHN COLQUHOUN, seinerzeit Chef der Abteilung für Zahngesundheit des Gesundheitsministeriums von Neuseeland und Vorsitzender des Komittees zur Trinkwasser-Fluoridierung. Dr. COLQUHOUN stellte fest, daß während der Trinkwasser-Fluoridierung in Hastings (Neuseeland) die Diagnosekriterien geändert und die Daten manipuliert wurden. Er bezeichnete die Resultate als Schwindel. Trotzdem wurden diese von den Befürwortern der Fluoridierung weltweit zitiert und verbreitet. Dr. COLQUHOUN widmete von da an sein weiteres Leben dem Kampf gegen die Fluoridierung.[17]

Der systematische wissenschaftliche Betrug, der von der Fluorlobby in vielen Ländern betrieben wurde, konnte in mühevoller Arbeit nach und nach aufgedeckt werden. Die Fluoridierungsvorhaben mußten vielerorts aufgrund der erdrückenden Beweise eingestellt werden. Die Trinkwasser-Fluoridierung wurde zunehmend als das erkannt, was sie wirklich ist, als eine „Zwangsbehandlung über die Wasserleitung ohne jede medizinische Notwendigkeit und vor einem höchst dubiosen wissenschaftlichen Hintergrund".[18]

Heutzutage sagen die Verantwortlichen lapidar, daß ein Nachweis der kariesprophylaktischen Wirksamkeit der Trinkwasser-, der Salz- und Tabletten-Fluoridierung nicht erbracht werden konnte und daß man sich auf die lokale Fluoridanwendung im Mundraum beschränken solle. Geschwiegen wird über die Folgen der jahrzehntelangen Massenvergiftung, über den wissenschaftlichen Betrug, über das Versagen vieler Beamter in den Gesundheitsbehörden, die einst die Fluoridvergiftung über das Trinkwasser zu einer gesundheitspolitischen Notwendigkeit erklärten.

Natürlich gab es auch Beamte, die sich der Wahrheit verpflichtet fühlten und dadurch ihre Stellung riskierten. So wurde 1990 Dr. William Marcus entlassen, Cheftoxikologe der Abteilung Trinkwasser der amerikanischen Umweltschutzbehörde EPA, weil er es gewagt hatte, die Aussagekraft der vom Kongreß geforderten und lange erwarteten Tierstudie in Frage zu stellen, welche die gesundheitlichen Auswirkungen von Fluorid im Trinkwasser aufzeigen sollte. Ihm zufolge sei die Studie absichtlich so konzipiert gewesen, einen Beweis vorzutäuschen, wonach die Trinkwasser-Fluoridierung unbedenklich sei. Dr. Marcus verklagte daraufhin seine Vorgesetzten und gewann den Prozeß: Er durfte an seinen Arbeitsplatz zurückkehren und erhielt eine Entschädigung. Das Gericht stellte außerdem fest, daß die EPA wichtiges Beweismaterial während des Verfahrens vernichtet und andere Wissenschaftler eingeschüchtert hat, die vor Gericht aussagen und Dr. Marcus unterstützen wollten.

Nach Dr. Bob Carton beruht „die Fluoridierung auf dem größten wissenschaftlichen Betrug dieses Jahrhunderts". Dr. Carton, Vizepräsident der Gewerkschaft am Hauptsitz der EPA, veröffentlichte 1991 Beweise, wie systematisch wissenschaftlicher Betrug begangen wurde, als die Richtlinien für die Trinkwasser-Fluoridierung vorbereitet wurden. Er übermittelte dies dem wissenschaftlich beratenden Ausschuß für Trinkwasser der EPA, erhielt jedoch nie eine Antwort. Allerdings war seitdem wenigstens das Leitungswasser am Hauptsitz der EPA frei von Fluorid.[19]

„Die meisten glauben der Propaganda, daß die Fluoridierung des Trinkwassers und die regelmäßige Fluoridbehandlung beim Zahnarzt Karies verhüte und unbedenklich sei. Doch das ist falsch“, so Russell Blaylock, Professor für Neurochirurgie. „Jene, die das behaupten, verfolgen meist hintergründige Interessen, und diese bestehen keinesfalls, wie der Anschein erweckt wird, in der Erhaltung unserer Gesundheit.“ Und weiter heißt es: „Es gibt keine glaubwürdigen Belege dafür, daß die Trinkwasser-Fluoridierung die Karieshäufigkeit reduziert. Mehrere Studien haben hingegen überzeugend gezeigt, daß die Karieshäufigkeit in Gebieten mit Trinkwasser-Fluoridierung höher ist.“[20]

Und Rudolf Ziegelbecker schreibt: „Auch die ‚Erfolge‘ der Fluoridierung und ihre angebliche ‚Unschädlichkeit‘ sowie die Unterdrückung der Kritik und die ‚Nichtzitierung‘ publizierter kritischer wissenschaftlicher Arbeiten zur Fluoridierung ebenso wie Arbeiten und Doktorarbeiten, in denen sich aus dem Hauptteil der Arbeit etwas anderes ergibt, als dann in der Zusammenfassung zur ‚Bestätigung‘ der Fluoridierung steht, sollten längst unter dem Gesichtspunkt wissenschaftlichen Fehlverhaltens untersucht worden sein.“[21] – „Was da auf dem Gebiet der sogenannten ‚Fluor-Prophylaxe‘ durch die sogenannten ‚anerkannten Fluor-Experten‘ geschehen ist und geschieht – Kritik wird unterdrückt, ignoriert, Kritiker und kritische Arbeiten werden nicht zitiert oder herabgesetzt, falsche Beweismittel werden wissentlich weiter aufrecht erhalten und zur Verteidigung des Fluoridierungsdogmas massenhaft weiter verbreitet – … ist im Sinne der Empfehlungen der Kommission ‚Selbstkontrolle der Wissenschaft‘ und der ‚Vorschläge zur Sicherung guter wissenschaftlicher Praxis‘ in der Denkschrift der Deutschen Forschungsgemeinschaft (1998) schlimmes und unverantwortliches Fehlverhalten.“[22]

Es ist ein Verbrechen ohnegleichen, hochgiftige Fluorchemikalien Trinkwasser, Salz und Nahrungsmitteln zuzusetzen und auf diese Weise Millionen von Menschen zu vergiften. Es zeugt von unbeschreiblicher Dummheit, sich von einer derartigen Massenvergiftung die Verbesserung der Volksgesundheit zu versprechen. Doch dieser Wahnsinn wurde in vielen Ländern zum gesundheitspolitischen Dogma erhoben und mit sozialistischer Anmaßung durchgesetzt. – „Alles Unheil auf der Welt stammt von Menschen, die glauben, sie müßten etwas Gutes tun.“ (ARTHUR KOESTLER)

Die Trinkwasser-Fluoridierung in ausgewählten Ländern

Die Fluoridierung wurde 1945 in einigen Gemeinden der USA erstmals eingeführt und danach in vielen weiteren Städten durchgesetzt, trotz aller Proteste. Von den USA ausgehend verbreitete sich die Politik der Trinkwasser-Fluoridierung zunächst in den englischsprachigen Ländern. In Großbritannien trinken auch heute noch mehr als zehn Prozent der Bevölkerung fluoridiertes Wasser und in Irland wird die Fluoridierung flächendeckend praktiziert. In Australien und Neuseeland konnte hingegen die Fluoridierung vielerorts beendet werden.

Unter dem Einfluß amerikanischer Interessenverbände wurde in Deutschland 1952 ein Experiment zur Trinkwasser-Fluoridierung in Kassel begonnen, natürlich ohne Einwilligung der Betroffenen. Mit desolaten Statistiken, zum Teil mit Kindern, die gar kein Fluorid erhalten hatten, wurden Erfolge konstruiert und wahrheitswidrig der Fluoridierung

Unbedenklichkeit bescheinigt, was weltweit von der Fluorlobby propagandistisch ausgeschlachtet wurde. 1971, nach zwanzig Jahren, mußte das Experiment beendet werden.[23]

1951 erfolgte eine „Fluor-Großaktion im Land Hessen" mit Fluorid-Tabletten für Schulkinder. „Die Gesamtkosten wurden teilweise von amerikanischer Seite getragen".[24]

1984 wurde in West-Berlin versucht, die Trinkwasser-Fluoridierung einzuführen, allerdings scheiterte das am Widerstand der Bevölkerung, ebenso in Hamburg.

In der DDR wurde die Trinkwasser-Fluoridierung auf Betreiben des Zahnarztes Walter Künzel 1959 in Karl-Marx-Stadt (heute wieder Chemnitz) eingeführt und 1990 eingestellt (mit einer Unterbrechung von 22 Monaten von 1970 bis 1972). Die Studien über die Karieshäufigkeit in Karl-Marx-Stadt waren nicht repräsentativ und wiesen schwere methodische Mängel auf. Auch wurde die zahnärztliche Betreuung verbessert und auf eine kariesvermeidende Kindergarten- und Schulspeisung geachtet. Mit der Steigerung der Nahrungsversorgung wurde auch mehr Zukker konsumiert, was sich trotz der Fluoridierung in einem Anstieg der Karieshäufigkeit niederschlug. Doch das wurde verschwiegen. – Zum Ende der DDR-Zeit nahm die Karieshäufigkeit wieder ab, wie in anderen Ländern auch. Der Rückgang betrug in Karl-Marx-Stadt 28 Prozent, in Leipzig ohne Fluoridierung ebenfalls 28 Prozent und in Potsdam gleichfalls ohne Fluoridierung sogar 41 Prozent.

Reichlich die Hälfte der Einwohner Plauens wurden von 1972 bis 1984 der Zwangsfluoridierung ausgesetzt. Die Trinkwasser-Fluoridierung in Spremberg begann 1973 und ergab acht Jahre keinerlei Kariesreduktion, bei jüngeren Kindern hatte die Karieshäufigkeit sogar zugenommen.[25]

In Basel (Schweiz) wurde die Trinkwasser-Fluoridierung von 1962 bis 2003 durchgeführt. Obwohl durch diese Maßnahme keine kariesverringernde Wirkung zu verzeichnen war, wurde an ihr 41 Jahre lang festgehalten, bis aufgrund der Proteste der Menschenversuch schließlich abgebrochen werden mußte. Es konnten keine Beweise für einen kariesprophylaktischen Nutzen erbracht werden. Die Karieshäufigkeit hat in dieser Zeit sogar zugenommen.[26]

In Österreich ist niemals eine Trinkwasser-Fluoridierung durchgeführt worden. Die Fluortablettenaktion in der Stadt Graz von 1957 bis 1973 erbrachte nicht die erhoffte Wirkung. Die Überprüfung acht Jahre nach Einstellung dieser Aktion ergab, daß die Karieshäufigkeit bei den Mitgliedern der Versuchsgruppen infolge der Fluorideinnahme gestiegen und nach deren Beendigung wieder gefallen war.[27]

In China wurde die Trinkwasser-Fluoridierung ebenfalls nirgends praktiziert, denn in vielen Gebieten Chinas ist die natürliche Belastung des Leitungswassers mit Fluorid recht hoch und Fluorose eine häufige Erkrankung. Das Problem der Fluorvergiftung ist chinesischen Wissenschaftlern seit langem bekannt.

In Japan wurde die Trinkwasser-Fluoridierung von Anfang an als unsicher und gesundheitsgefährdend abgelehnt. Alle politischen Kräfte Japans stimmten darin überein, keine Zwangsfluoridierung vorzunehmen und die Kariesverhütung als Privatsache zu betrachten.

In Dänemark war es gleichfalls niemals erlaubt, das Trinkwasser mit Fluoriden zu vergiften. In Norwegen konnte dies auch verhindert werden, obwohl jahrzehntelang versucht wurde, die Fluoridierung gegen den Willen großer Teile der Bevölkerung durchzusetzen. In Schweden wurde 1952 die

Trinkwasser-Fluoridierung in Norköpping eingeführt, die 1961 vom Obersten Gerichtshof als rechtswidrig wieder gestoppt wurde und seit 1962 gesetzlich verboten ist.

In den Niederlanden wurde die Fluoridierung 1953 begonnen und mußte 1976 aufgrund eines Urteils des Obersten Gerichtshofes wieder eingestellt werden. Insgesamt wurden 4,2 Millionen Niederländer durch Fluorid vergiftet.

In der Tschechoslowakei wurde die Trinkwasser-Fluoridierung in Prag und Budweis 1988 eingestellt, weil kein Kariesschutz durch diese Maßnahme festzustellen war. Die nach 1960 begonnene Trinkwasser-Fluoridierung in einigen Städten Polens und in der UdSSR wurde zwei bis drei Jahre später wieder beendet. In Ungarn wurde nur in Szolnok kurzzeitig Anfang der 1960er Jahre das Leitungswasser mit Fluorid versetzt.

Heutzutage wird in Europa nur noch in Irland und Großbritannien die Fluoridierung durchgeführt: 8,7 Millionen Menschen sind betroffen.

Weltweit dürften über 400 Millionen Menschen für längere Zeit durch fluoridiertes Wasser vergiftet worden sein. Davon sind etwa 250 Millionen noch am Leben.[28]

In den USA wurden nur wenige Studien über die gesundheitlichen Auswirkungen der Trinkwasser-Fluoridierung durchgeführt. Noch dürftiger sind die Bemühungen in Australien, England, Neuseeland und Kanada gewesen, die gesundheitlichen Folgen zu untersuchen. Überhaupt keine Studien wurden in Kolumbien, Irland, Singapur und Israel angestellt, obwohl auch dort ein großer Teil der Bevölkerung fluoridhaltiges Wasser trinken mußte.[29] Man hat sich also nicht einmal die Mühe gemacht, diese großangelegten Menschenversuche in seinen Folgen zu erfassen.

Die Zahnbehandlungskosten sind auch in Ländern und Städten mit Fluoridierung im Laufe der Jahre stark angestiegen. Die Fluoridierung hat somit nicht die versprochenen Resultate erbracht.[30] Jedesmal, wenn irgendwo die Trinkwasser-Fluoridierung eingestellt wurde, prophezeiten die „anerkannten Fluoridexperten" eine drastische Zunahme der Karieshäufigkeit. Doch nichts dergleichen geschah. In zahlreichen Fällen nahm sie sogar ab.[31]

In diesem Sinne schrieb der norwegische Mathematiker und Statistiker Professor Dr. PER OTTESTAD 1969 an seine Regierung: „Niemand, der sich mit exakten Forschungen beschäftigt und der daran gewöhnt ist, das Problem der Untersuchungsmethode ernsthaft zu behandeln, kann die sogenannte wissenschaftliche Basis anerkennen, die für die Trinkwasser-Fluoridierung in Anspruch genommen wird."[32]

Daran hat sich bis heute nichts geändert, wenngleich hier und da immer noch der Anschein erweckt wird, (systemische) Fluoridzufuhr würde das Kariesrisiko senken. Da ist im Internet zu lesen, die Fluorid-Supplementierung sei „wissenschaftlich in weltweit über 300 000 Publikationen als anerkannte Methode belegt." – Wirklich? Haben diese Leute diese 300 000 (!) Publikationen tatsächlich gelesen und kritisch überprüft? Warum werden sie dann nicht einzeln aufgeführt?

Eine große Anzahl von Publikationen mag Unbedarfte beeindrucken, sie ist aber noch lange kein Beweis für die Richtigkeit einer Behauptung. „Auch wenn alle einer Meinung sind", so BERTRAND RUSSELL, „können alle unrecht haben." – Und er mahnt: „Wenn sich alle Experten einig sind, ist Vorsicht geboten." Richtig.

Die Herdenmensch-Gesinnung (FRIEDRICH NIETZSCHE)

ist tödlich für die Wissenschaft, denn dadurch wird Kritik unterdrückt und die Eliminierung falscher Theorien verhindert. Deshalb ist es gar nicht so verkehrt, sich zuweilen der Bemerkung MARK TWAINS zu erinnern: „Wenn du merkst, daß du zur Mehrheit gehörst, wird es Zeit, deine Meinung zu ändern.“ Zumindest ist die Meinung der Mehrheit zu prüfen, anstatt sich ihr unbedacht anzuschließen.

Die britische Regierung beauftragte das renommierte *NHS Centre for Research and Dissemination, University of York*, mit der Überprüfung der Weltliteratur von 1939 bis 2000 über die Trinkwasser-Fluoridierung. Ein Expertenteam sichtete in jahrelanger Arbeit 3246 Originalarbeiten. Nur 214 Arbeiten konnten in die engere Auswahl gezogen werden, die übrigen waren stark fehlerbehaftet und deshalb ohne Aussagekraft. Nur 26 Arbeiten erwiesen sich als relevant, nur 9 zeigten einen positiven Effekt und lediglich 4 wurden für die Zusammenfassung der Ergebnisse herangezogen. Doch keine einzige dieser vier Studien hatte das Evidenzniveau A (hohe Beweiskraft) zugebilligt bekommen. Hierdurch wurde die Kariesreduktion mit durchschnittlich 14,6 Prozent ausgewiesen, und diese Zahl ist auch noch zweifelhaft.

RUDOLF ZIEGELBECKER hat bei einer dieser vier Studien, die sich auf Karl-Marx-Stadt bezog, gezeigt, weshalb man zu irreführenden Ergebnissen gekommen ist. Diese Studie ist somit ebenfalls ohne Beweiskraft und sollte unberücksichtigt bleiben. Auch die epidemiologische Erforschung der gesundheitlichen Schäden und Folgewirkungen aufgrund der Trinkwasser-Fluoridierung ist unbefriedigend.[33]

Trotz dieser schwerwiegenden Unzulänglichkeiten war die Sichtung der wissenschaftlichen Weltliteratur über die

Folgen der Trinkwasser-Fluoridierung niederschmetternd für die Fluorlobby. Die interessierten Kreise wollten die Ergebnisse nicht wahrhaben, haben weiterhin die Tatsachen verdreht und über ihre Verbände weiterhin politisch Einfluß ausgeübt. In Irland und Großbritannien waren sie damit erfolgreich, die Aussagen der Studie wurden in öffentlichen Verlautbarungen abgeschwächt und verändert. Einige der federführenden Wissenschaftler protestierten daraufhin scharf gegen die Entstellung ihrer Untersuchungsergebnisse und die fortwährende Verharmlosung der Trinkwasser-Fluoridierung. Die britische Labour-Regierung unter dem Sozialisten Toni Blair betrieb unter dem Einfluß der Fluorlobby die Ausweitung der Trinkwasser-Fluoridierung in Großbritannien, wobei die Verantwortlichen vor eventuellen Schadenersatzklagen gesetzlich befreit wurden. Auch die irische Regierung beharrte auf dem landesweiten Programm zur Trinkwasser-Fluoridierung, obwohl die irische Bevölkerung deren Beendigung gefordert hat.

Die Trinkwasser-Fluoridierung ist ein politisch organisiertes Verbrechen von unglaublichem Ausmaß. Mehr als 400 Millionen Menschen wurden seit 1945 für eine längere Zeit ihres Lebens auf diese Weise vergiftet. Die Folgen kann der Leser nach der Lektüre dieses Buches ermessen: Förderung vielfältiger degenerativer Schäden und Erkrankungen, gesundheitlicher Verfall, beschleunigte Alterung und vorzeitiger Tod. Um es klar und deutlich zu sagen: Die Trinkwasser-Fluoridierung läuft auf die Tötung in 400 Millionen Fällen hinaus (teils bereits geschehen, teils noch in Zukunft zu erwarten).

Natürlich erfolgt die Tötung nicht durch ein plötzliches Ereignis wie bei einem Unfall, wo Ursache und Wirkung klar vor Augen liegen. Auch kann man nicht die chronische Fluoridvergiftung als alleinige Todesursache im Einzelfall gerichtsmedizinisch nachweisen (das ist nur bei akuter Vergiftung oder bei Vergiftung über eine relativ kurze Zeit möglich). Wir müssen also auf der Grundlage wissenschaftlicher Erkenntnisse in Wahrscheinlichkeiten und Durchschnittswerten denken, auch wenn diese nur schwer quantitativ zu erfassen sind. Für den Tatbestand der Tötung durch alltägliche und lebenslange Fluoridvergiftung ist es jedoch ohne Belang, in welchem Umfang die durchschnittliche Lebensdauer verkürzt wird. – Zur Einordnung: Patienten mit starker Fluorose, die in Gebieten mit hoher Fluoridbelastung des Trinkwassers leben, haben eine um zehn bis zwanzig Jahre kürzere Lebenserwartung als die übrige Bevölkerung ohne Fluoridbelastung, von den jahrelangen Qualen ganz zu schweigen, die dem vorzeitigen Tod vorangehen.

Doch die von den Machthabern in vielen Ländern angeordnete Trinkwasser-Fluoridierung wurde nirgendwo als Straftat verfolgt, nicht einmal die Verletzung der Freiheitsrechte und des Rechts auf körperliche Unversehrtheit wurde geahndet. Von einer staatlichen Justiz ist das auch kaum zu erwarten, schließlich hieße das, gegen Behörden und Amtsträger desselben Staates zu ermitteln und damit Recht in eigener Sache zu sprechen. Man konnte schon froh sein, wenn in einigen Ländern die Gerichte die Trinkwasser-Fluoridierung als rechts- und verfassungswidrig verboten haben.

Die systematisch mit Fluor vergifteten Völker haben eine schwere Last zu tragen: Die dadurch verursachten unheilbaren Erkrankungen und der gesundheitliche Verfall führen zu unermeßlichem Leid bei den Betroffenen, zu Leistungsverlust und Arbeitsunfähigkeit, zum Verlust an Humankapital, zu immensen Behandlungs- und Pflegekosten, die nicht nur die Kranken- und Pflegekassen belasten, sondern auch die Betroffenen selbst sowie ihre Angehörigen.

Hinzu kommen je nach Fluoridbelastung genetisch und epigenetisch bedingte Defekte und Schwächen, die erst bei den Nachkommen voll durchschlagen. Schon geringfügige Schäden können eine zunächst unmerkliche, aber dennoch schwerwiegende Verminderung der Lebenstüchtigkeit, der Widerstands- und Leistungskraft zur Folge haben. Diese Schäden sind nicht mehr rückgängig zu machen (nur epigenetisch bedingte Defekte können im Laufe von Generationen unter Umständen wieder überwunden werden). Erst durch Aussterben der betroffenen Familien verschwinden diese Schäden schließlich aus dem Genpool.

Wir lernen daraus, Politikern, Beamten von Gesundheitsbehörden und vermeintlichen Wissenschaftlern nicht blind zu vertrauen. Wir müssen uns selbst informieren und sachkundig machen. Fluorid und Fluorverbindungen sind teuflische Gifte, deren Aufnahme lebenslang minimiert werden muß, wenn man sich einer guten Gesundheit auch im Alter erfreuen möchte.

Der Stand der Wissenschaft im Jahre 1937

Die Gefährlichkeit von Fluorid und Fluorverbindungen ist seit langem bekannt. Die Trinkwasser-Fluoridierung hätte von Anfang an verhindert werden können, wenn die damals verfügbaren wissenschaftlichen Erkenntnisse berücksichtigt und nicht von interessierten Kreisen systematisch wissenschaftlicher Betrug betrieben worden wäre. In diesem

Zusammenhang verdient die Leistung des dänischen Arztes und Wissenschaftlers KAJ ELI ROHOLM Beachtung. Er veröffentlichte 1937 *Fluorine Intoxication*, das heute noch als toxikologisches Standardwerk gilt.

Was veranlaßte ROHOLM zu seiner Arbeit? Als Ende des 19. Jahrhunderts damit begonnen wurde, aus Bauxit industriell Aluminium zu gewinnen, nutzte man bald Fluor als Flußmittel und konnte durch Senkung der Schmelztemperatur viel Energie einsparen. Abgebaut wurde das fluorhaltige Gestein Kryolith in der dänischen Kolonie Grönland, das damals den gesamten Weltbedarf deckte. Kryolith wurde nach Dänemark verschifft und in den Chemischen Werken Øresund bei Kopenhagen aufbereitet. Die Arbeiter litten schwer unter dem Kryolithstaub und schon nach wenigen Arbeitsjahren zeigten sich bei ihnen degenerative Erkrankungen, die sich mit der Zeit immer mehr verschlimmerten. Schließlich wurden die Arbeiter zu Krüppeln mit Knochenwucherungen, geschädigten Gelenken und verwachsenen Wirbelkörpern, mit greisenhafter Haut und schlechtem Gesundheitszustand.

Professor FLEMMING MØLLER führte diese schweren Erkrankungen auf den eingeatmeten Kryolithstaub zurück und empfahl dem jungen Arzt KAJ ROHOLM, diese Erkrankungen wissenschaftlich zu untersuchen. Er nahm sich der Aufgabe mit Begeisterung an und arbeitete mit großer Sorgfalt. Unterstützt wurde er von der dänischen Regierung und den Chemischen Werken Øresund. ROHOLM befragte die Arbeiter, auch jene, die früher dort beschäftigt waren und aufgrund ihrer gesundheitlichen Probleme arbeitsunfähig wurden. Er untersuchte sie gründlich, machte Röntgenaufnahmen, führte Tierversuche mit Ratten, Schweinen und

Hunden durch, um die Giftigkeit von Fluorverbindungen zu ermitteln und die Folgeerkrankungen zu erforschen.

Die Ergebnisse waren schockierend: Fluorverbindungen und Fluoride erwiesen sich als äußerst giftig, sie schädigten alle Gewebe und Organe. ROHOLM erkannte, daß sich Fluorverbindungen besonders in Zähnen und Knochen anreichern, daß die Lungen der Arbeiter aufgrund des fluorhaltigen Staubes schwer geschädigt waren, ebenso ihre Nieren. Achtzig Prozent aller Arbeiter litten unter Osteosklerose, der Verhärtung und Versprödung der Knochen, was mit einem erhöhten Frakturrisiko einhergeht. Knochenwucherungen waren häufig festzustellen, ebenso wie die Deformation und Vergröberung der Knochen. Auch die Gelenke waren geschädigt, deren Beweglichkeit durch Knochenwucherungen und verkalkte Bänder eingeschränkt. Arthritis und Rheuma waren die Regel.

Die Hälfte der Arbeiter litt unter Lungenfibrose (verstärkte Bildung von Bindegewebe zwischen den Lungenbläschen und den sie umgebenden Blutgefäßen, was zur Verschlechterung der Lungenfunktion führt). Lungenemphyseme waren häufig, die irreversible Überblähung der kleinsten luftgefüllten Strukturen der Lunge – das Endstadium der Lungenschädigung.

Erkrankungen des zentralen Nervensystems waren gleichfalls häufig, ebenso starke Magenbeschwerden und Verdauungsstörungen. Viele Arbeiter litten unter Hautausschlägen, besonders im Sommer, wenn die nackte Haut dem Kryolithstaub ausgesetzt war.

ROHOLM fand bei den Arbeitern einen schlechten Gebißzustand: Je schlechter die Zähne, desto höher die Fluorbelastung der Zähne. Er stellte fest: „Der früher verbreiteten

Annahme, daß Fluor für den Zahnschmelz notwendig sei, fehlt die wissenschaftliche Grundlage. Unser heutiges Wissen zeigt klar und eindeutig, daß Fluor nicht die Qualität des Zahnschmelzes verbessert, sondern im Gegenteil den Zahnschmelz schädigt." Seine medizinische Empfehlung lautete: „Einstellung der Verschreibung von Fluoridpräparaten für Kinder." Andere Wissenschaftler kamen seinerzeit zu den gleichen Ergebnissen.[34] Man war sich damals im Kreise der maßgebenden Wissenschaftler also einig über deren starke Giftwirkung. – Das war wohlgemerkt der wissenschaftlich anerkannte Stand im Jahre 1937.

ROHOLM setzte seine Untersuchungen und Forschungen fort. Er reiste viel, studierte die Fachliteratur in den großen Bibliotheken Berlins und Londons, wo er sich den Überblick über die gesamte wissenschaftliche Weltliteratur auf dem Gebiet der Toxikologie des Fluors verschaffte.

Auf Island sah er ausgezehrte und verkrüppelte Schafe mit geschädigten Zähnen. Die Ursache: Fluorbelastung der Weiden und Futterpflanzen durch fluorreiches Vulkangestein, vulkanische Asche und Geysire, wo Fluorverbindungen in großen Mengen in die Atmosphäre geschleudert werden.

KAJ ROHOLM besuchte die großen Industriegebiete und stellte fest, daß Fluorverbindungen bei vielen industriellen Prozessen unersetzlich geworden sind, als Flußmittel in der Hütten-, Stahl- und Aluminiumindustrie, desgleichen in der Glas- und keramischen Industrie sowie der Emailleindustrie. Beim Ziegelbrennen werden Fluorverbindungen freigesetzt, wie auch bei der Gerberei und in beträchtlichem Maße bei der Herstellung von Superphosphat-Düngemitteln.

ROHOLM verlangte die Abgasreinigung, damit möglichst wenig Fluorverbindungen in die Umwelt gelangen.

Er forderte Schutzmaßnahmen für die Arbeiter, den Einsatz geschlossener Schmelzöfen, die Neutralisierung und sichere Deponierung fluorhaltiger Abfälle sowie das Verbot von Fluorverbindungen in der Medizin.

Als in den USA in den vierziger Jahren Behauptungen verbreitet wurden, Fluor sei ein essentielles Spurenelement und notwendig zur Verhütung von Karies, meinte ROHOLM: „Die dafür notwendig erachteten Tagesdosen liegen bereits an der (damals bekannten) toxischen Grenze.“ Und er fügte hinzu: „Es dürfte interessant sein, die Resultate (der wissenschaftlichen Forschung) der nächsten fünf oder zehn Jahre zu studieren.“[35]

Die Wissenschaft hat ROHOLMS Arbeit und Lebenswerk voll und ganz bestätigt. Fluoride haben sich der neueren Forschung zufolge sogar als noch weitaus giftiger erwiesen, als es ROHOLM damals wissen konnte. Doch leider wurden nicht die erforderlichen Konsequenzen gezogen, um Mensch und Natur vor unnötiger Belastung zu schützen. Gedankenlosigkeit, Gleichgültigkeit und Unwissenheit führten zu schweren Havarien und Unglücksfällen, zur Fluorbelastung Hunderttausender Arbeiter und Millionen von Menschen in der Nähe von Industriebetrieben mit Fluoremissionen. Doch als die größte Katastrophe für die Volksgesundheit hat sich die Trinkwasser-Fluoridierung erwiesen.

Kapitel 17

Die Verwendung von Fluorverbindungen in der Industrie

Das Wichtigste ist,
nicht mit dem Fragen aufzuhören.

ALBERT EINSTEIN

Für Fluor und seine Verbindungen gibt es in der Industrie vielfältige Anwendungen. Fluorchemikalien gelten als unersetzlich. Schon im Altertum wurde Flußspat abgebaut, das viel Kalziumfluorid enthält, um daraus Flußmittel für die Verhüttung von Erzen zu gewinnen.

Der Begriff des Fluors leitet sich ab vom lateinischen *fluere*, was fließen bedeutet. Fluorverbindungen bringen Metalle schon bei Temperaturen unterhalb ihres Schmelzpunktes zum Fließen. Flußmittel erleichtern den Schmelzvorgang und die Handhabung geschmolzener Stoffe: Die Schmelztemperatur wird herabgesetzt und der Energieverbrauch verringert sich, die Schmelze wird dünnflüssiger und die Oxidation des Metalls mit Luftsauerstoff kann leichter verhindert werden. Auch bei der Glasherstellung sind fluorhaltige Flußmittel von Vorteil und helfen Energie einzusparen.

Früher wurden Fluorverbindungen vor allem von der Hütten- und Stahlindustrie verbraucht, also zum Schmelzen von Eisenerz und bei der Stahlherstellung, zur Verhüttung und Gewinnung von Aluminium, Beryllium, Blei, Gold, Kupfer, Magnesium, Nickel, Palladium, Platin und Silber. Auch zur leichteren Entformung in der Gießerei werden Fluorchemikalien verwendet.

Aluminium wird heutzutage mittels Schmelzflußelektrolyse gewonnen. Dabei wird aluminiumoxidreiche Tonerde (Bauxit) unter Zusatz von Kryolith aufgeschmolzen, das Aluminium-Trinatriumhexafluorid ($Na_3(AlF_6)$) enthält. Mit Hilfe des Kryoliths wird der Schmelzpunkt des Bauxits von 2050 °C auf 950 bis 970 °C gesenkt. Trotz der beträchtlichen Herabsetzung der Schmelztemperatur ist dieser Prozeß aufgrund der hohen Bindungsenergie des Aluminiums und seiner Dreiwertigkeit dennoch sehr energieaufwendig und erfordert 13 bis 18 kWh pro Kilogramm Hüttenaluminium. Infolge des hohen Energiebedarfs wird Rohaluminium dort verhüttet, wo Strom preiswert verfügbar ist.

Die Schmelzflußelektrolyse von Hüttenaluminium zu Reinaluminium erfordert zusätzlichen Energieeinsatz sowie ein Elektrolyt, das aus Aluminiumfluorid, Natriumfluorid und Bariumchlorid besteht. In der Aluminiumgießerei werden Kryolith, Chiolith oder Natriumfluorsilikat (Na_2SiF_6) als Flußmittel verwendet.

Fluorverbindungen werden auch bei der Glasschmelze und Glasätzerei eingesetzt, in der keramischen und der Emaille-Industrie, ferner bei der Galvanotechnik und Oberflächenbehandlung von Stahl, Aluminium und Halbleitern, bei der Fabrikation mikroelektronischer Bauelemente und der Produktion von Solarzellen. Mauersteine können mit

Fluorchemikalien gehärtet werden. Auch die Herstellung temperatur- und witterungsbeständiger Kunststoffe erfordert Fluorverbindungen. Man denke nur an die Teflonbeschichtung bei Bratpfannen und Kochgeschirr. Fluorverbindungen werden zur Herstellung wetterfester Textilien genutzt (zum Beispiel Gore-Tex). Fluorchemikalien werden mitunter auch zum Häuten von Schlachttieren und zum Gerben von Leder eingesetzt.

Die Chemieindustrie stellt Fluorchemikalien in großen Mengen her, auch äußerst giftige Substanzen wie Fluorsilicate, die Salze der Kieselfluorwasserstoffsäure. Sie werden verwendet in Desinfektionsmitteln, Fleckenentfernern für Textilien, Präparaten zur Öl- und Säurebehandlung, in Holzschutzmitteln und Pestiziden. Auch die pharmazeutische Industrie verwendet Fluorverbindungen bei vielen Präparaten, zum Beispiel bei Antidepressiva, Anästhetika und Antibiotika (Fluorchinolone).

Fluor-Chlor-Kohlenwasserstoffe (FCKW) wurden lange Zeit als Treibgas und Kühlmittel verwendet, bis sie wegen der Gefährdung der Ozonschicht verboten und durch andere Treibgase ersetzt wurden.

Fluor wird in der Atomindustrie bei der Anreicherung von Uran gebraucht: Mit Hilfe des leicht flüchtigen bei 56 °C sublimierenden Uranhexafluorids (UF_6) wird das leicht spaltbare Uranisotop ^{235}U nach dem Verfahren der Gasdiffusion angereichert. Auf diese Weise wird bis heute der Brennstoff für Atomreaktoren und das spaltbare Rohmaterial für Atombomben gewonnen.

Der Einsatz von Fluorverbindungen ist also in vielen Industriezweigen unentbehrlich. Die Folge ist jedoch eine erhöhte Fluorbelastung der Umwelt.

Die Umweltbelastung beginnt beim Abbau fluorhaltiger Gesteine. Bergleute, die ohne Schutzmaske arbeiten und den Gesteinsstaub einatmen, schädigen die Schleimhäute von Atemwegen und Lunge. Die unbedeckte Haut wird durch fluorhaltigen Staub gleichfalls verätzt. Schon nach wenigen Jahren leiden die Bergleute unter Fluorose. Wenn sie ihre Arbeit fortsetzen, verschlimmern sich die Leiden und Beschwerden, bis sie hinfällig werden. Schließlich gehen sie langsam an Fluorvergiftung zugrunde.[1]

Wind weht den Gesteinsstaub aus dem Tagebau, was zur Belastung der Böden und Gewässer in der Umgebung führt. Die auf diesen Böden angebauten Nahrungspflanzen haben einen erhöhten Fluorgehalt, wodurch vermehrt Fluor in die Nahrungskette gelangt.

Nach Abbau der fluorhaltigen Gesteine werden diese abtransportiert, aufbereitet und chemisch reine Fluorverbindungen gewonnen. Die Männer in diesen Chemiefabriken werden ebenfalls belastet und leiden bald unter Fluorvergiftung, sofern sie nicht mit Schutzanzügen und Atemmasken, durch geschlossene Systeme mit Abluft- und Filteranlagen vor den aggressiven Stäuben und Gasen geschützt werden.

Gefährdet sind die Arbeiter der Hütten-, Stahl- und Aluminiumindustrie, besonders wenn sie an offenen Schmelzöfen arbeiten. Fluorose ist eine Berufserkrankung, auch wenn die vielfältigen Schäden und degenerativen Erkrankungen oft nicht in ihrer Ursache richtig erkannt werden. Männer, die während ihres Berufslebens in einer Aluminiumhütte dauernd erhöhten Fluorbelastungen ausgesetzt waren, sind oft bereits nach zwanzig Jahren unfähig zu schwerer körperlicher Arbeit, einige werden sogar arbeitsunfähig geschrieben. Sie sind für den Rest ihres verkürzten Lebens verkrüppelt und schwerbehindert.[2] Um die Fluorbelastung der Arbeiter wesentlich zu vermindern, sind geschlossene Schmelzöfen mit Filteranlagen notwendig.

Die Nachbarschaft von Hütten- und Stahlwerken wurde früher teils mit beträchtlichen Mengen an Fluorverbindungen belastet. Mitunter wurden in Stahlarbeitersiedlungen sogar die Fensterscheiben allmählich trübe, weil das Glas durch aggressive Fluorverbindungen angeätzt und dessen Oberfläche zunehmend aufgerauht wurde (die Eintrübung ist auf die diffuse Brechung der Lichtstrahlen zurückzuführen). Diesen Fluorbelastungen sind jedoch auch Haut und Schleimhäute der Bewohner dieser Siedlungen all die Jahre ausgesetzt gewesen.[3]

Bei Verwendung von Fluorverbindungen können sich Havarien ereignen. Zahlreiche Massenvergiftungen durch fluorhaltige Abgase waren bisher zu verzeichnen. Bei einer Havarie im Zinkstahlwerk der Stadt Donora in Pennsylvania (USA) im Jahre 1948 entwichen große Mengen fluorhaltiger Gase. Ein Drittel der 14 000 Einwohner zeigte Symptome einer akuten Fluorvergiftung, Hunderte mußten in Krankenhäuser eingeliefert werden. Zwanzig Menschen starben bald darauf. Der Fluoridspiegel im Blut der Schwervergifteten lag um Faktor 15 bis 25 über dem Durchschnitt. Wenn der fluorhaltige Smog aufgrund der Inversionslage länger über der Stadt geblieben wäre, bevor er vom Winde verweht wurde, hätte es durchaus sogar tausend Tote geben können. In den Jahren danach starben noch Hunderte an den Folgen dieser Katastrophe. Sogar zehn Jahre danach war die Sterblichkeitsrate in Donora noch erhöht.[4]

Im Dezember 1930 starben im Maastal (Belgien), wo sich damals viele Stahlwerke befanden, 60 Menschen an akuter

Fluorvergiftung durch belastete Abgase in der Luft aufgrund einer anhaltenden Inversionswetterlage. 1979 kamen in Spencer County, Indiana (USA), 79 Menschen durch eine Havarie ums Leben.[5]

1975 schätzte die Regierung der USA, daß 350 000 Menschen am Arbeitsplatz in 92 Berufen hohen Belastungen durch Fluorverbindungen ausgesetzt gewesen sind.[6] Die Belastungen konnten seitdem durch bessere Schutzmaßnahmen reduziert werden. Doch zu einem Großteil ist die Verringerung der Fluorbelastung auf die Verlagerung der Grundindustrie in Schwellenländer zurückzuführen, vor allem nach Brasilien, Rußland, Indien und China. Diese Verlagerung der Grundindustrie aus den früheren Industrieländern mit größtenteils befriedigenden Schutzmaßnahmen in Schwellenländer mit katastrophalen Produktionsbedingungen hat global zu erheblich größeren Fluorbelastungen geführt.

Fluorverbindungen werden auch beim Verbrennen von Kohle und Erdöl freigesetzt, in Raffinerien der erdölverarbeitenden Industrie, ebenso beim Ziegelbrennen, in der keramischen und der Zementindustrie. Hohe Schornsteine verringern zwar die Belastung in der Nähe, verfrachten jedoch die Abgase über Hunderte von Kilometern, worunter auch ländliche Gebiete ohne Industrie zu leiden haben.

Die Fluorkonzentration von 1 $\mu g/m^3$ Luft bewirkt bereits nach zehntägiger Einwirkungsdauer sichtbare Schäden an den Assimilationsorganen von Pflanzen, die Blätter und Nadeln von Bäumen verfärben sich und fallen ab. Zur Einordnung seien die typischen Belastungen gemäß einer Untersuchung von 1979 angeführt: Sie liegen in ländlichen Gegenden bei 0,01 bis 0,5 $\mu g/m^3$, in Stadtgebieten bei 0,8 bis 5 $\mu g/m^3$, in Industriegebieten bei 1 bis 15 $\mu g/m^3$ und in der Nähe größerer Fluoremittenten bei 10 bis 100 $\mu g/m^3$. Bäume und Wälder werden schon bei einer Dauerbelastung von unter 0,3 $\mu g/m^3$ geschädigt. Fluorverbindungen wirken dabei hundertfach stärker schädigend auf die Ökosysteme als Schwefeldioxid. Auch unter Berücksichtigung der emittierten Mengen haben Fluorverbindungen wesentlich mehr zum Waldsterben und zur Schädigung der Böden beigetragen als Schwefeldioxid.[7] Mit Rauchgasentschwefelungsanlagen wurde also nicht nur Schwefeldioxid, sondern auch Fluor aus den Abgasen gefiltert, so daß sich die Wälder erholen konnten, zumindest da, wo die Böden noch nicht zu stark durch Fluor belastet waren.

Regenwasser in ländlichen Gebieten enthält der Publikation von 1979 zufolge 0,13 bis 0,27 mg Fluorid pro Liter, in Städten werden 0,18 bis 1,0 mg/l und in Industriegebieten 0,28 bis 14,1 mg/l erreicht (für die Umgebung fluoremittierender Fabriken fehlen die Daten).[8] Derart hohe Fluorbelastungen wirken gleichfalls giftig für Ackerpflanzen und Bäume, was sich durch Kronenverlichtung und Wipfeldürre zu erkennen gibt. Das Bodenleben wird geschädigt, die Auswaschung von Mineralstoffen aus den Böden ins Grundwasser gefördert und die Mineralstoffaufnahme der Pflanzen verschlechtert. Giftige Schwermetall-Ionen, die an Tonminerale gebunden sind, werden durch Einwirkung von Fluor freigesetzt und sind für die Pflanzen verfügbar. Die Nahrungs- und Futterpflanzen werden stärker durch Fluor und Schwermetalle belastet, ihr Gehalt an essentiellen Mineralstoffen und Spurenelementen verringert sich. Die schädigende Wirkung des sauren Regens ist also nicht nur auf Schwefeldioxid (Schwefelsäure) und Stickstoffoxid (Salpetersäure) zurückzuführen, sondern in höherem Maße auf Fluorid. Regenwasser mit 1 mg Fluorid pro Liter sollte nicht zur Bewässerung verwendet werden.

Die Tragweite dieser Umweltschäden wird leicht übersehen, da in der Vergangenheit vermehrt energieintensive und fluoremittierende Industrien aus (ehemaligen) Industrieländern in Entwicklungs- und Schwellenländer verlagert und mit ihnen auch die Umweltprobleme exportiert wurden. Da Länder wie China, Indien und Rußland eine geringe Energieproduktivität haben, nicht zuletzt wegen der Subventionierung der Energie, da zudem Abgase meist ungefiltert emittiert werden, hat sich die Fluorbelastung der Umwelt für jede Tonne Stahl, Aluminium oder Zement immens erhöht. Wesentlich für diese unheilvolle Entwicklung war die Besteuerung und Verteuerung der Energie in vielen Industrieländern mit der Begründung, auf diese Weise die Emission von Kohlendioxid zu reduzieren und so den Klimawandel aufzuhalten. Doch die zwangsläufige Verlagerung energieintensiver Industrien von Ländern mit hoher in Länder mit niedriger Energieproduktivität hat hierzulande nicht nur Arbeitsplätze und volkswirtschaftliche Verluste gekostet, sondern auch die weltweiten Kohlendioxidemissionen erhöht. Es wurde also das Gegenteil dessen erreicht, was beabsichtigt war. Massiv erhöht haben sich dadurch auch die Emissionen an Fluorverbindungen, Schwefeldioxid und Stickstoffoxiden, an Schwermetallen, Uran und anderen Umweltgiften. Die „grüne“ Energie- und Klimapolitik hat sich als verheerend für Mensch, Natur und Umwelt ausgewirkt, anders als sich das so mancher Weltverbesserer erträumt hat. – Dabei ist Kohlendioxid harmlos, für Pflanzen sogar ein Nährstoff, und ob vom Menschen verursachte Kohlendioxidemissionen zur Erderwärmung beitragen, ist zweifelhaft. Vieles hat sich auch hier als wissenschaftlicher Betrug und Täuschung erwiesen.

Ein weiteres Problem ist die Deponierung fluorhaltiger Abfälle sowie die Ablagerung fluorhaltiger Gesteine des Abraums beim Bergbau. Bei offenen Deponien und Halden verweht der Wind fluorhaltigen Staub ins Umland. Luft, Böden und Gewässer werden belastet.

Zur Erhaltung der Bodenfruchtbarkeit bei der Hochertragslandwirtschaft ist Phosphatdüngung erforderlich. Doch die Guano-Lagerstätten (phosphorhaltige Ablagerungen der Exkremente von Seevögeln) sind längst erschöpft. Man ist schon seit Jahrzehnten gezwungen, Phosphatgestein in großen Mengen abzubauen und daraus Phosphatdünger herzustellen. Doch diese sind verunreinigt mit Fluorverbindungen, radioaktiven Elementen und Schwermetallen. Selbst in „entfluorierten" Phosphaten liegt der Fluorgehalt immer noch weit über den hinnehmbaren Grenzen. Mit jeder Düngung gelangen all diese Gifte auf den Acker und reichern sich im Boden an. Die Phosphatindustrie emittiert auch Fluor, Arsen, Blei, Kadmium und Uran über Schornsteine, sofern diese Gifte nicht ausgefiltert werden, wodurch sie über große Gebiete verteilt werden. Außerdem werden die Abfälle der Phosphatindustrie auf offenen Halden deponiert, wo sie vom Winde verweht weiträumig das Umland belasten.

Dieses Problem ist nur durch ökologische Landwirtschaft zu lösen, verbunden mit einem höheren Anteil pflanzlicher Nahrung. Denn bei der Viehhaltung wird nur eine geringe Flächenproduktivität erreicht (mehr dazu in meinem Buch *Fleischverzehr - Die schwerwiegenden Folgen für Mensch, Natur und Umwelt*).

Schluß

Die Minimierung der Fluoraufnahme

> Jeder muß die Aufnahme von Fluoriden weitestgehend vermeiden.
>
> · RUSSELL BLAYLOCK

Die Anreicherung von Fluor im Organismus ist praktisch irreversibel. Wer einmal belastet ist, der bleibt das weitere Leben lang belastet. Werden kritische Konzentrationen in Geweben und Organen erreicht, entstehen allmählich degenerative Schäden und Erkrankungen. Diese sind unheilbar, weil deren Ursache, die Fluorbelastung, nicht mehr rückgängig zu machen ist. Um solche Schäden von vornherein zu vermeiden, ist die Aufnahme von Fluorverbindungen lebenslang auf das unvermeidliche Maß zu verringern. Je früher damit begonnen wird, desto besser. Also schon bei Kindern ist strikte Fluorvermeidung angeraten. Wie die Minimierung der Fluoridaufnahme zu erreichen ist, wird in Kapitel 2 erläutert.

Die Embryonalentwicklung kann schon durch relativ geringe Fluoridmengen gestört werden. Man denke nur an die Empfindlichkeit des Gehirns. Auch wenn es nur zu einer unmerklichen Minderung der Intelligenz kommt, kann diese später nicht mehr rückgängig gemacht werden. Deshalb sollten Schwangere die Fluoridbelastung minimieren.

Auch die Erbsubstanz der Samen- und Eizellen darf nicht durch Fluorid geschädigt werden. Genetische und epigenetische Defekte gehen zu Lasten der Nachkommen. Hierbei ist nur die Spitze des Eisberges sichtbar, die meisten Schäden bleiben unbemerkt. Wenn die Funktionstüchtigkeit bestimmter Enzymsysteme eingeschränkt ist, so erhöht sich lediglich die Anfälligkeit für gewisse Erkrankungen, die vielleicht erst mit zunehmendem Alter auftreten, aber dennoch mit schwerem Leid verbunden sind.

Keinesfalls darf man sich von der Behauptung täuschen lassen, durch Fluoridaufnahme das Kariesrisiko senken zu können. Während der Kindheit und Jugend stört Fluorid die Zahn- und Schmelzentwicklung. Es entstehen poröse Schäden, die ein erhöhtes Kariesrisiko zur Folge haben. Es wird also das Gegenteil dessen erreicht, was beabsichtigt ist. Auch lokale Fluoridanwendungen im Mundraum sind wegen der Giftwirkung problematisch. Für ein gesundes Gebiß mit schönen Zähnen bedarf es vielmehr richtiger Ernährung.

Die Natur versteht keinen Spaß,
sie ist immer wahr, immer ernst,
immer strenge, sie hat immer recht,
und die Fehler und Irrtümer
sind immer des Menschen.

GOETHE

Anmerkungen

Einleitung: Toxische Fluoride (S. 23 – 26)

1 YIAMOUYIANNIS: *Früher alt durch Fluoride*. S. 11 ff.
2 YIAMOUYIANNIS: *Früher alt durch Fluoride*. S. 14 f.
3 BRYSON: *The Fluoride Deception*. S. 257.

Kapitel 1: Die Giftwirkung von Fluorverbindungen (S. 27 – 66)

1 TRUEB: *Die chemischen Elemente*. S. 335 f.
2 FORTH; HENSCHLER; RUMMEL; STARKE: *Allgemeine und spezielle Pharmakologie und Toxikologie*.
3 EDWARDS; POULOS; KRAUT: The crystal structure of fluoride-inhibited cytochrome c peroxidase. *J. Biol. Chem.* 1984; 259 (21): 12984–8.
4 LUBKOWSKA, ZYLUK, CHLUBEK: Interactions between fluorine and aluminium. *Fluoride*. 2002 35 (2): 73–77.
5 HEINZ BRAUER: *Handbuch des Umweltschutzes und der Umweltschutztechnik*. S. 474.
6 BRUKER: *Vorsicht Fluor*. S. 26.
MEIERS: *Zur Toxizität von Fluorverbindungen*. S. 13.
7 SCHMIDT: Welche Stäube in der keramischen und Glas-Industrie sind gesundheitsschädlich? *Ber. dtsch. Keram. Ges.* 31, 1954, S. 355.
KING; YOGANATHAN; NAGELSCHMIDT: Tissue reactions produced by calcium fluoride in the lungs of rats. *British Journal of Industrial Medicine*. 1958; 15 (3): 168–171.
HILFENHAUS et al.: Hämolyse von Säugererythrozyten durch Flußspat. *Arch. Hyg.* 1969; 153: 109.
ELLIOTT LEYTON: *Dying Hard. The Ravages of Industrial Carnage*. Toronto 1975.

8 PROUDFOOT; BRADBERRY; VALE: Sodium Fluoroacetate Poisoning. *Toxicological Reviews*. 2006; 25 (4): 213–219.

9 MEIERS: *Zur Toxizität von Fluorverbindungen*. S. 31.

10 MEIERS: *Zur Toxizität von Fluorverbindungen*. S. 31.

11 MEIERS: *Zur Toxizität von Fluorverbindungen*. S. 28.

12 BRUKER: *Vorsicht Fluor*. S. 41 f.

13 BRUKER: *Vorsicht Fluor*. S. 44.

14 BRUKER: *Vorsicht Fluor*. S. 49 f.

15 Zitiert nach CONNETT; BECK; MICKLEM: *The Case against Fluoride*. S. 117.

16 American Medical Association: Chronic Fluorine Intoxication (editorial). *JAMA* 1943; 123: 150.
CONNETT; BECK; MICKLEM: *The Case against Fluoride*. S. 121.

17 GAZZANO; BERGANDI; RIGANTI et al.: Fluoride effects: the two faces of janus. *Current medicinal chemistry* 2010; 17(22): 2431-41.

18 CONNETT; BECK; MICKLEM: *The Case against Fluoride*. S. 20 ff. und 118.
MASTERS; COPLAN: Water treatment with silicofluorides and lead toxicity. *Int. J. Environ. Stud.* 1999; 56: 435-449.
MASTERS; COPLAN; HONE; DYKES: Association of silicofluoride treated water with elevated blood lead. *Neurotoxicology* 2000; 21: 1091-1100.
SAWAN; LEITE; SARAIVA; BARBOSA; TANUS-SANTOS; GERLACH: Fluoride increases lead concentrations in whole blood and in calcified tissues from lead-exposed rats. *Toxicology* 2010; 271(1-2): 21-6.

19 CONNETT; BECK; MICKLEM: *The Case against Fluoride*. S. 16 ff.

20 CONNETT; BECK; MICKLEM: *The Case against Fluoride*. S. 118 ff.

21 CONNETT; BECK; MICKLEM: *The Case against Fluoride*. S. 120 f.

22 Bruker: *Vorsicht Fluor*. S. 43.
23 Bruker: *Vorsicht Fluor*. S. 43.
24 Inkielewicz; Krechniak: Fluoride Content in Soft Tissues and Urine of Rats Exposed to Sodium Fluoride in Drinking Water. *Fluoride* 2003; 36 (4): 263-266.
25 Bruker: *Vorsicht Fluor*. S. 44.
26 Bruker: *Vorsicht Fluor*. S. 44.
27 Yiamouyiannis: *Früher alt durch Fluoride*. S. 54.

Kapitel 2: Aufnahme, Ausscheidung und Anreicherung von Fluor im Körper (S. 67 – 96)

1 Bryson: *The Fluoride Deception*. S. 225 ff.
2 Yiamouyiannis: *Früher alt durch Fluoride*. S. 27 f.
3 Doull; Boekelheide; Farishian; Isaacson; Klotz; Kumar; Limeback; Poole; Puzas; Reed et al.: *Committee on Fluoride in Drinking Water, Board on Environmental Studies and Toxicology, Division on Earth and Life Studies, National Research Council of the National Academies. Fluoride in drinking water: a scientific review of EPA's standards.* The National Academies Press, Washington 2006.
4 Blume; Horn; Kandeler; Kagel-Knabner; Kretzschmar; Stahr; Wilke: *Lehrbuch der Bodenkunde*. S. 457.
5 Heinz Brauer: *Handbuch des Umweltschutzes und der Umweltschutztechnik*. S. 474.
6 Bryson: *The Fluoride Deception*. S. 197 ff. In den USA ist der Verbrauch von Fluorwasserstoff von 123 000 Tonnen im Jahre 1957 auf 375 000 Tonnen 1974 gestiegen.
7 Bryson: *The Fluoride Deception*. S. 225 ff.
8 World Health Organisation: Fluorides and Human Health. *WHO Monograph Sero No. 59*, Genf 1970.
Schütte: *Untersuchungen über den Fluoridgehalt des Trinkwassers aus privaten Wasserversorgungsanlagen*. Münster 2003.

9 www.fluoridealert.org/f-concentrations.data.htm (2011).

10 Bruker: *Vorsicht Fluor*. S. 193.

11 www.fluoridealert.org/f-concentrations.data.htm (2011).

12 Meiers: *Zur Toxizität von Fluorverbindungen*. S. 23.

13 Connett; Beck; Micklem: *The Case against Fluoride*. S. 121 f.

14 Eine Probe enthielt 0,32 mg Fluorid pro Gramm Speisesalz. *Öko-Test* 4/2004. S. 15. – Bei einer späteren Analyse war Natriumfluorid bei allen fluoridierten Salzen richtig dosiert. *Öko-Test* 11/2009. S. 18 ff.

15 Analyse des Instituts für Analytik Fulda. 2002. www.poisonfluoride.com/pfpc/fluoride_Aromalife.htm.

16 Die empfohlene Sole (Salzbrühe) hat einen Salzanteil von 25 bis 35 Prozent (gesättigte Lösung). In der Sole sind somit 60 bis 80 Milligramm Fluorid pro Liter enthalten, in einem Glas mit 0,2 Liter Inhalt also etwa 12 bis 16 Milligramm. Bei der „Kristallsalz-Trinkkur" wird die Sole verdünnt. Dabei kommt ein Teelöffel Sole (ca. 5 ml) auf ein Glas Wasser (ca. 200 ml). Diese Portion enthält ohne das schon im Wasser befindliche Fluorid immerhin 0,3 bis 0,4 Milligramm Fluorid (1,5 bis 2,0 mg/l) – eine beträchtliche Belastung, die im Laufe der Zeit durchaus zu Buche schlägt. Fluoridiertes Leitungswasser enthält damit weniger Fluorid (1,0 mg/l), als das vermeintlich gesunde, in Wahrheit aber giftige Kristallsalzwasser.

17 Diese Zahlen gelten für die USA und Japan.

18 Connett; Beck; Micklem: *The Case against Fluoride*. S. 122 f.

19 Nuscheler; Conzen; Schwender; Peter: Fluoride-induced nephrotoxicity: factor or fiction? *Anaesthesist*. 1996; 45 Suppl. 1: 32-40.
Goldberg; Cantillo; Larijani; Torjman; Vekeman; Schieren: Sevoflurane versus isoflurane for maintenance of anesthesia: are serum inorganic fluoride ion concentrations of concern? *Anesthesia and Analgesia* 1996; 82(6): 1268-72.

20 Whitford: Intake and metabolism of fluoride. *Adv. Dent. Res.* 1994; 8(1): 5-14.

21 Meiers: *Zur Toxizität von Fluorverbindungen.* S. 18.

22 Levy; Guha-Chowdhury: Total fluoride intake and implications for dietary fluoride supplementation. *Journal of Public Health Dentistry* 1999; 59: 211-23.

23 Bruker: *Vorsicht Fluor.*

24 „In Bilanzuntersuchungen retinieren Säuglinge und Kleinkinder 50 bis 90 Prozent des löslichen Fluorids, Erwachsene hingegen nur 10 Prozent oder weniger. Das übrige Fluorid wird renal und geringfügig auch intestinal ausgeschieden." Nach Bergmann; Bergmann (1991, 1995).

Die DGE schreibt im Widerspruch zu obiger Aussage in derselben Publikation: „ ... das Risiko einer Fluoridakkumulation (chronische Überdosierung) ist wegen der großen Wachstumsrate im ersten Lebensjahr besonders gering."

Zitate nach Bruker; Ziegelbecker: *Vorsicht Fluor.* S. 416.

25 Helmut Schöhl: *Gebißkrankheiten und Gesundheit.* S. 193.

26 Schöhl: *Gebißkrankheiten und Gesundheit. Ätiologie und Prophylaxe auf Stoffwechselgrundlage.* S. 193 f.

Connett; Beck; Micklem: *The Case against Fluoride.* S. 165 und 175.

Blaylock: *Health and Nutrition Secrets.* S. 111.

27 Connett; Beck; Micklem: *The Case against Fluoride.* S. 123 f.

28 Meiers: *Zur Toxizität von Fluorverbindungen.* S. 29.

29 Meiers: *Zur Toxizität von Fluorverbindungen.* S. 27.

30 Schöhl: *Gebißkrankheiten und Gesundheit. Ätiologie und Prophylaxe auf Stoffwechselgrundlage.* S. 193 f.

Buddecke: *Biochemische Grundlagen der Zahnmedizin.* S. 79.

Roulet; Fath; Zimmer: *Lehrbuch Prophylaxeassistentin.* S. 127.

ENDERLE; NEMITZ: *Didaktische Modelle für die betriebsärztliche Qualifikation*. Berlin, Dresden 2005. S. 308 ff.
31 ENDERLE; NEMITZ: *Didaktische Modelle* ... S. 308 ff.
32 MEIERS: *Zur Toxizität von Fluorverbindungen*. S. 27 f.
33 WALFORD: *Leben über 100*. S. 123.
34 BUDDECKE: *Biochemische Grundlagen der Zahnmedizin*. S. 79.
35 MEIERS: *Zur Toxizität von Fluorverbindungen*. S. 27 f.
36 SCHÜTTE: *Untersuchungen über den Fluoridgehalt des Trinkwassers aus privaten Wasserversorgungsanlagen der Region östliches Münsterland*. Münster 2003. S. 4.
37 KHORRAMI: *Vergleich der Karies- und Fluoroseprävalenz in zwei Gebieten mit unterschiedlichem Trinkwasserfluoridgehalt im Iran*. Berlin 2009.
38 ENDERLE; NEMITZ: *Didaktische Modelle für die betriebsärztliche Qualifikation*. Berlin, Dresden 2005. S. 308.
39 WATTS: *Trace Elements and Other Essential Nutrients*. S. 166.

Kapitel 3: Fluoride sind nicht lebensnotwendig (S. 97 – 100)

1 MAURER; DAY: The Non-Essentiality of Fluorine in Nutrition. *J. Nutr.* 1957 10; 62(4): 561-73.
2 DOBERENZ: Minimal Fluoride Diet and Effect on Rats. *Federation Proceedings*, Band 22. 1963. S. 554.
YIAMOUYIANNIS: *Früher alt durch Fluoride*. S. 131 u. 137.
3 Zur Diskussion der Literatur YIAMOUYIANNIS: *Früher alt durch Fluoride*. S. 131 ff.
4 Medical Sciences National Research Council: *Biological Effects of Atmospheric Pollutants. Fluorides*. 1971.
5 National Research Council: *Health Effects of Ingest Fluoride*. Washington 1993.
6 U.S. Public Health Service Report: *Review of Fluoride Benefits and Risks*. 1991.

7 Maid-Kohnert: *Lexikon der Ernährung.*
8 BGVV Juli 2002.

Kapitel 4: Schädigung der Magen- und Darmschleimhäute (S. 101 – 106)

1 Waldbott: Allergic Reactions from Fluorides. *International Archives of Allergy* 1958. 12: 347-355.
2 Spoerke; Bennett; Gullekson: Toxicity Related to Acute Low Dose Sodium Fluoride Ingestions. *Journal of Family Practice* 1980. 10: 139-140.
3 Spak et al.: Studies of human gastric mucosa after application of 0.42% fluoride gel. *J. Dent. Research* 1990. 69: 426-9.
4 Wendt: *Gesund im Mund.* S. 228.
5 Hodsman; Drost: The response of vertebral bone mineral density during the treatment of osteoporosis with sodium fluoride. *J. Clin. Endocrinol. Metab.* 1989; 69(5): 932-8.
Riggs et al.: Treatment of primary osteoporosis with fluoride and calcium: Clinical tolerance and fracture occurrence. *JAMA.* 1980; 243(5): 446-9.
6 Susheela; Bhatnagar: Reversal of fluoride induced cell injury through elimination of fluoride and consumption of diet rich in essential nutrients and antioxidants. *Molecular and Cellular Biochemistry* 2002; 234-235: 335-40.
Dasarathy; Das; Gupta; Susheela; Tandon: Gastroduodenal manifestations in patients with skeletal fluorosis. *J. Gastroenterol.* 1996; 31(3): 333-7.
Susheela et al.: Prevalence of endemic fluorosis with gastro-intestinal manifestations in people living in some North-Indian villages. *Fluoride* 1993; 26: 97-104.
7 Gupta; Das; Susheela; Dasarathy; Tandon: Fluoride as a possible etiological factor in non-ulcer dyspepsia. *J. Gastroenterol. Hepatol.* 1992; 7(4): 355-9.

8 DOUGLAS: Fluoride dentifrice and stomatitis. *Northwest Med.* 1957; 56(9): 1037-1039.
SHEA; GILLESPIE; WALDBOTT: Allergy to Fluoride. *Annals of Allergy* 1967; 25: 388-91.
SAUNDERS: Fluoride Toothpaste: A Cause of Acne-like Eruptions. *Arch. Dermat.* 1975; 111: 793. – 1976; 112: 1033-34.
MELLETTE; AELING; NUSS: Fluoride toothpaste: A cause of perioral dermatitis.
Archives of Dermatology 1976; 112 (5): 730-31.

9 DOUGLAS: Fluoride dentifrice and stomatitis. *Northwest Med.* 1957; 56(9): 1037-1039.
CONNETT; BECK; MICKLEM: *The Case against ...* S. 130.

Kapitel 5: Schädigung der Blutgefäße und der Blut-Hirn-Schranke (S. 107 – 112)

1 VAROL; AKCAY; ERSOY et al.: Impact of chronic fluorosis on left ventricular diastolic and global functions. *Sci. Total Environ.* 2010; 408(11): 2295-8.
VAROL; AKCAY; ERSOY et al.: Aortic elasticity is impaired in patients with endemic fluorosis.
Biological Trace Elem. Res. 2010; 133(2): 121-7.

Kapitel 6: Beschleunigte Alterung der Haut (S. 113 – 114)

1 MEIERS: *Zur Toxizität von Fluorverbindungen.* S. 58.

2 MEIERS: *Zur Toxizität von Fluorverbindungen.* S. 58.

Kapitel 8: Knochen- und Skelettfluorose (S. 119 – 132)

1 FRATZL; RINNERTHALER; ROSCHGER; KLAUSHOFER: Mineral Crystals after Fluoride Treatment in Osteoporosis. *Osteologie* 1998; 7 (3): 130-133. Zitiert nach BRUKER; ZIEGELBECKER: *Vorsicht Fluor.* S. 417 f.

2 WATTS: *Trace Elements*. S. 127.

3 BRUKER; ZIEGELBECKER: *Vorsicht Fluor*. S. 324 und 377. ZIPKIN; MCCLURE; LEE: Relation of the fluoride content of human bone to its chemical composition. *Arch. Oral Biol.* 1960; 2: 190-195.

4 MINDER: Fluor als Bestandteil der anorganischen Knochensubstanz. In: T. GORDONOFF: *Toxikologie des Fluors*. Basel, Stuttgart 1964. Zitiert nach BRUKER; ZIEGELBECKER: *Vorsicht Fluor*. S. 417.

5 Zur Literatur www.fluoridealert.org (2012).

6 CONNETT; BECK; MICKLEM: *The Case against Fluoride*. S. 175 ff. und 180. LI; LIANG; SLEMENDA et al.: Effect of Long-Term Exposure to Fluoride in Drinking Water on Risks of Bone Fractures. *Journal of Bone and Mineral Research* 2001; 16: 932-939.

7 a.a.O.

8 BLAYLOCK: *Health and Nutrition Secrets*. S. 110.

9 HELMUT SCHÖHL: *Gebißkrankheiten und Gesundheit. Ätiologie und Prophylaxe auf Stoffwechselgrundlage*. S. 193 f. CONNETT; BECK; MICKLEM: *The Case* ... S. 165 und 175. BLAYLOCK: *Health and Nutrition Secrets*. S. 111.

10 BRYSON: *The Fluoride Deception*.

Kapitel 9: Zahnfluorose und Gebißschäden (S. 133 – 141)

1 SCHROEDER: *Pathobiologie oraler Strukturen*. S. 44 ff.

2 SCHROEDER: *Pathobiologie oraler Strukturen*. S. 44 ff.

3 SCHROEDER: *Pathobiologie oraler Strukturen*. S. 44 ff. YIAMOUYIANNIS: *Früher alt durch Fluoride*.

4 Centers for Disease Control and Prevention: Surveillance for dental caries, dental sealants, tooth retention, edentulism, and enamel fluorosis – United States, 1988-1994 and 1999-2002. *Morbidity and Mortality Weekly Report Surveillance Summaries* 2005; 54: 1-43.

5 MARSHALL et al.: Associations between Intakes of fluoride from beverages during infancy and dental fluorosis of primary teeth. *J. Am. Coll. Nutr.* 2004; 23(2): 108-116.
6 LUKE: *The Effect of Fluoride on the Physiology of the Pineal Gland.* Diss. 1997.
7 ALARCON-HERRERA et al.: Well Water Fluoride, Dental fluorosis, Bone Fractures in the Guadiana Valley of Mexico. *Fluoride.* 2001; 34(2): 139-149.
BLAYLOCK: *Health and Nutrition Secrets.* S. 125 f.
8 BRUKER: *Vorsicht Fluor.* S. 56.
9 BLAYLOCK: *Health and Nutrition Secrets.* S. 93 ff.
BRUKER; ZIEGELBECKER: *Vorsicht Fluor.*
YIAMOUYIANNIS: *Früher alt durch Fluoride.*
BRYSON: *The Fluoride Deception.*
10 BRUKER: *Vorsicht Fluor.* S. 57.
11 BRUKER: *Vorsicht Fluor.* S. 57.
12 YIAMOUYIANNIS: *Früher alt durch Fluoride.* S. 11 – 15.

Kapitel 10: Schädigung von Gehirn und Nervensystem (S. 143 – 158)

1 VARNER; JENSEN; HORVATH; ISAACSON: Chronic administration of aluminum–fluoride or sodium–fluoride to rats in drinking water: alterations in neuronal and cerebrovascular integrity. *Brain Research* 1998; 784: 284–298.
2 HAN et al.: The effects of fluorine on human fetus. *Chinese Journal of Control of Endemic Diseases* 1989; 4: 136-138.
3 LI; YAO; SHAO: Effects of high-fluoride on neonatal neurobehavioural development. *Chinese Journal of Endemiology* 2004; 23: 464-465.
4 YU et al.: Changes in neurotransmitters and their receptors in human foetal brain from an endemic fluorosis area. *Chinese Journal of Endemiology* 1996; 15: 257-259.
5 YANG et al.: Effects of high iodine and high fluorine on

children's intelligence and the metabolism of iodine and fluorine. *Chinese Journal of Pathology* 1994; 15(5): 296-298.
Hong; et al.: A study of fluorine effects on children's intelligence development under different environments. *Chinese Primary Health Care* 2001; 15: 56-57.

6 Wang et al.: Research on intelligence quotient of 4-7 year-old children in a district with a high level of fluoride. *Endemic Diseases Bulletin* 1996; 11: 60-62.

7 Li; Zhi; Gao: Effect of Fluoride Exposure on Intelligence in Children. *Fluoride* 1995, 28:4: 189-192.
Lu; et al.: Effect of high-fluoride water on intelligence of children. *Fluoride* 2000; 33: 74-78.

8 Bera; Sabatini; Auteri et al.: Neurofunctional effects of developmental sodium fluoride exposure in rats. *European Review for Medical and Pharmacological Sciences* 2007; 11 (4): 211-224.

9 Zur umfangreichen Literatur www.fluoridealert.org (2011).

10 Guo et al.: Study on neurobehavioral function of workers occupationally exposed to fluoride. *Industrial Health and Occupational Disease* 2001; 27: 346-348.

11 Rotton; Tikofsky; Feldman: Behavioral effects of chemicals in drinking water. *J. Appl. Psychol.* 1982; 67(2): 230-8.

12 Blaylock: *Health and Nutrition Secrets*. S. 113.

13 www.fluoridealert.org , Blaylock: *Health* ... S. 113 ff.

14 Mullenix; Denbesten; Schunior; Kernan: Neurotoxicity of sodium fluoride in rats. *Neurotoxicol. Teratol.* 1995; 17(2): 169-177.

15 Ekstrand: Pharmacokinetic Aspects of Topical Fluorides. *J. of Dental Res.* 1987; 66(5): 1061-1065.

16 Blaylock: *Health and Nutrition Secrets*. S. 114 ff.
Varner; Jensen; Horvath; Isaacson: Chronic administration of aluminum-fluoride or sodium-fluoride to rats in drinking water: alterations in neuronal and cerebrovascular integrity. *Brain Res.* 1998; 784(1-2): 284-298.

17 CHASE: Rat Studies Link Brain Cell Damage With Aluminum and Fluoride in Water. *Wall Street Journal* 28.10.1992.

18 WANG; GUAN; XIAO: Changes of coenzyme Q content in brain tissues of rats with fluorosis.
Zhonghua Yu Fang Yi Xue Za Zhi. 1997; 31(6): 330-3.

19 VOET; SCHIJNS; WOLFF: Fluoride enhances the effect of aluminium chloride on interconnections between aggregates of hippocampal neurons.
Arch. Physiol. Biochem. 1999; 107(1): 15-21.

20 GUAN; WANG; XIAO; DAI; CHEN; LIU; SINDELAR; DALLNER: Influence of chronic fluorosis on membrane lipids in rat brain. *Neurotoxicol. Teratol.* 1998; 20(5): 537-42.

21 BLAYLOCK: *Health and Nutrition Secrets*. S. 118.

22 BLAYLOCK: *Health and Nutrition Secrets*. S. 125 f.

23 HELLER; EKLUND; BURT: Dental caries and dental fluorosis at varying water fluoride concentrations.
J. Public Health Dent. 1997; 57(3): 136-143.

Kapitel 11: Störung des Hormonhaushalts, Schädigung von Zirbeldrüse und Schilddrüse (S. 159 – 170)

1 LUKE: The Effect of Fluoride on the Physiology of the Pineal Gland. *Thesis* 1997. University of Surrey, Guildord.
LUKE: Fluoride deposition in the aged human pineal gland. *Caries Research*. 2001; 35: 125-128.

2 LUKE: The Effect of Fluoride on the Physiology of the Pineal Gland. *Thesis* 1997. University of Surrey, Guildord.

3 SCHLESINGER; OVERTON; CHASE; CANTWELL: „Newburgh-Kingston Caries - Fluorine Study. XIII. Pediatric findings after ten years“. *J. Am. Dent. Assoc.* 52 (1956) 296.
CONNETT; BECK; MICKLEM: *The Case against Fluoride*. S. 165 f.

4 CONNETT; BECK; MICKLEM: *The Case against Fluoride*. S. 165 f.

5 Reiter; Robinson: *Melatonin.*
Pierpaoli; Regelson: *Melatonin.*
6 National Research Council. *Fluoride in Drinking Water: A Scientific Review of EPA 's Standards*. Washington 2006. S. 221.
7 Connett; Beck; Micklem: *The Case against* ... S. 158 ff.
8 National Research Council. *Fluoride in Drinking Water: A Scientific Review of EPA 's Standards*. S. 218.
9 Connett; Beck; Micklem: *The Case against Fluoride.* S. 158 ff.
10 Mahmood Bhat: Effect of fluoride ions on the thyroid glands of guinea pigs.
JK Practitioner International 1996; 3(2): 94-96.
11 Shen; Zhang; Xu: Influence of combined iodine and fluoride on phospholipid and fatty acid composition in brain cells of rats. *Wei Sheng Yan Jiu*. 2004; 33(2): 158-161.
12 Wang; Ge; Ning; Wang: Effects of high fluoride and low iodine on biochemical indexes of the brain and learning-memory of offspring rats. *Fluoride* 2004; 37: 201-208.
13 Connett; Beck; Micklem: *The Case against Fluoride.* S. 159 und 161.
14 Connett: *Health Warning: The Thyroid and fluoride*. 2003.
Lin Fa-Fu et al.: The relationship of a low-iodine and high-fluoride environment to subclinical cretinism in Xinjiang. *Iodine Deficiency Disorder Newsletter*. 1991, Vol. 7, No. 3.
Yang; Wang; Guo: Effects of high iodine and high fluorine on children's intelligence and the metabolism of iodine and fluorine.
Zhonghua Liu Xing Bing Xue Za Zhi. 1994; 15(5): 296-8.
Li; Zhi; Gao: Effect of Fluoride Exposure on Intelligence in Children. *Fluoride* 1995, 28:4: 189-192.
15 Trivedi; Mithal; Gupta; Godbole: Reversible impairment of glucose tolerance in patients with endemic fluorosis. *Diabetologia* 1993; 36(9): 826-828.

16 Chinoy; Sharma: Amelioration of fluoride toxicity by vitamins E and D in reproductive functions of male mice. *Fluoride* 1998; 31(4); 203-16.
17 Chinoy; Sequeira: Effects of fluoride on the histoarchitecture of reproductive organs of the male mouse. *Reprod. Toxicol* 1989; 3(4): 261-268.
18 Messer; Armstrong; Singer: Fertility impairment in mice on a low fluoride intake. *Science* 1972; 177(52): 893-4.
19 Bruker: *Vorsicht Fluor*. S. 44.
20 Freni: Exposure to High Fluoride Concentrations in Drinking Water is Associated With Decreased Birth Rates. *J. Toxicol. Environ. Health* 1994; 42; 109-121.
21 Richard G. Foulkes: The Fluoride Connection. Fluoride and the Placental Barrier. www.tldp.com (2010).
Narayana; Chinoy: Effect of fluoride on Rat Testicular Steroidogenesis. *Fluoride* 1994; 27; 1: 7-12.
22 Bruker; Ziegelbecker: *Vorsicht Fluor*. S. 329 ff.
23 Bruker; Ziegelbecker: *Vorsicht Fluor*. S. 329 ff.
Freni: Exposure to High Fluoride Concentrations in Drinking Water is Associated With Decreased Birth Rates. *J. Toxicol. Environ. Health* 1994; 42; 109-121.

Kapitel 12: Genschäden und Krebserkrankungen (S. 171 – 183)

1 Connett; Beck; Micklem: *The Case against Fluoride*. S. 181 ff.
Blaylock: *Health and Nutrition Secrets*. S. 108.
2 Kishi; Ishida: Clastogenic activity of sodium fluoride in great ape cells. *Mutat. Res*. 1993; 301(3): 183-188.
3 Sheth; Multani; Chinoy: Sister chromatid exchanges: A study in fluorotic individuals of North Gujurat. *Fluoride* 1994; 27: 215-219.
Wu; Wu: Micronucleus and Sister Chromatid Exchange Frequency in Endemic Fluorosis. *Fluoride* 1995; 28: 125-127.

MENG; MENG; CAO: Sister-chromatid exchanges in lymphocytes of workers at a phosphate fertilizer factory. *Mutat. Res.* 1995; 334(2): 243-246.
MENG; ZHANG: Chromosomal aberrations and micronuclei in lymphocytes of workers at a phosphate fertilizer factory. *Mutation Research* 1997; 393: 283-288.
JOSEPH; GADHIA: Sister chromatid exchange frequency and chromosome aberrations in residents of fluoride endemic regions of South Gujarat. *Fluoride* 2000; 33: 154-158.
4 BLAYLOCK: *Health and Nutrition Secrets*. S. 109.
5 ANURADHA; KANO; HIRANO: Fluoride induced apoptosis by caspase-3 activation in human leukemia cells. *Arch. Toxicol.* 2000; 74: 226–230. – BRUKER: *Vorsicht Fluor*. S. 43.
6 KLEIN et al.: DNA Repair and Environmental Substances. *Report of the Austrian Society of Atomic Energy*, Seiberdorf Research Center, 1976; 2613: 1-9. *Zeitschrift für Angewandte Bäder- und Klimaheilkunde* 1977; 24 (3): 218-223.
7 YIAMOUYIANNIS: *Früher alt durch Fluoride*. S. 113.
8 YIAMOUYIANNIS: *Früher alt durch Fluoride*. S. 87 ff.
9 YIAMOUYIANNIS: *Früher alt durch Fluoride*. S. 95.
10 GERSON: *Eine Krebstherapie*, 2002. S. 484.
11 WARBURG: *Über die letzte Ursache und die entfernten Ursachen des Krebses.*
12 DUFFY; TRETBAR; JANKOWSKI: Giant cells in bone marrows of patients on high-dose fluoride treatment. *Ann. Int. Med.* 1971; 75: 745-747.
13 TSUTSUI; SUZUKI; OHMORI: Sodium Fluoride-induced Morphological and Neoplastic Transformation, Chromosome Aberrations, Sister Chromatid Exchanges, and Unscheduled DNA Synthesis in Cultured Syrian Hamster Embryo Cells. *Cancer Research* 1984; 44: 938-941.
14 JONES; CALLAHAM; HUBERMAN: Sodium fluoride promotes morphological transformation of Syrian hamster embryo cells. *Carcinogenesis* 1988; 9(12): 2279-84.

15 TAYLOR; TAYLOR: Effect of Fluoride on Tumor Growth. *Proceedings Soc. Exp. Biol. Medicine* 1965; 65: 252-255.
16 KISHI; ISHIDA: Clastogenic activity of sodium fluoride in great ape cells. *Mutat. Res*. 1993; 301(3): 183-188. www.fluoridealert.org/health/cancer/mutagen.html (2010).
17 ESKIN; ANJUM; ABRAHAM; STODDARD; PRESTRUD; BROOKS: Identification of breast cancer by differences in urinary iodide.
Proc. Am. Assoc. Cancer. Research 2005; 46: 504.
ESKIN: Iodine and mammary cancer.
Adv. Exp. Med. Biol. 1977; 91: 293-304.
18 YIAMOUYIANNIS: *Früher alt durch Fluoride*. S. 97 ff. sowie die dort angegebene Literatur. Siehe auch BRUKER; ZIEGELBECKER: *Vorsicht Fluor*. S. 324 ff. sowie ausführlich MEIERS: *Zur Toxizität von Fluorverbindungen*. S. 70 ff.
19 MEIERS: *Zur Toxizität von Fluorverbindungen*. S. 71.
20 MEIERS: *Zur Toxizität von Fluorverbindungen*. S. 73.
21 BRUKER; ZIEGELBECKER: *Vorsicht Fluor*. S. 324 ff.
22 BLAYLOCK: *Health and Nutrition Secrets*. S. 107.
23 MENG; ZHANG: Chromosomal aberrations and micronuclei in lymphocytes of workers at a phosphate fertilizer factory. *Mutation Research* 1997; 393: 283-288.
BRYSON: *The Fluoride Deception*.

Kapitel 13: Leber- und Nierenschäden (S. 185 – 192)

1 National Research Council: *Fluoride in Drinking Water: A Scientific Review of EPA's Standards*. Washington 2006.
2 SULLIVAN: The in vitro and in vivo effects of fluoride on succinic dehydrogenase activity. *Fluoride* 1969; 2: 168-175.
3 VARNER; JENSEN; HORVATH; ISAACSON: Chronic administration of aluminum-fluoride or sodium-fluoride to rats in drinking water: alterations in neuronal and cerebrovascular integrity. *Brain Res*. 1998; 784(1-2): 284-298.

McCay; Ramseyer; Smith: Effect of sodium fluoride administration on body changes in old rats.
J. of Gerontol. 1957; 12(1): 14-19.
Manocha; Warner; Olkowski: Cytochemical response of kidney, liver and nervous system to fluoride ions in drinking water. *Histochem. J.* 1975; 7(4): 343-355.
Sullivan: The in vitro and in vivo effects of fluoride on succinic dehydrogenase activity. *Fluoride* 1969; 2: 168-175.
Borke; Whitford: Chronic fluoride ingestion decreases 45Ca uptake by rat kidney membranes.
J. Nutr. 1999; 129(6): 1209-13.
Connett; Beck; Micklem: *The Case against Fluoride.* S. 195 f.

4 Liu; Xia; Yu et al.: The dose-effect relationship of water fluoride levels and renal damage in children.
Wei Sheng Yan Jiu. 2005; 34(3): 287-288.
Xiong; Liu; He et al.: Dose-effect relationship between drinking water fluoride levels and damage to liver and kidney functions in children. *Environ. Res.* 2007; 103(1): 112-116.
Connett; Beck; Micklem: *The Case against Fluoride.* S. 195 f.

5 McCay; Ramseyer; Smith: Effect of sodium fluoride administration on body changes in old rats.
J. of Gerontol. 1957; 12(1): 14-19.

6 Varner; Jensen; Horvath; Isaacson: Chronic administration of aluminum-fluoride or sodium-fluoride to rats in drinking water: alterations in neuronal and cerebrovascular integrity. *Brain Res.* 1998; 784(1-2): 284-298.
McCay; Ramseyer; Smith: Effect of sodium fluoride administration on body changes in old rats.
J. of Gerontol. 1957; 12(1): 14-19.
Manocha; Warner; Olkowski: Cytochemical response of kidney, liver and nervous system to fluoride ions in drinking water. *Histochem. J.* 1975; 7(4): 343-355.

SULLIVAN: The in vitro and in vivo effects of fluoride on succinic dehydrogenase activity. *Fluoride* 1969; 2: 168-175.
BORKE; WHITFORD: Chronic fluoride ingestion decreases 45Ca uptake by rat kidney membranes.
J. Nutr. 1999; 129(6): 1209-13.
CONNETT; BECK; MICKLEM: *The Case against Fluoride.* S. 195 f.

7 JUNCOS; DONADIO: Renal failure and fluorosis. *Journal of the American Medical Association* 1972; 222: 783-785.
CONNETT; BECK; MICKLEM: *The Case against Fluoride.* S. 196.

8 BANSAL; TIWARI: Back pain in chronic renal failure.
Nephrol. Dial. Transplant. 2006; 21(8): 2331-2332.

9 MAZZE: Methoxyflurane nephropathy.
Environmental Health Perspectives 1976; 15: 111-119.
MAZZE: Fluorinated anaesthetic nephrotoxicity: an update.
Can. J. of Anesthesia 1984; 31; Suppl. 3, S16-22.
NUSCHELER; CONZEN; SCHWENDER; PETER:
Fluoridinduzierte Nephrotoxizität: Fakt oder Fiktion?
Anaesthesist 1996; 45 Suppl 1: S32-40.
PARTANEN: Inhibition of human renal acid phosphatases by nephrotoxic micromolar concentrations of fluoride. *Experimental and Toxicologic Pathology* 2002; 54(3): 231-237.
CITTANOVA et al.: Fluoride ion toxicity in rabbit kidney thick ascending limb cells. *European Journal of Anaesthesiology* 2002; 19(5): 341-349.
ROSE; MARIER: Environmental Fluoride. *National Research Council of Canada* 1977.

10 SHASHI et al.: Toxic effects of fluoride on rabbit kidney.
Fluoride 2002; 35: 38-50.

11 SINGH; BARJATIYA; DHING; BHATNAGAR; KOTHARI; DHAR: Evidence suggesting that high intake of fluoride provokes nephrolithiasis in tribal populations.
Urol. Res. 2001; 29(4): 238-244.

12 Waldbott; Burgstahler; McKinney: *Fluoridation: The great dilemma.*
13 Xiong; Liu; He; Xia; He; Chen; Yang; Wang: Dose-effect relationship between drinking water fluoride levels and damage to liver and kidney functions in children. *Environ. Res.* 2007; 103(1): 112-116.
14 Bruker; Ziegelbecker: *Vorsicht Fluor.* S. 324 ff.

Kapitel 14: Schädigung und Schwächung des Immunsystems (S. 193 – 198)

1 Sutton: Does fluoride ingestion affect developing immune system cells? *Medical Hypotheses* 1987; 23: 335-336.
2 Alhava; Olkkonen; Kauranen; Kari: The effect of drinking water fluoridation on the fluoride content, strength and mineral density of human bone. *Acta Orthop. Scand.* 1980; 51(3): 413-420.
3 Bryson: *The Fluoride Deception.* S. 189.
4 Yiamouyiannis: *Früher alt durch Fluoride.* S. 41 ff.
Wilkinson: Effects of fluoride on locomotion of human blood leucocytes in vitro. *Archives Oral Biology* 1983; 28: 415-418.
Gabler; Creamer; Bullock: Modulation of the kinetics of induced neutrophil superoxide generation by fluoride. *J. Dental Research* 1986; 65: 1159-1165.
5 Yiamouyiannis: *Früher alt durch Fluoride.* S. 47 f.
6 Yiamouyiannis: *Früher alt durch Fluoride.* S. 45 ff.
7 Walford: *Leben über 100.* S. 41.
8 Connett; Beck; Micklem: *The Case against Fluoride.* S. 136.
Kuza; Kazimierczak: On the mechanism of histamine release from sodium fluoride-activated mouse mast cells. *Agents Actions* 1982;12(3): 289-294.

ALM: Sodium fluoride evoked histamine release from mast cells. A study of cyclic AMP levels and effects of catecholamines. *Agents Actions* 1983;13(2-3): 132-137.

9 YIAMOUYIANNIS: *Früher alt durch Fluoride*. S. 121 f.

Kapitel 15: Der Einfluß von Fluorid auf das Kariesgeschehen (S. 199 – 232)

1 GÜLZOW; HELLWIG; HETZER: *Leitlinie Fluoridierungsmaßnahmen*. S. 27.

2 http://de.wikipedia.org/wiki/Fluoridierung (2010).
WRIGHT et al.: *J. dent. Res.* 75 (1996) 1936 ff.

3 HELLWIG: *Kariesprophylaxe mit Fluorid: aktuelle Konzepte und Trends*.

4 Epidemiologie (griech. *epi* „auf, über“, *demos* „Volk“, *logos* „Lehre“) ist die Wissenschaft über die Ursachen und Folgen sowie die Verbreitung von gesundheitsbezogenen Zuständen und Ereignissen bestimmter Populationen (Völker, Länder, Gruppen usw.).

5 BRUKER; ZIEGELBECKER: *Vorsicht Fluor*. S. 395 ff.

6 HELLWIG: *Kariesprophylaxe mit Fluorid.*

7 HELLWIG: *Kariesprophylaxe mit Fluorid.*

8 MÜLLER; ZEITZ; MANTZ et al.: Elemental Depth Profiling of Fluoridated Hydroxyapatite: Saving Your Dentition by the Skin of Your Teeth? *Langmuir* 2010; 26 (24): 18750–18759.

9 BRUKER; ZIEGELBECKER: *Vorsicht Fluor*. S. 418 ff.

10 CONNETT; BECK; MICKLEM: *The Case* ... S. 130.

11 CONNETT; BECK; MICKLEM: *The Case* ... S. 132 f.

12 YIAMOUYIANNIS: *Früher alt durch Fluoride*. S. 28 ff.

13 Aufgrund seiner leichten Löslichkeit und hohen Fluoridverfügbarkeit sind Präparate mit Natriumfluorid wirksamer als mit Natriummonofluorphosphat oder anderen Verbindungen. GÜLZOW; HELLWIG; HETZER: *Leitlinie Fluoridierungsmaßnahmen*.

14 LEVY; GUHA-CHOWDHURY: Total fluoride intake and implications for dietary fluoride supplementation. *J. Public Health Dent.* 1999; 59(4): 211-223.

15 DOUGLAS: Fluoride dentifrice and stomatitis. *Northwest Med.* 1957; 56(9): 1037-1039.
SHEA; GILLESPIE; WALDBOTT: Allergy to Fluoride. *Annals of Allergy* 1967; 25: 388-91.
SAUNDERS: Fluoride Toothpaste: A Cause of Acne-like Eruptions. *Archives of Dermatology* 1975; 111: 793. – 1976; 112: 1033-34.
MELLETTE; AELING; NUSS: Fluoride toothpaste: A cause of perioral dermatitis. *Archives of Dermatology* 1976; 112 (5): 730-31.
CONNETT; BECK; MICKLEM: *The Case against Fluoride.* S. 130.

16 CONNETT; BECK; MICKLEM: *The Case against Fluoride.* S. 132.

17 BRUKER; ZIEGELBECKER: *Vorsicht Fluor.* S. 418 f. unter Berufung auf F. ROZEIK: Über den Einfluß toxischer Fluordosen auf Zahnhartsubstanzen und Knochen. T. GORDONOFF: *Toxikologie des Fluors.* Basel, Stuttgart 1964.

18 Mundspüllösungen werden je nach Konzentration alle zwei Wochen, wöchentlich oder täglich verschrieben. GÜLZOW; HELLWIG; HETZER: *Leitlinie Fluoridierungsmaßnahmen.* S. 146 ff. und 169.

19 YIAMOUYIANNIS: *Früher alt durch Fluoride.* S. 33 ff.

20 GÜLZOW; HELLWIG; HETZER: *Leitlinie Fluoridierungsmaßnahmen.* S. 247 ff.

21 SPAK; SJÖSTEDT; ELEBORG et al.: Tissue response of gastric mucosa after ingestion of fluoride. *BMJ* 1989; 298(6689): 1686–1687.
SPAK; SJÖSTEDT; ELEBORG et al.: Studies of human gastric mucosa after application of 0.42% fluoride gel. *J. Dent. Res.* 1990; 69(2): 426-9.

22 EKSTRAND: Pharmacokinetic Aspects of Topical Fluorides. *J. Dent. Res.* 1987; 66(5): 1061-1065.
BLAYLOCK: *Health and Nutrition Secrets.* S. 114.
23 GÜLZOW; HELLWIG; HETZER: *Leitlinie Fluoridierungsmaßnahmen.* S. 146 ff. und 169.
24 BRUKER; ZIEGELBECKER: *Vorsicht Fluor.* S. 419 f.
25 GÜLZOW; HELLWIG; HETZER: *Leitlinie Fluoridierungsmaßnahmen.* S. 14.
26 www.fluoridation.com (2012).
www.fluoridealert.org (2012).
BRUKER; ZIEGELBECKER: *Vorsicht Fluor.*
BRYSON: *The Fluoride Deception.*
YIAMOUYIANNIS: *Früher alt durch Fluoride.* S. 140 ff.
27 BRUKER; ZIEGELBECKER: *Vorsicht Fluor.* S. 342 ff.
28 BRUKER; ZIEGELBECKER: *Vorsicht Fluor.* S. 348.
29 CONNETT; BECK; MICKLEM: *The Case against Fluoride.* S. 78.
30 www.fluoridation.com (2012).
www.fluoridealert.org (2012).
BRYSON: *The Fluoride Deception.*
31 BRUKER: *Vorsicht Fluor.* S. 32 f.
32 BRUKER: *Vorsicht Fluor.* S. 33 f.
33 BRUKER: *Vorsicht Fluor.* S. 34.
34 BRUKER: *Vorsicht Fluor.* S. 34 f.
35 BRUKER: *Vorsicht Fluor.* S. 36.
36 BRUKER: *Vorsicht Fluor.* S. 35.
37 BRYSON: *The Fluoride Deception.* S. 218 f.

Kapitel 16: Der Unsinn der Trinkwasser-Fluoridierung (S. 233 – 272)

1 BRUKER: *Vorsicht Fluor.*
BRYSON: *The Fluoride Deception.*
2 BRYSON: *The Fluoride Deception.* S. 240.

3 Yiamouyiannis: *Früher alt durch Fluoride*. S. 27 f.
Blaylock: *Health and Nutrition Secrets*. S. 123.
4 Blaylock: *Health and Nutrition Secrets*. S. 121 ff.
5 www.fluoridealert.org (2012).
6 www.hygeia.de/fluor (2012).
7 Blaylock: *Health and Nutrition Secrets*. S. 127.
8 Bruker; Ziegelbecker: *Vorsicht Fluor*. S. 371 ff.
9 Bruker; Ziegelbecker: *Vorsicht Fluor*. S. 251.
10 Bryson: *The Fluoride Deception*. S. 148 ff.
11 Meiers: *Zur Toxizität von Fluorverbindungen*. S. 63.
12 Bryson: *The Fluoride Deception*. S. 92 f. und 99 f.
13 Bryson: *The Fluoride Deception*. S. 157 und 221.
National Research Council: *Health Effects of Ingested Fluorids*. Washington 1993. S. 59.
14 Blaylock: *Health and Nutrition Secrets*. S. 114 ff.
Bryson: *The Fluoride Deception*. S. 1-29.
15 Bryson: *The Fluoride Deception*. S. 177 ff.
16 Bruker; Ziegelbecker: *Vorsicht Fluor*. S. 367 f.
17 Bruker; Ziegelbecker: *Vorsicht Fluor*. S. 395 ff.
18 Bruker; Ziegelbecker: *Vorsicht Fluor*. S. 321.
19 Blaylock: *Health and Nutrition Secrets*. S. 128 f.
20 Blaylock: *Health and Nutrition Secrets*. S. 93 ff.
21 Bruker; Ziegelbecker: *Vorsicht Fluor*. S. 422 f.
22 Bruker; Ziegelbecker: *Vorsicht Fluor*. S. 438.
23 Bruker; Ziegelbecker: *Vorsicht Fluor*. S. 354.
24 http://de.wikipedia.org/wiki/Fluoridierung (2010).
25 Bruker; Ziegelbecker: *Vorsicht Fluor*. S. 368 ff.
26 Bruker; Ziegelbecker: *Vorsicht Fluor*.. S. 402 f.
27 Bruker; Ziegelbecker: *Vorsicht Fluor*. S. 354 f.
28 Bruker; Ziegelbecker: *Vorsicht Fluor*. S. 447 ff..
29 Connett; Beck; Micklem: *The Case against Fluoride*. S. 249.
30 Bruker; Ziegelbecker: *Vorsicht Fluor*. S. 385 ff.
31 Bruker; Ziegelbecker: *Vorsicht Fluor*. S. 405.

32 Bruker; Ziegelbecker: *Vorsicht Fluor*. S. 405 ff., 441 ff.
33 Bruker; Ziegelbecker: *Vorsicht Fluor*. S. 410.
34 Bryson: *The Fluoride Deception*. S. 31 ff.
35 Bryson: *The Fluoride Deception*. S. 100.

Kapitel 17: Die Verwendung von Fluorverbindungen in der Industrie (S. 273 – 281)

1 Elliott Leyton: *Dying Hard. The Ravages of Industrial Carnage*. Toronto 1975.
Rick Rennie: *The dirt. Industrial disease and conflict at St. Lawrence.* Newfoundland 2008.
2 Bryson: *The Fluoride Deception*. S. 173.
3 Bryson: *The Fluoride Deception*. S. 173.
4 Bryson: *The Fluoride Deception*. S. 114 ff.
5 Yiamouyiannis: *Früher alt durch Fluoride*. S. 26.
6 Bryson: *The Fluoride Deception*. S. 106.
7 Meiers: *Zur Toxizität von Fluorverbindungen*. S. 18, 48 ff.
8 Meiers: *Zur Toxizität von Fluorverbindungen*. S. 18.

Buchverzeichnis

Blaylock, Russell: *Health and Nutrition Secrets.* 2. Auflage Albuquerque 2006.

Bruker, Max Otto: *Vorsicht Fluor. Das Kariesproblem.* Lahnstein 1986.

Bruker, Max Otto; Ziegelbecker, Rudolf: *Vorsicht Fluor.* 8. Auflage Lahnstein 2010.

Bryson, Christopher: *The Fluoride Deception.* New York, London, Toronto, Melbourne 2004.

Campbell, Colin; Campbell, Thomas: *The China-Study. Startling Implications for Diet, Weight Loss and Long-term Health.* Dallas 2006.

Connett, Paul; Beck, James; Micklem, Spedding: *The Case against Fluoride.* Vermont 2010.

Erasmus, Udo: *Fats that Heal, Fats that Kill.* Summertown 1993.

Esselstyn, Caldwell: *Prevent and Reverse Heart Desease. The Revolutionary, Scientifically Proven, Nutrition-Based Cure.* New York 2008.

Forth; Henschler; Rummel; Starke: *Allgemeine und spezielle Pharmakologie und Toxikologie.* 8. Auflage. München 2001.

Gasche, Urs: *Bauern, Klosterfrauen, Alusuisse. Wie eine Industrie ihre Macht ausspielt, Beamte den Volkswillen mißachten und die Umwelt kaputtgeht.* Bern 1981.

Gülzow, Hans-Jürgen; Hellwig, Elmar; Hetzer, Gisela: *Leitlinie Fluoridierungsmaßnahmen.* 2005.

Maid-Kohnert, Udo (Hrsg.): *Lexikon der Ernährung.* Heidelberg 2002.

Moolenburgh, Hans: *Fluoride: The Freedom Fight.* Edinburgh 1987.

Meiers, Peter: *Zur Toxizität von Fluorverbindungen.* Heidelberg 1984.

Pauling, Linus: *Das Vitamin-Programm. Topfit bis ins hohe Alter.* München 1992.

Pierpaoli, Walter; Regelson, William: *Melatonin. Schlüssel zu ewiger Jugend, Gesundheit und Fitneß.* München 1996.

Price, Weston: *Nutrition and Physical Degeneration. A Comparison of Primitive and Modern Diets and Their Effects.* 1938. Neuauflage Oxford 2010.

Reiter, Russel; Robinson, Jo: *Melatonin. Die neue Waffe gegen Alter und Krankheit.* München 1996.

Roholm, Kaj Eli: *Fluorine Intoxication: A Clinical-Hygienic Study, with a review of the literature and some experimental investigation.* London 1937.

Trueb, Lucien: *Die chemischen Elemente.* Stuttgart, Leipzig 1996.

Schöhl, Helmut: *Gebißkrankheiten und Gesundheit. Ätiologie und Prophylaxe auf Stoffwechselgrundlage.* Uelzen 1994.

Schroeder, Hubert: *Pathobiologie oraler Strukturen. Zähne, Pulpa, Parodont.* 3. Auflage Basel 1997.

Spittle, Bruce: *Fluoride Fatigue. Fluoride Poisoning.* 4. Auflage Dundee 2008.

Waldbott, George; Burgstahler, Albert; McKinney, Lewis: *Fluoridation. The Great Dilemma.* Kansas 1978.

Watts, David: *Trace Elements and Other Essential Nutrients.* Addison 2006.

Walford, Roy: *Leben über 100.* München 1983.

Wendt, Barbara: *Gesund im Mund.* Reinbek 1990.

Yiamouyiannis, John: *Früher alt durch Fluoride.* Ritterhude 1991.

Sachwortverzeichnis

Verlagsanzeigen

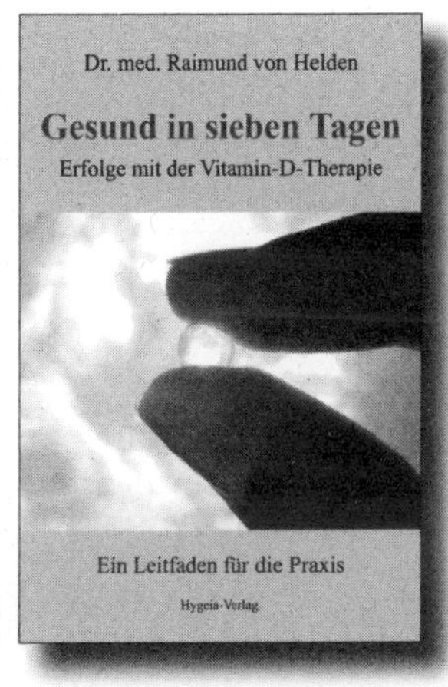

Dr. med. RAIMUND VON HELDEN

Gesund in sieben Tagen

Erfolge mit der Vitamin-D-Therapie
Ein Leitfaden für die Praxis

Taschenbuch, 118 Seiten
ISBN 978-3-939865-12-4

Vitamin-D-Mangel ist die Ursache vieler Erkrankungen und weit verbreitet. Starker Mangel kann zu Krämpfen, Muskelzucken und Muskelschmerzen führen, zu Unruhe, Schlafstörungen und Depression, zu Erschöpfung, Schwäche, Rücken- und Kopfschmerzen, zu Kältegefühl in Händen und Füßen sowie Kreislauf- und Durchblutungsstörungen. Bei all diesen Beschwerden und Erkrankungen ist oft eine schnelle Besserung und dauerhafte Heilung möglich.

Bleibt der Vitamin-D-Mangel lange Zeit bestehen, erhöht sich das Risiko für Bluthochdruck, Diabetes, Osteoporose, Autoimmunerkrankungen, Multiple Sklerose und Krebs. Um dies zu vermeiden, ist ein optimaler Vitamin-D-Spiegel ganzjährig anzustreben.

Hygeia-Verlag www.hygeia.de

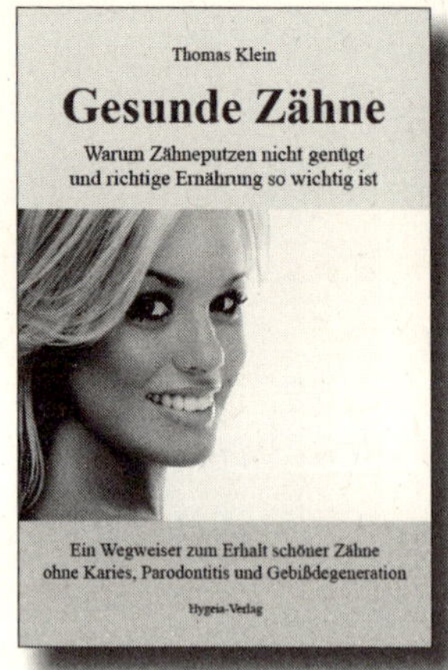

THOMAS KLEIN

Gesunde Zähne

Warum Zähneputzen nicht genügt und richtige Ernährung so wichtig ist

Ein Wegweiser zum Erhalt schöner Zähne ohne Karies, Parodontitis und Gebißdegeneration

Taschenbuch, 172 Seiten
ISBN 978-3-939865-08-7

Bereits geringe Ernährungsfehler können zu Gebißverfall führen. Die Folgen sind oft schwerwiegend: Durch giftige Dentalmaterialien wie Amalgam, Bakterienherde in toten Zähnen und im Kiefer gehen allmählich Wohlbefinden, Gesundheit und Leistungskraft verloren.

Nur mit gesunden Zähnen und einem herdfreien Gebiß kann ein erträgliches Alter erreicht werden. Doch leider erkennen viele den Wert eines gesunden Gebisses erst, wenn teure Behandlungen nötig sind, Zähne gezogen werden müssen und der Zahnersatz Probleme bereitet.

Dieses Buch zeigt, wie Gebißverfall vermieden werden kann und worauf zu achten ist, damit Kinder ein schönes Gebiß ohne Kariesschäden entwickeln.

Gewarnt wird auch vor verfehlten Konzepten zur „Kariesverhütung“ mit hochgiftigen Fluoriden. Die Fluoranreicherung im Organismus ist nicht mehr rückgängig zu machen und die Folgeerkrankungen sind unheilbar.

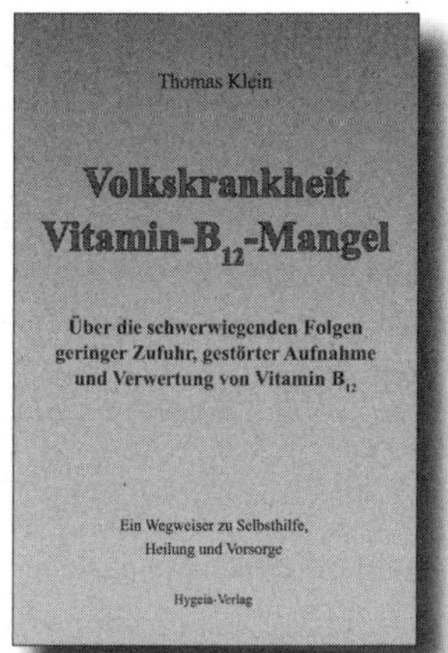

Thomas Klein

Volkskrankheit
Vitamin-B_{12}-Mangel

Über die schwerwiegenden Folgen geringer Zufuhr, gestörter Aufnahme und Verwertung von Vitamin B_{12}

überarbeitete u. erweiterte 5. Auflage
Taschenbuch, 184 Seiten
ISBN 978-3-939865-16-2

Der weitverbreitete Vitamin-B12-Mangel wird nur selten erkannt. Die Normwerte sind irreführend und eine gestörte Verwertung durch die Zellen ist nur mit hohem Aufwand festzustellen.

Die Folgen eines langjährigen Mangels können vielfältig und schwerwiegend sein: Chronische Erschöpfung, Lustlosigkeit und Schwäche, Depressionen, Stimmungsschwankungen und Schlafstörungen, Allergie- und Infektanfälligkeit. Die Alterung wird beschleunigt und die gesundheitliche Verfassung verschlechtert sich. Auch die Nerven können Schaden nehmen, was zu Schmerzen, Muskelzucken, Taubheitsgefühlen, Mißempfindungen und Lähmungen führen kann. Arbeitsvermögen, Gedächtnis und Denkfähigkeit lassen gleichfalls nach. Sogar Senilität und Demenz können durch Vitamin-B12-Mangel verursacht werden.

Das Buch zeigt, wie wichtig die Vorbeugung ist, welche Schwierigkeiten bei der Diagnose bestehen und wie ein Mangel am sichersten zu beheben ist.

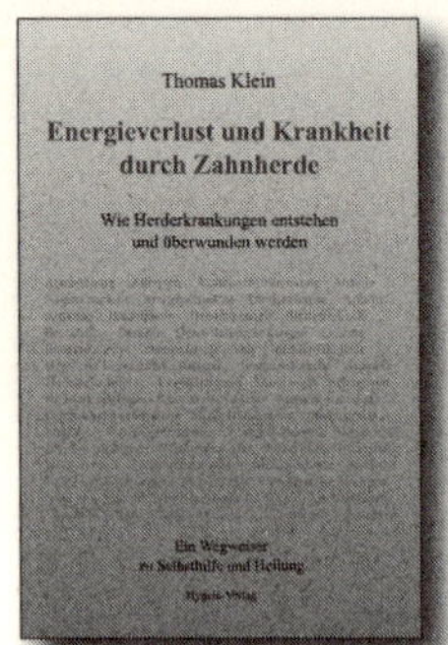

Fäulnisgifte von Bakterienherden in abgestorbenen und wurzelbehandelten Zähnen belasten den Organismus und verursachen schwere Erkrankungen. Dieses Buch ist eine Hilfe für alle, die nach erfolglosen Behandlungen und vergeblicher Ursachensuche wieder gesund werden und bleiben wollen.

Taschenbuch, 210 Seiten
ISBN 978-3-939865-09-4

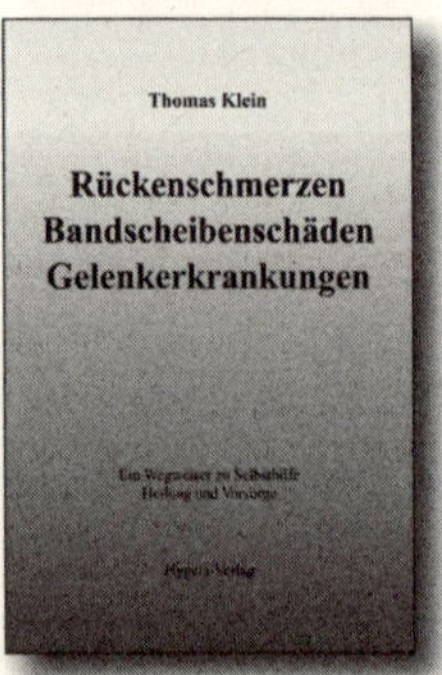

Bandscheiben und Gelenkknorpel werden bei Fehlernährung und Fehlbelastung unmerklich geschädigt. Ein Bandscheibenvorfall ereignet sich plötzlich und kann zu Lähmungen führen. Dieses Buch zeigt, wie Bandscheibenschäden zu vermeiden sind, ebenso wie Arthrose und Arthritis, Gicht und Rheuma.

Taschenbuch, 240 Seiten – 16,80 Euro
ISBN 978-3-939865-07-0

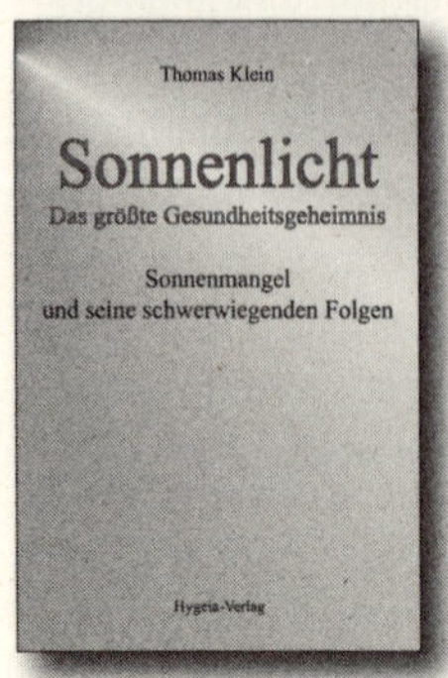

Die neuesten Erkenntnisse zur Wirkung der Sonnenstrahlung sind sensationell: Sonnenlicht trägt maßgeblich zur Verhütung und Heilung zahlreicher Erkrankungen bei. Mit Hilfe der Sonne können viele vermeintlich unheilbar kranke Menschen wieder gesund werden. Die Folgen des Sonnenmangels sind schwerwiegend.

Taschenbuch, 464 Seiten
ISBN 978-3-939865-02-5

Hygeia-Verlag www.hygeia.de